高等学校人体结构与功能系列教材

运 动 系 统

孙晋浩 徐广琪 主编

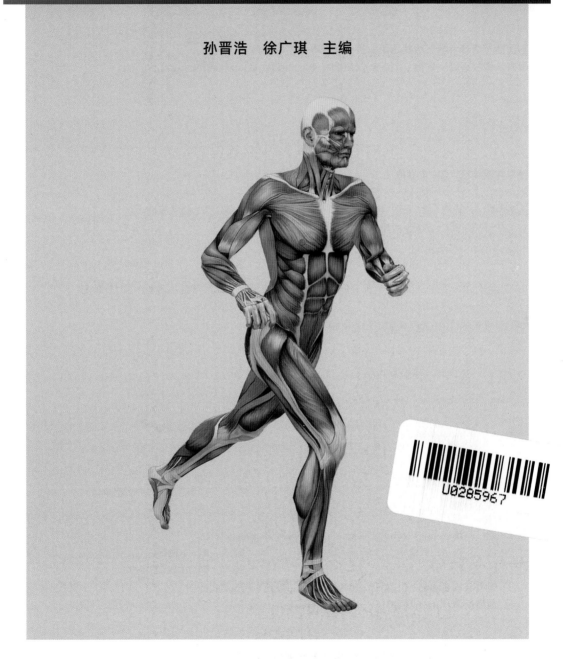

U0285967

清华大学出版社

北京

内 容 简 介

　　《运动系统》阐述了人体运动系统的解剖学形态和结构特点，整合了与运动系统有关的组织学和生理功能的知识。全书根据医学基础阶段"固本"及"启发"的教学特点，适度引入了重点解剖结构的临床联系，重在启迪创新思维。通过学习，读者可对人体运动系统的形态结构及相关疾病的解剖基础有初步的认识，为后期临床知识的学习打下基础。本教材以全国高等医学院校临床医学类学生为主要目标读者，并可作为研究生、住院医师等相关人员的参考用书。

图书在版编目（CIP）数据

运动系统 / 孙晋浩，徐广琪主编 . — 北京：清华大学出版社，2023.11（2025.3重印）
高等学校人体结构与功能系列教材
ISBN 978-7-302-64267-1

Ⅰ.①运⋯　Ⅱ.①孙⋯②徐⋯　Ⅲ.①运动系统疾病—诊疗—高等学校—教材　Ⅳ.① R68

中国国家版本馆CIP数据核字（2023）第138668号

责任编辑：孙　宇
封面设计：王晓旭
责任校对：李建庄
责任印制：沈　露

出版发行：清华大学出版社
　　　　网　　址：https://www.tup.com.cn，https://www.wqxuetang.com
　　　　地　　址：北京清华大学学研大厦 A 座　　　　　　邮　　编：100084
　　　　社 总 机：010-83470000　　　　　　　　　　　邮　　购：010-62786544
　　　　投稿与读者服务：010-62776969，c-service@tup.tsinghua.edu.cn
　　　　质量反馈：010-62772015，zhiliang@tup.tsinghua.edu.cn
印 装 者：三河市铭诚印务有限公司
经　　销：全国新华书店
开　　本：210mm×285mm　　　印　张：19.75　　　字　数：442 千字
版　　次：2023 年 11 月第 1 版　　　　　　印　次：2025 年 3 月第 3 次印刷
定　　价：99.00 元

产品编号：103396-01

主 编 简 介

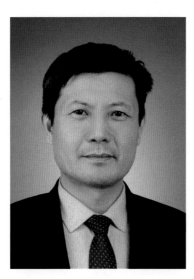

孙晋浩
教授、博士研究生导师

现任山东大学人体解剖与神经生物学系主任、中国解剖学会理事、中国解剖学会运动解剖学分会副主任委员、中国解剖学会再生医学专业委员会委员、山东省中西医结合学会实验医学专业委员会副主任委员等。主要从事神经发育与神经退行性疾病的研究，于 2006 年及 2013 年两次赴美国耶鲁大学研修学习。主持国家自然科学基金 6 项，其中重点项目（联合基金）1 项；主持省部级科研课题 10 余项。发表研究论文近百篇，其中 SCI 论文 50 余篇。作为第二主编参与编写临床医学八年制国家规划教材《系统解剖学》第 4 版；主编国家医学教育题库《系统解剖学》；副主编临床医学五年制国家规划教材《系统解剖学》（第 8 版、第 9 版）；参编其他教材著作 20 余部。获山东省高校优秀科研成果奖；获首届全国教材建设二等奖（第一副主编），并参与获得山东省教学成果奖等。

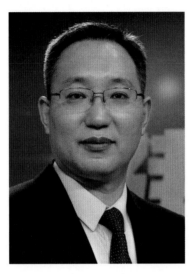

徐广琪

医学博士，硕士研究生导师

山东中医药大学附属医院创面修复与整形外科病区负责人，科室副主任。2019—2020 年赴以色列 RAMBAM Medical Center 整形外科进修学习。现任中华医学会整形外科分会创面修复学组委员、中国康复医学会修复重建外科专业委员会再植再造学组委员、中国医师协会美容与整形医师分会第六届委员会青年委员、中国整形美容协会眼整形美容分会第二届委员会委员、山东生物医学工程学会创面修复与整合医学专业委员会副主任委员、山东省医学会显微外科分会第二届委员会委员、山东省医师协会美容与整形医师分会第三届委员会委员。主要从事皮肤创伤与修复的研究，发表 SCI 和核心期刊论文 50 余篇。参与获得山东省科技进步二等奖和山东医学科技创新成果奖二等奖各一项。

高等学校人体结构与功能系列教材

编 委 会

《运动系统》

编 委 会

主　编　孙晋浩　徐广琪

副主编　扈燕来　姚　伟

编　委（按姓氏拼音排序）

　　　　陈　超　山东第一医科大学附属省立医院

　　　　崔　爽　山东大学基础医学院

　　　　范海涛　山东第一医科大学附属省立医院

　　　　付廷刚　齐鲁医药学院

　　　　郭　岩　济宁医学院

　　　　扈燕来　山东大学基础医学院

　　　　李　涛　山东第一医科大学附属省立医院

　　　　李志宇　山东大学

　　　　刘　真　山东大学基础医学院

　　　　马邦振　山东第一医科大学附属省立医院

　　　　孟海伟　山东大学基础医学院

　　　　祁　磊　山东大学齐鲁医院

　　　　仇申强　山东第一医科大学附属省立医院

孙　平　牡丹江医学院

孙晋浩　山东大学基础医学院

王本亮　山东手足外科医院

温明新　山东大学基础医学院

吴国君　山东第一医科大学附属省立医院

武志兵　长治医学院

徐　涛　青岛大学附属妇女儿童医院

徐广琪　山东中医药大学附属医院

杨世锋　山东第一医科大学附属省立医院

杨会营　首都医科大学

姚　伟　山东大学基础医学院

张　迪　山东第一医科大学附属省立医院

张　静　山东大学基础医学院

张建水　西安交通大学

宗　维　山东第一医科大学附属省立医院

· 丛 书 前 言 ·

"高等学校人体结构与功能系列教材"秉承国际医学教育改革和发展的核心理念，打破学科之间的壁垒，将人体解剖学、组织学与胚胎学、生理学、病理生理学、病理学、药理学、诊断学七门内容高度相关的医学核心课程以器官系统为主线进行了整合，形成《人体结构与功能基础》《神经系统》《运动系统》《血液与淋巴系统》《心血管系统》《呼吸系统》《消化系统》《泌尿系统》《内分泌与生殖系统》共九本书，系统阐述了各器官的胚胎发生、正常结构和功能、相关疾病的病因和发病机制、疾病发生后的形态及功能改变、疾病的诊断和相关药物治疗等内容。

本套教材根据"全面提高人才自主培养质量，着力造就拔尖创新人才"要求，坚持精英医学人才培养理念，在强调"内容精简、详略有方"的同时，力求实现将医学知识进行基于人体器官的实质性融合，克服了整合教材常见的"拼盘"做法，有利于帮助医学生搭建机体结构 - 功能 - 疾病 - 诊断 - 药物治疗为基础的知识架构。多数章节还采用案例引导的方式，在激发学生学习兴趣的同时，引导学生运用所学知识分析临床问题，提升知识应用能力。

为推进教育数字化，建设全民终身学习的学习型社会，编写组还制作了配套的在线开放课程并在慕课平台免费开放，为医学院校推进数字化教学转型提供了便利。建议选用本套教材的学校改变传统的"满堂灌"教学模式，积极推进混合式教学，将学生线上学习基础知识和教师线下指导学生内化与拓展知识有机结合，使以学生为中心、以能力提高为导向的医学教育理念落到实处。本套教材还支持学生以案例为基础（CBL）和以问题为中心（PBL）的自主学习，辅以实验室研究型学习和临床见习，从而进一步提高医学教育质量，实现培养高素质医学人才的目标。

本套教材以全国高等医学院校临床医学类、口腔医学类、预防医学类和基础医学类五年制、长学制医学生为主要目标读者，并可作为临床医学各专业研究生、住院医师等相关人员的参考用书。

感谢山东大学出版基金、山东大学基础医学院对于本套教材编写的鼎力支持，感谢山东数字人科技股份有限公司提供的高清组织显微镜下图片，感谢清华大学出版社在本书出版和插图绘制过程中给予的支持和帮助。

本套教材的参编作者均为来自山东大学等国内知名医学院校且多年从事教学科研工作的一

线教师，他们将多年医学教学积累的宝贵经验有机融入教材中。不过由于时间仓促、编者水平有限，教材中难免会存在疏漏和错误，敬请广大师生和读者提出宝贵意见，以利今后在修订中进一步完善。

刘传勇　易　凡

2022 年 11 月

前　言

　　本教材按照国家医学教育改革和卓越医学人才培养目标的要求，在知识、能力、创新和素质一体化教学理念的指引下，为器官－系统－功能整合课程的教学模式提供运动系统的融合教材。本教材淡化学科、注重整合，总结了近年来国内部分高校整合教学的实践经验和教材需求，将人体解剖学、组织胚胎学和生理学中与运动系统结构和功能有关的知识点进行整合，并适度引入重点解剖结构的临床联系，涵盖了运动系统的结构和功能以及运动系统相关疾病等内容。

　　全书共分为 8 个章节，充分考虑了医学知识的认知规律，既保留了运动系统固有知识的完整体系，又在相应位置融合组织学、生理学等知识，以充分阐述器官的大体结构、微细结构和生理功能。考虑到医学基础阶段"固本"及"启发"的学习特点，在每章后安排一节临床联系，言简意赅，点到为止，重在激发学生学习热情，启迪创新思维。全书插图基本重新绘制，图片清晰，结构标注准确，并适当插入部分临床影像学及诊断图片，有助于形态学知识的学习。

　　本教材还配套制作了教学案例，通过案例引导的方式，强化运动系统解剖结构的学习，培养学生临床思维和实践能力。按照本教材的整体编写规划，针对运动系统制作了在线开放课程和丰富的数字资源，并在慕课平台免费开放，所有微视频可通过扫描二维码的形式观看，使学生自主学习和课堂学习充分结合，方便医学院校以此教材为基础推行线上、线下相结合的混合式教学。本教材编委会由国内知名院校的专家教授组成，年富力强，教学经验丰富。在教材编写过程中秘书扈燕来和李志宇协助主编进行整理汇总和组织协调工作。

　　本教材以全国高等医学院校临床医学类学生为主要目标读者，并可作为研究生、住院医师等相关人员的参考用书。

　　由于第一次编写融合教材，编写经验不足，加之时间仓促无法仔细推敲，教材中难免会存在疏漏和错误之处，欢迎读者批评指正。

孙晋浩　徐广琪

2023 年 8 月

目 录

第一章 骨 学

■ **总论**
　◎ 骨的分类
　◎ 骨的表面形态
　◎ 骨的构造
　◎ 骨质的化学成分和物理性质
　◎ 骨的可塑性

■ **骨和软骨的组织结构及发生**
　◎ 骨的组织结构和发生
　◎ 软骨的组织结构和发生

■ **骨折愈合**
　◎ 骨折愈合过程
　◎ 骨折愈合的影响因素

第一节 总 论

骨（bone）是具有一定形态和功能的器官，主要由骨组织构成，包括骨细胞、胶原纤维和骨基质等。骨的表面包被骨膜，内含骨髓，并有丰富的血管、淋巴管和神经。骨具有新陈代谢、修复、再生和改建的能力。适量运动可促进骨的良好发育，长期不用会导致废用性骨质疏松。骨基质内含有大量的钙盐和磷酸盐沉积，是人体内钙与磷的储存库。骨髓具有造血功能。

一、骨的分类

成人有 206 块骨，分为颅骨、躯干骨和四肢骨三部分，前两者合称中轴骨。根据骨的形态，一般分为长骨、短骨、扁骨和不规则骨四类（图 1-1-1）：

1.长骨（long bone） 又称管状骨，分布于四肢。长骨的中间部分稍细，为骨干（diaphysis），内有空腔，即骨髓腔（bone medullary cavity），含骨髓。骨干表面有滋养孔（nutrient foramen），由营养骨的血管和神经进出而形成。长骨两端的膨大部分，称骺（epiphysis）。骨骺的关节面（articular surface）较光滑，覆有关节软骨，与相邻关节面构

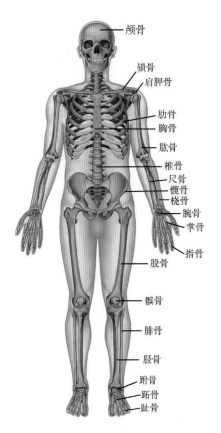

图 1-1-1　全身骨骼（前面观）

颅骨
锁骨
肩胛骨
肋骨
胸骨
肱骨
椎骨
尺骨
髋骨
桡骨
腕骨
掌骨
指骨
股骨
髌骨
腓骨
胫骨
跗骨
跖骨
趾骨

Note

成关节。骨干与骨骺相邻的部分为干骺端（metaphysis），幼年期保留骺软骨（epiphysial cartilage），通过软骨细胞的增殖和骨化，使骨不断加长。成年后，骺软骨骨化，骨干与骺融合为一体，遗留的痕迹称骺线（epiphysial line）。

2.短骨（short bone）　呈立方状，表层为骨密质，内部为骨松质，能承重负压。多集群分布在连接牢固且运动较灵活的部位，如腕骨和跗骨等。

3.扁骨（flat bone）　扁宽，呈板状，为颅腔、胸腔和盆腔的壁的主要组成部分，如颅盖骨、肋骨、肩胛骨等。

4.不规则骨（irregular bone）　形状不规则，如椎骨。有些不规则骨内有含气的空腔，称含气骨（pneumatic bone），如上颌骨等。

位于肌腱内的扁圆形小骨，称籽骨（sesamoid bone），其可减少运动摩擦，并改变肌肉牵拉方向。髌骨是人体最大的籽骨。

二、骨的表面形态

肌肉附着、血管和神经的走行，以及邻近器官的接触等形成了骨面的特定形态。

1.骨面突起　根据突起的大小、形状及明显程度区分其相关术语。突（process）：指明显高于骨面的突起；棘（spine）：指较尖锐的小突起；隆起（eminence）：指基底较广的突起；粗隆（tuberosity）：指粗糙的隆起；结节（tubercle）：指圆形的隆起；嵴（crest）：指细长的锐缘；线（line）：指低而粗涩的嵴。

2.骨面凹陷　骨面下陷的部分。窝（fossa）：指大的凹陷；凹（fovea）或小凹（foveola）：指小的凹陷；沟（sulcus）：指长形的凹陷；压迹（impression）：指浅的凹陷。

3.骨的空腔　骨内较大的空腔称腔（cavity）、窦（sinus）或房（antrum）；较小的空腔称为小房（cellula）；长形的通道称管（canal）或道（meatus）；腔或管的开口称口（aperture）或孔（foramen）；不规整的口称裂孔（hiatus）。

4.骨端膨大　头（head）或小头（capitulum）为骨端圆形膨大；颈（neck）为头下略细的部分；髁（condyle）为椭圆的膨大；上髁（epicondyle）为髁上的突出部分。

5.骨面形状　面（surface）：指平滑骨面；缘（border）：指骨的边缘；切迹（notch）：指边缘的切口。

三、骨的构造

骨由骨质、骨膜和骨髓构成。

1.骨质（bone substance）　是骨的主要成分，分为骨密质和骨松质。骨密质（compact bone）分布于骨的表层，结构致密，由规则且排列成层的骨板构成，抗压抗扭曲力强。骨松质（spongy bone）主要分布于长骨两端的骨骺和短骨的内面，呈海绵状，由相互交织形成的骨小梁（bone trabecula）构成。骨小梁的排列方向和骨所承受的压力和张力的方向一致，因此骨有较好的承重能力。扁骨（如颅骨等）的骨密质集中分布于表层，称内板和外板。外板弹性较好，厚而坚韧；内板脆性较大，薄而疏松，因此颅骨的骨折常发生于内板。板障（diplo）是内、外板之间的骨松质，有板障静脉穿过，是颅内外静脉通道之一（图 1-1-2）。

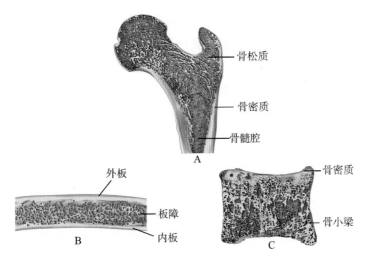

图 1-1-2 骨的内部构造

A.长骨；B.扁骨；C.短骨

2. **骨膜**（periosteum） 由致密纤维结缔组织构成，分为骨外膜和骨内膜。骨外膜被覆在除关节面以外的骨表面。骨外膜富含血管、神经和淋巴管，在骨的营养、再生和感觉中发挥重要作用。骨外膜分内、外两层：内层疏松，纤维少，含骨祖细胞、成骨细胞和破骨细胞，以及小血管、神经等；外层致密，含相互交织成网的粗大胶原纤维束，穿入骨质，起固定骨膜的作用。幼年期骨膜功能非常活跃，直接参与骨的生长；成年期转为静止状态，但在骨发生如骨折等损伤时，骨膜可恢复功能，促进骨折的修复愈合。若骨膜过多剥离或过度损伤，会导致骨折愈合困难。骨内膜（endosteum）为一薄层结缔组织，覆盖于骨髓腔面和骨松质的网眼内面，较薄，含成骨细胞和破骨细胞，具有成骨和破骨能力（图 1-1-3）。

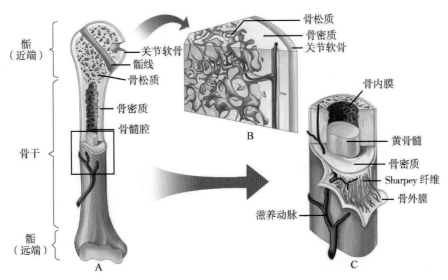

图 1-1-3 长骨的构造及血液供应

A.前面观，近端纵切；B.三维观；C.骨干横切面

3. **骨髓**（bone marrow） 海绵状软组织，填充于骨髓腔和骨松质间隙内。胎儿和幼儿阶段，全部骨髓腔和骨松质内均为红骨髓（red bone marrow），含大量不同发育

阶段的红细胞和其他幼稚形的血小板和白细胞，呈红色，具有造血功能。随年龄增长，约5岁后，长骨骨干内的红骨髓逐渐被黄色脂肪组织替代，呈黄色，故称黄骨髓（yellow bone marrow），其缺乏造血能力。但当大量失血或贫血时，黄骨髓可转化为红骨髓并恢复造血功能。一般扁骨、不规则骨和部分骨松质中（如椎骨、髂骨、肋骨、胸骨及肱骨和股骨的近端等），终生存在红骨髓。因此临床上骨髓穿刺常选髂骨的髂后上棘等，以检查骨髓象，诊断疾病。

4. 骨的血管、淋巴管和神经

（1）血管：长骨的动脉有滋养动脉、干骺端动脉、骺动脉和骨膜动脉等。滋养动脉是长骨的主要动脉，有1~2支，多在骨干中段经滋养孔穿入骨髓腔，分为升、降两支到达骨端，发出分支营养骨干密质内层、骨骺和干骺端，在成人中还可与干骺端动脉和骺动脉的分支吻合。干骺端动脉和骺动脉均发自邻近动脉，从骺软骨附近穿入骨质。各动脉均有静脉伴行。骨膜动脉或滋养动脉发出不规则骨和扁骨的动脉。

（2）淋巴管：骨膜有丰富的淋巴管，但骨髓和骨皮质内是否存在淋巴管尚有争议。

（3）神经：与滋养血管伴行进入骨内，分布于中央管的血管周隙中。多为内脏传出纤维，分布至血管壁和骨髓；少数为躯体传入纤维，分布至骨膜。骨膜对张力或撕扯刺激较敏感，骨脓肿和骨折时常引起剧痛。

四、骨质的化学成分和物理性质

骨由有机质和无机质组成。有机质包括骨胶原纤维束和黏多糖蛋白等，构成骨的支架，赋予骨弹性和韧性。无机质又称骨盐，主要是碱性磷酸钙、碳酸钙、氟化钙和氯化钙等，赋予骨硬度。因此，去除骨盐的脱钙骨柔软易弯曲；去除有机质的煅烧骨脆而易碎。人一生中，两成分的比例随年龄增加而发生变化，骨的物理特性也相应改变。成人骨有机质和无机质约为3:7，为最佳比例，使骨具有很大硬度和一定的弹性，并较坚韧。幼年时，有机质含量相对较多，故骨的弹性较大而硬度小，柔软易变形。因此在外力作用下不易骨折或折而不断，即青枝骨折。老年人骨有机质含量少，无机质含量相对较多，故脆性大，易骨折。

五、骨的可塑性

骨的形态由遗传因素调控，这是骨具有可塑性的内在因素。在生长发育的过程中，还受到体内和体外环境因素的影响，有神经、内分泌、营养、疾病及其他物理、化学因素等。

（1）神经因素：神经系统参与调节骨的生长发育，当其功能加强时，可促使骨质增生，骨坚韧粗壮；反之，骨质变得疏松，神经损伤后的瘫痪患者骨出现脱钙、疏松和骨质吸收，甚至自发性骨折及肢端骨质吸收等。

（2）内分泌：内分泌对骨的发育影响较大。垂体分泌的生长激素，能促使骺软骨细胞增殖，长骨不断增长。如成年以前生长激素分泌亢进，可使骨过快、过度生长而形成巨人症；若分泌不足，则骨发育停滞成为侏儒。成年人垂体生长激素分泌亢进，则出现肢端肥大症。

（3）营养因素：维生素 A 对成骨细胞和破骨细胞的活动具有协调和平衡的作用。维生素 A 缺乏会导致骨畸形生长；维生素 A 超量时，破骨细胞活动增强，骨变脆易折。维生素 D 促进肠道对钙、磷的吸收，缺乏时，体内钙、磷减少，骨组织不能钙化，儿童期可造成佝偻病，在成年期可导致骨质软化。

（4）机械因素：稳定的张力会促进骨的生成，而持续性的压力则会导致骨质吸收。体育锻炼可促进骨的生长发育。在儿童期，不正确的姿势可导致骨的变形，要注意矫正。

（孙晋浩　孙　平）

第二节　骨和软骨的组织结构及发生

一、骨的组织结构和发生

（一）骨的组织结构

骨的结构主体为骨组织（osseous tissue），与其他组织相同，骨组织也由细胞和基质构成，但因大量骨盐沉积，骨组织非常坚硬。

1.**骨组织的细胞**　可分为骨祖细胞、成骨细胞、骨细胞和破骨细胞四种类型，骨细胞分布于骨组织内部，其余三种均分布在骨组织表面（图 1-2-1）。

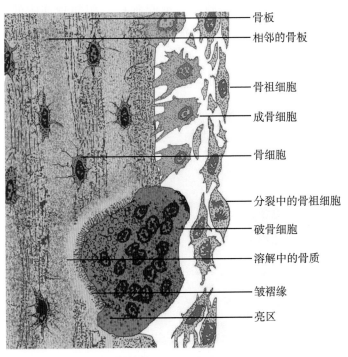

骨板
相邻的骨板
骨祖细胞
成骨细胞
骨细胞
分裂中的骨祖细胞
破骨细胞
溶解中的骨质
皱褶缘
亮区

图 1-2-1　骨组织的各种细胞模式图

Note

（1）骨祖细胞（osteoprogenitor cell）分布于骨膜内层，是骨组织中的干细胞。骨祖细胞的分化方向由其分布位置和所受刺激的性质决定。细胞体常为梭形，体积小，胞质少，胞核小且深染。在骨生长、改建或损伤修复等阶段，骨祖细胞可活跃增殖分化为成骨细胞。其他时期，骨祖细胞相对呈静止状态。

（2）成骨细胞（osteoblast）单层排列于骨组织表面，细胞体大致呈矮柱状。功能活跃的成骨细胞细胞质呈强嗜碱性，电镜观察可见大量的粗面内质网及高尔基复合体，其合成分泌的类骨质是骨基质的有机成分。成骨细胞可释放基质小泡（matrix vesicle），小泡被膜上镶嵌钙结合蛋白（calcium-binding protein）与碱性磷酸酶（alkaline phosphatase），小泡内含有细小的钙盐结晶。钙盐结晶被释放后进入类骨质，羟基磷灰石结晶（hydroxyapatite）即以此为基础形成。钙结合蛋白与碱性磷酸酶在钙化过程中也起到一定的作用。另外，成骨细胞还可分泌多种细胞因子，在平衡调节骨组织的形成和吸收以及骨组织的钙化等过程中发挥作用。随着类骨质分泌的增多，成骨细胞自身逐渐被包埋其中。伴随着分泌活动的进行，许多细长突起从胞体向周围发出，胞体缩小为扁椭圆形，成骨细胞转变为骨细胞。

静止状态的成骨细胞胞体呈扁平状，细胞质呈弱嗜碱性，紧贴于骨组织表面，又称骨被覆细胞（bone lining cell）。当成骨功能增强时，骨被覆细胞可转变为活跃状态的成骨细胞。成骨细胞和骨被覆细胞之间的关系与疏松结缔组织中成纤维细胞和纤维细胞的关系相似。

（3）骨细胞（osteocyte）胞体呈扁椭圆形，发出多个细长突起，散在分布于骨板之间或骨板内。胞体所在的腔隙称骨陷窝（bone lacunae），突起所在的管道称骨小管（bone canaliculus）（图1-2-2）。骨细胞的形态和功能与其成熟度相关，刚形成的骨细胞有分泌功能，随着细胞的成熟，其分泌能力逐渐减弱至消失。在骨细胞的成熟过程中，胞体变小，细胞器减少，突起延长。相邻骨细胞的突起以缝隙连接传递信息（图1-2-3）。此处的骨小管也彼此相通，骨陷窝和骨小管内含少量组织液。骨组织内的骨陷窝和骨小管彼此连通，构成物质输送通道。骨细胞还具有一定的溶骨作用，参与调节机体的钙、磷平衡。

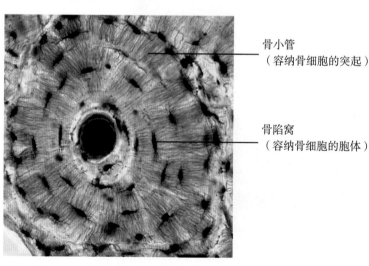

骨小管
（容纳骨细胞的突起）

骨陷窝
（容纳骨细胞的胞体）

图1-2-2　骨单位中的骨细胞（长骨骨干磨片 – 大力紫染色）

Note

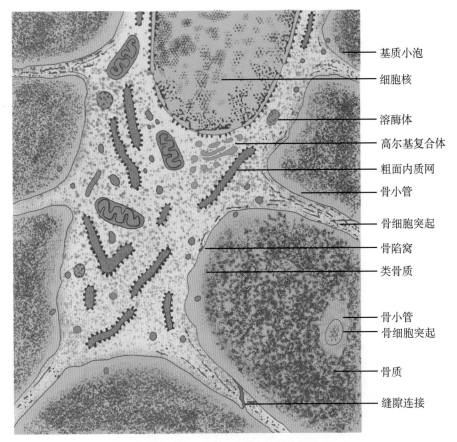

基质小泡
细胞核
溶酶体
高尔基复合体
粗面内质网
骨小管
骨细胞突起
骨陷窝
类骨质
骨小管
骨细胞突起
骨质
缝隙连接

图 1-2-3 骨细胞超微结构模式图

（4）破骨细胞（osteoclast）由多个单核细胞融合而成，为多核巨细胞。胞体形态不规则，直径 30 ~ 100 μm，细胞核 6 ~ 50 个，胞质含有丰富的溶酶体和线粒体，嗜酸性强（图 1-2-4）。散在分布于骨组织的表面，可游走，溶骨作用强大。溶骨功能活跃时，破骨细胞极性明显，其紧贴骨组织的一侧出现皱褶缘（ruffed border），电镜观察为长短与直径不均一的突起。破骨细胞可释放多种水解酶和有机酸以溶解骨盐并分解有机物（图 1-2-5）。破骨细胞的溶骨作用与成骨细胞的成骨作用在骨组织内相辅相成，共同完成骨的生长与改建过程。

2. **骨基质**（bone matrix） 又称骨质，是骨组织中钙化的细胞外基质，包含有机和无机两大类成分，含水极少。有机成分指大量的胶原纤维和少量的无定形基质。胶原纤维直径粗大、排列较规律，主要为 I 型胶原蛋白，其总量约占有机成分的 90%。无定形基质呈凝胶状，其主要成分是中性和弱酸性的糖胺聚糖以及多种糖蛋白，可黏合纤维。骨质中有骨钙蛋白（osteocalcin）、骨桥蛋白（osteopontin）、骨粘连蛋白（osteonectin）以及钙结合蛋白（calbindin D9k）等，可参与骨的钙化，维持钙离子的传递和平衡、细胞与骨质的黏附等作用。无机成分又称骨盐（bone salt），约占干骨重量的 65%，主要含钙离子和磷离子，也包括多种其他元素。骨盐主要以细针状的羟基磷灰石结晶形式存在，与胶原纤维的长轴方向平行沉积并与之结合紧密，使骨基质坚硬又富有韧性。新生骨组织的细胞外基质尚无骨盐沉积，称类骨质（osteoid）。当有大量骨盐规律性沉积后，类骨质则转变为坚硬的骨质，该过程称为钙化。

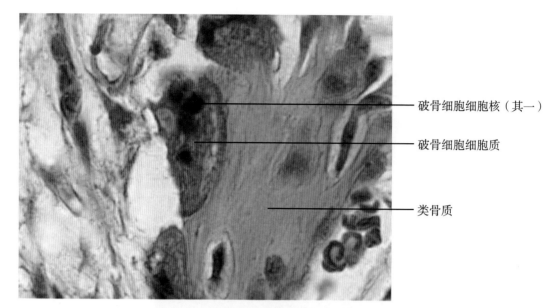

破骨细胞细胞核（其一）

破骨细胞细胞质

类骨质

图 1-2-4　破骨细胞光镜图（婴儿颅骨 – HE 染色）

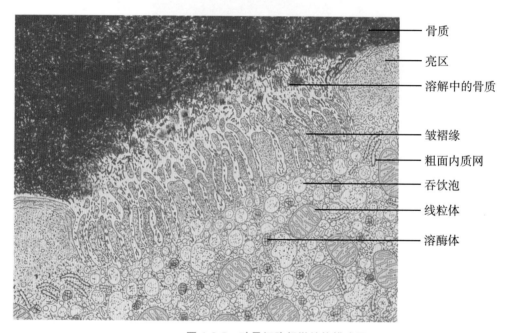

骨质

亮区

溶解中的骨质

皱褶缘

粗面内质网

吞饮泡

线粒体

溶酶体

图 1-2-5　破骨细胞超微结构模式图

　　胚胎时期和 5 岁以内儿童初形成的骨质结构形式为编织骨（woven bone），以胶原纤维无规则的交织排列为其主要特征。成年个体仅在骨迷路、腱和韧带附着处、牙床和靠近颅缝处保留少量编织骨。随着个体的生长发育，骨质由编织骨转变为板层骨（lamellar bone），即以骨板形式存在的骨质结构。骨板（bone lamella）内有大量平行排列的胶原纤维，同一层骨板内的纤维平行排列，相邻骨板的纤维则相互垂直，同层内的胶原纤维束可分支伸至相邻层，这种三维结构可以有效增加骨的强度。

（二）骨的发生

骨发生于中胚层的间充质，约在胚胎第8周时，以膜化成骨和软骨化骨两种方式骨化。膜化成骨是在膜状间充质基础上直接骨化成骨的过程；软骨化骨指膜状间充质先发育为软骨之后再骨化。

1.**膜化成骨**　在将要成骨的部位，间充质细胞分化为骨祖细胞，后者进一步分化为成骨细胞，产生胶原纤维和基质，经钙盐沉积后，形成最早的骨组织，该部位为骨化点（中心）。骨化点向四周放射状增生，形成海绵状骨质。新生骨质周围的间充质分化为骨膜。骨膜下的成骨细胞不断产生新的骨质，使骨增厚。同时已形成的骨质不断地被破骨细胞破坏和吸收，进行骨的改造和重建。这样，在成骨细胞和破骨细胞的作用下，最终塑造为成体骨的形态（图1-2-6）。

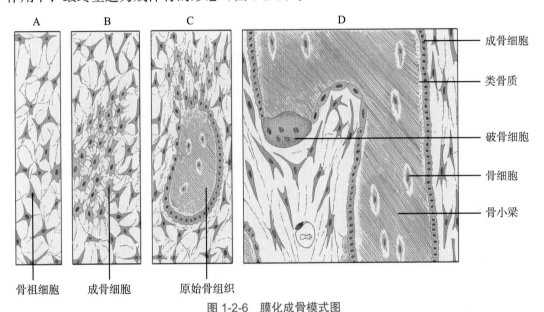

图 1-2-6　膜化成骨模式图

A.未分化间充质细胞阶段，含骨祖细胞；B.骨祖细胞分化为成骨细胞；
C.成骨细胞形成原始骨组织；D.原始骨组织生长改建，形成骨小梁

2.**软骨化骨**　间充质内形成软骨雏形，外包软骨膜，生长至一定体积后，软骨中心部有钙盐沉积，同时软骨膜内层的间充质细胞分化为骨祖细胞，后者进一步分化为成骨细胞，开始造骨，此处称原发骨化点或初级骨化中心。软骨膜下的成骨细胞，以膜内成骨的方式围绕软骨体中部表面形成薄层骨质，称骨领。骨领处的软骨膜即成为骨膜。骨领生成的同时，有血管侵入软骨体，原有的骨质不断被破骨细胞破坏和吸收，形成骨髓腔，间充质进入腔内，形成红骨髓。胎儿出生前后，在骨两端软骨部分的中心，出现骺的继发骨化点（次级骨化中心），在骺部开始造骨。骨膜、原发骨化点和继发骨化点不断造骨，分别形成骨干与骺，骺的大部分骨化，只在与骨干相邻部位留有一层软骨，即骺软骨。成年以前，软骨细胞不断分裂、骨化，使骨逐渐加长。青春期末，骺软骨增生减弱以至软骨细胞停止分裂，全部骨化，骨的长度不再增加。骨干与骺连接形成一个整体。原骺软骨处留有的痕迹，为骺线。骺端形成关节面的软骨，终身不骨化，保留为关节软骨（图1-2-7、图1-2-8）。

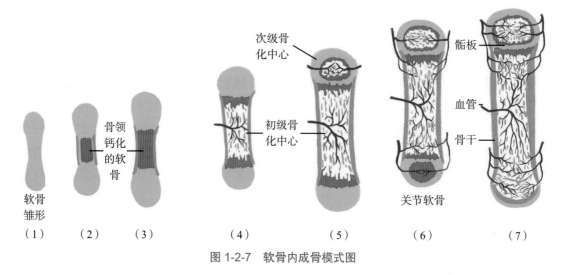

图 1-2-7　软骨内成骨模式图

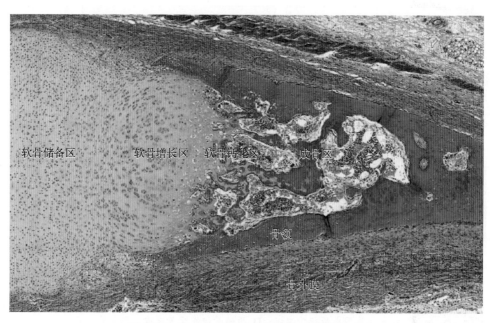

图 1-2-8　软骨内成骨（婴儿指骨 – HE 染色）

二、软骨的组织结构和发生

（一）软骨的组织结构

软骨（cartilage）由软骨膜包裹软骨组织构成。软骨组织（cartilage tissue）包括软骨细胞和软骨基质（图 1-2-9）。胚胎早期，软骨曾是胚体的主要支架，之后随着胚胎发育逐渐转变为骨，且该过程一直延续到出生后。软骨在成体内散在分布，类型和作用因所在部位而异。

1. 软骨组织

（1）软骨细胞（chondrocyte）包埋于软骨陷窝（cartilage lacunae）。软骨细胞的大小、形状和分布规律可以反映软骨的发育过程。软骨膜下即软骨周边的软骨细胞较幼

Note

稚，胞体扁圆，体积小，细胞长轴平行于软骨表面，呈单个分布；近软骨中央的软骨细胞较成熟，胞体椭圆或圆形，体积大，细胞经过增生分裂形成相对集中的细胞群（一般 2 ~ 8 个），因其来源于同一个幼稚软骨细胞，故称同源细胞群（isogenous group）（图 1-2-10）。成熟软骨细胞的胞质呈弱嗜碱性，电镜可见丰富的粗面内质网和高尔基复合体，因而软骨细胞具有产生软骨基质的能力。

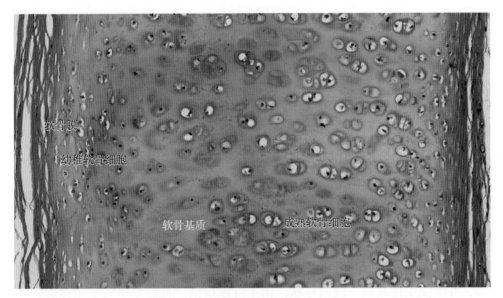

图 1-2-9　透明软骨低倍镜像（气管）

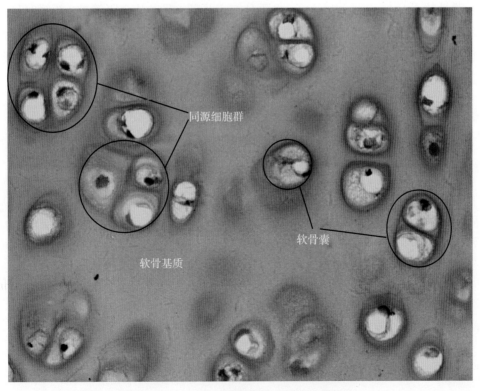

图 1-2-10　透明软骨高倍镜像（气管软骨中央）

（2）软骨基质（cartilage matrix）为软骨组织的细胞外基质，含无定形的基质和包埋在其内的纤维构成。无定形基质主要含蛋白聚糖和水，蛋白聚糖可构成分子筛结构，使其具有良好的渗透性。软骨组织内无血管和淋巴管分布，但深部的软骨细胞依然可通过软骨基质与周围组织进行物质交换。软骨基质的蛋白聚糖含量高，使软骨呈现较为坚固的凝胶状。各种氨基聚糖分布不均，嗜碱性较强的硫酸软骨素在紧靠软骨陷窝的部位含量较高，因此，在 HE 染色切片中，形似囊状包围软骨细胞，称为软骨囊（cartilage capsule）。不同类型的纤维以不同数量和排列方式存在于无定形基质中，使软骨具有韧性或弹性。

2. 软骨膜　除关节软骨外，软骨表面被覆薄层较致密的结缔组织。软骨膜内有血管、淋巴管和神经，可为软骨组织提供营养和保护等作用。软骨膜内层存在由间充质细胞分化而来的骨祖细胞，可进一步分化为成软骨细胞（chondroblast），再分化为软骨细胞。

（二）软骨的分类

软骨组织的分类依据为软骨基质中纤维的类型与含量，一般分为三类。

1. 透明软骨（hyaline cartilage）　因新鲜时呈半透明而得名，分布较广，包括肋软骨、关节软骨、呼吸道软骨等。透明软骨具有较强的抗压性，有一定的弹性和韧性，但在外力作用下较其他类型的软骨更易断裂。纤维成分主要是由 II 型胶原蛋白组成的胶原原纤维，纤维交织排列成三维网格状。由于纤维极细，且折光率与基质接近，故光镜下不能分辨（图 1-2-10）。基质中水分较多是透明软骨呈半透明的原因之一。

2. 弹性软骨（elastic cartilage）　主要分布于耳郭、咽喉及会厌等处，新鲜时呈黄色。组织结构与透明软骨相似，但纤维成分为大量交织排列的弹性纤维，故有很好的弹性。由于弹性纤维丰富且交错排列，基质内可呈现弹性纤维的各种切面，软骨囊嗜碱性明显（图 1-2-11）。

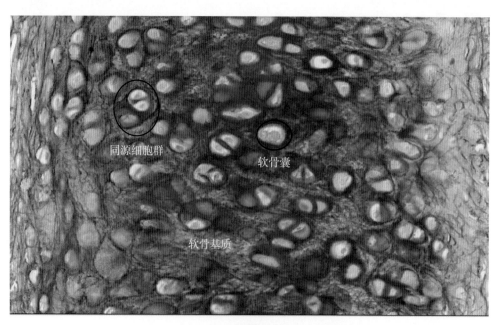

图 1-2-11　弹性软骨高倍镜像（耳郭）

3. **纤维软骨**（fibrous cartilage）　主要分布于椎间盘、关节盘及耻骨联合等处，呈不透明的乳白色。大量粗大的胶原纤维平行或交叉排列，故有很强的韧性。其软骨细胞较小而少，散在、成对或单行排列于纤维束之间，无定形基质少，呈弱嗜碱性（图 1-2-12）。

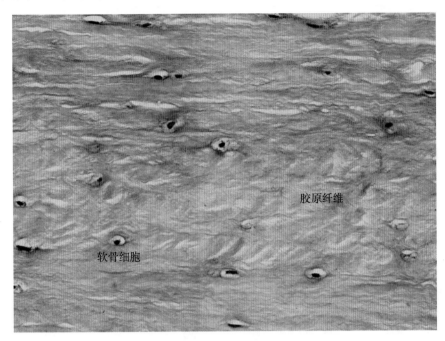

胶原纤维

软骨细胞

图 1-2-12　纤维软骨高倍镜像（椎间盘）

（三）软骨的发生

软骨来源于胚胎时期的中胚层。人胚第 5 周，在将要发生软骨的部位，间充质细胞聚集成团。中央部位的细胞分化为骨祖细胞，进而分化为成软骨细胞，成软骨细胞分泌纤维和基质，当基质的量增加到一定程度时，软骨细胞包埋其中，分化为成熟的软骨细胞。周边部位的细胞分化为软骨膜。

出生后，软骨随身体发育继续生长，其生长方式有两种。①间质性生长（interstitial growth）主要见于发育中的软骨，软骨组织内部的软骨细胞分裂增殖，产生基质和纤维，软骨从内部扩大，故又称软骨内生长。②附加性生长（appositional growth）可见于发育中的软骨和成熟软骨，软骨膜内层的骨祖细胞增殖分化为成软骨细胞，后者产生纤维和基质并于软骨组织表面形成新的软骨细胞，软骨从表面向外周扩大，故又称软骨膜下生长。

软骨的再生能力较弱，软骨损伤或部分切除后，一般没有直接的软骨再生。在一定机械力（如压力和摩擦）的作用下，损伤处形成的肉芽组织中的成纤维细胞可分化为成软骨细胞，并进一步转变为软骨细胞，分泌软骨基质，形成新的软骨。由于软骨细胞的氧耗量和软骨的抗原性均较低，软骨易于移植，既可进行自体移植，也可进行同种异体移植。应用组织工程技术，将培养的软骨细胞接种于预先加工成所需形状的三维支架材料上，经体外培养后植入软骨缺损处，可形成具有特定形状和功能的软骨，而支架材料逐渐降解吸收。目前，组织工程软骨产品已获准进入临床应用，为软骨疾

Note

病的治疗开辟了新的途径。

第三节　骨折愈合

骨折愈合是坏死组织清除和新生组织修复的过程（由膜内成骨与软骨内成骨共同完成），整个过程持续且渐进。骨折愈合过程一般分为四个阶段，依次为血肿形成期、纤维性骨痂形成期、骨性骨痂形成期和骨痂再塑期（图 1-3-1）。骨折愈合的过程受许多因素的影响。

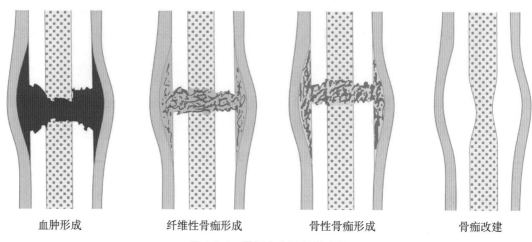

血肿形成　　　　纤维性骨痂形成　　　　骨性骨痂形成　　　　骨痂改建

图 1-3-1　骨折愈合过程模式图

一、骨折愈合过程

（一）血肿形成

骨组织和骨髓血管丰富，骨折断端及其周围血管破裂出血，导致血肿形成，并伴有轻度炎症反应，一般数小时后血液凝固。在骨折早期，常见骨髓组织和骨皮质因缺血而发生坏死。较小的坏死灶可由破骨细胞吸收；若坏死灶较大，则形成游离的死骨片。

（二）纤维性骨痂形成

骨折后 2 天，成纤维细胞和新生毛细血管增生形成肉芽组织，导致血肿机化形成纤维性骨痂，肉眼及 X 线检查可见骨折处呈梭形肿胀。

（三）骨性骨痂形成

纤维性骨痂的成纤维细胞分化出成软骨细胞和成骨细胞，成骨细胞分泌纤维和基质的同时自身被包埋其中成为骨细胞，钙盐沉积使类骨质转变为编织骨，形成骨性骨痂。骨性骨痂的形成是骨折愈合的临床标志。

（四）骨痂再塑

编织骨内骨小梁排列紊乱，为达到正常运动功能需要，需改建为同一层骨板内胶原纤维平行排列而相邻骨板之间相互垂直的板层骨，并恢复骨质与骨髓腔的结构。骨痂再塑由机体精细调节破骨细胞的溶骨作用和成骨细胞的成骨作用共同完成。

二、骨折愈合的影响因素

骨折愈合受全身因素影响，如年龄、营养状况、疾病、激素水平等。另外，局部因素也对骨折愈合产生影响。

（一）骨折断端状态

完全性骨折断端常发生错位，若对位不好或有软组织嵌塞等都会延缓或阻断愈合。若骨组织损伤过重、骨膜破坏或局部出血过多，也会影响断面接触、延长血肿机化时间而阻碍骨折愈合。

（二）骨折断端复位与固定

及时且正确的复位和固定是骨折完全愈合的必要条件，如采用石膏、夹板或者髓腔钢针等固定至骨性骨痂形成。但长期固定会导致骨及肌肉的废用性萎缩，固定过紧影响血液循环，阻碍骨折愈合甚至导致组织坏死。临床应尽早进行功能锻炼并保持良好血供。

（郭　岩）

第二章　骨的配布

- ■ **中轴骨**
  - ◎ 颅骨
  - ◎ 躯干骨
- ■ **附肢骨**
  - ◎ 上肢骨
- ◎ 下肢骨
- ■ **中轴骨和附肢骨的临床联系**
  - ◎ 中轴骨临床联系
  - ◎ 附肢骨临床联系

第一节　中轴骨

人类中轴骨包括颅骨和躯干骨。

一、颅骨

颅骨位于脊柱的上方，由23块不规则骨和扁骨组成（不包括中耳的3对听小骨），形态结构复杂。颅骨分为脑颅骨和面颅骨。脑颅骨位于后上方，共8块，内为颅腔，容纳和保护脑，包括前方1块额骨，后方1块枕骨，上方2块顶骨，两侧2块颞骨，颅底中部1块蝶骨和蝶骨前方1块筛骨。颅腔的顶是穹隆形的颅盖（calvaria），由额骨、枕骨和顶骨构成。面颅骨共15块，构成面部支架，围成眶、骨性鼻腔和骨性口腔，容纳和支持视觉、嗅觉和味觉等器官，包括成对的鼻骨、泪骨、上颌骨、颧骨、下鼻甲、腭骨和不成对的下颌骨、犁骨、舌骨。

（一）脑颅骨

1. **额骨**（frontal bone）　位于颅的前上方，由水平部和竖立部构成，竖立部为瓢形或贝壳形的扁骨，称额鳞；额鳞下部左右各有一眉弓，两侧中央隆起成额结节；水平部的两侧为三角形骨板，作为眶的上壁和颅前窝的底，称眶部；左右眶部之间的部分，称鼻部，与筛骨和鼻骨相接；眉间及眉弓深面的空腔称额窦，开口于鼻腔（图2-1-1）。

2. **筛骨**（ethmoid bone）　骨质轻松菲薄，属于含气骨，位于两眶之间，上接额骨鼻部并突入于鼻腔内，构成鼻腔上部、鼻腔外侧壁和鼻中隔。额状切面上，筛骨呈"巾"字形，由筛板、垂直板及两侧的筛骨迷路组成。筛板为水平方向分隔颅腔前部与鼻腔的薄骨板，板的正中有向上突起的鸡冠，其两侧有多个筛孔。垂直板呈矢状位，由筛板下面正中向下伸出，参加组成鼻中隔。筛骨迷路位于筛板两侧的下方，由多个空泡

Note

状的筛泡组成，称筛窦，窦口通鼻腔。筛骨迷路外侧面的薄骨片，参加组成眶的内侧壁，称眶板。筛骨迷路的内侧面有两片向内下方卷曲的薄骨片，即上鼻甲和中鼻甲（图 2-1-2）。

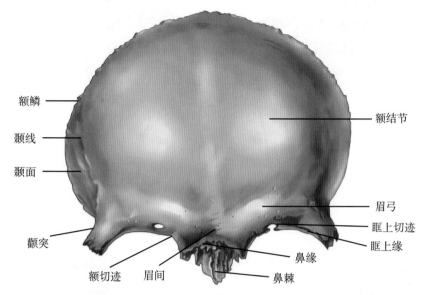

图 2-1-1　额骨（前面观）

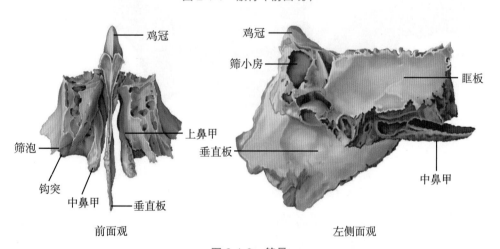

前面观　　　　　　　　　　　　左侧面观

图 2-1-2　筛骨

3. **蝶骨**（sphenoid bone）　单一，形如蝴蝶，位于颅底中央，前邻额骨、筛骨，后邻颞骨、枕骨。区分一体、一对大翼、一对小翼及一对翼突四部。蝶骨体位居中央，构成颅中窝的中央部，呈马鞍状，称蝶鞍，其中央凹陷，称垂体窝；其体内的空腔称蝶窦，向前开口于蝶筛隐窝；一对小翼由体部前上方向左右平伸的三角形薄板，小翼后缘是颅前窝和颅中窝的分界线。小翼根部有视神经管通过，两视神经管内口之间有视交叉沟；一对大翼由体部伸向两侧，继而上翘，分为凹陷的大脑面、前内侧的眶面和外下方的颞面；大翼近根部处由前向后可见圆孔、卵圆孔和棘孔。沿棘孔向两侧可见脑膜中动脉压迹。体部两侧有由后向前行走的浅沟，称颈动脉沟（carotid sulcus）。颈内动脉经颈动脉管入颅后行于此沟内。在小翼和大翼之间有狭长的眶上裂，颅中窝与眶借此裂相通；翼突位于蝶骨下面，由大翼根部向下伸出，由内侧板和外侧板构成，两板的后部之间有楔形深窝叫翼突窝，翼突根部有前后方向贯穿的翼管（图2-1-3）。

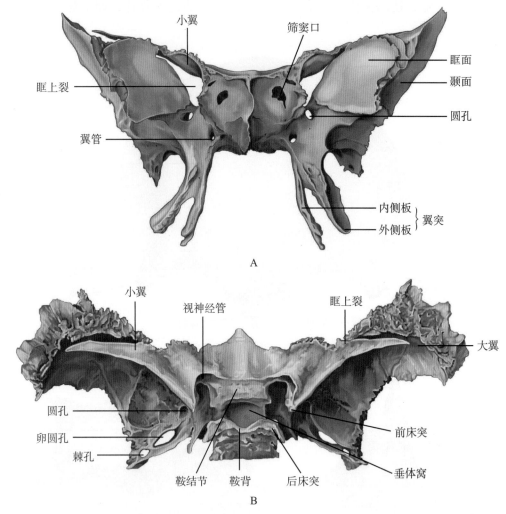

图 2-1-3 蝶骨

A.蝶骨（前面观）；B.蝶骨（后面观）

4. **枕骨**（occipital bone） 位居颅的后下方，顶骨之后，并延伸至颅底，整体呈瓢状。枕骨与顶骨、颞骨及蝶骨相接。枕骨前下份有一个卵圆形的大孔，称枕骨大孔（foramen magnum），脑和脊髓在此处相续。枕骨以该孔为中心可分为四个部分，后为鳞部，前为基底部，两侧为侧部。枕骨的内面，枕骨大孔向前上方延续为斜坡，枕骨大孔的前外侧可见舌下神经管，管的两端开口分别称舌下神经管内口与外口。在枕骨大孔后方有枕内嵴，向后上延伸至枕内隆凸，其上方为矢状沟，两侧为横沟。枕骨前外侧缘有颈静脉切迹（jugular notch），并与颞骨的颈静脉窝共同围成颈静脉孔（jugular foramen）。枕骨外面，枕骨大孔两侧可见椭圆形隆起的关节面，称枕髁（occipital condyle），与寰椎的上关节窝组成寰枕关节（atlantooccipital joint）。大孔前方有隆起的咽结节，大孔后方有枕外嵴延伸至枕外隆凸，隆凸向两侧有上项线，其下方有与之平行的下项线（图2-1-4）。

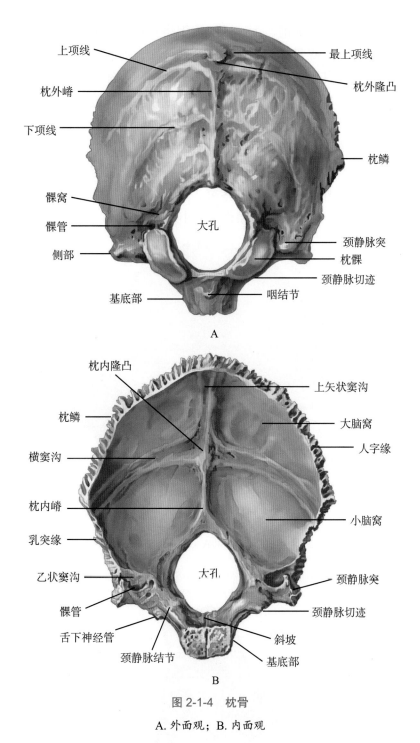

上项线　最上项线
枕外嵴　枕外隆凸
下项线　枕鳞
髁窝
髁管
侧部
大孔
颈静脉突
枕髁
颈静脉切迹
基底部　咽结节

A

枕内隆凸　上矢状窦沟
枕鳞　大脑窝
横窦沟　人字缘
枕内嵴
乳突缘
乙状窦沟
小脑窝
大孔
颈静脉突
髁管
舌下神经管
颈静脉结节
斜坡
颈静脉切迹
基底部

B

图 2-1-4　枕骨

A. 外面观；B. 内面观

　　5. 顶骨（parietal bone）　左右各一，位于颅顶中部，呈四边形，外隆内凹，中央隆起处称顶结节（parital tuber）。

　　6. 颞骨（temporal bone）　位于颅的两侧，并延至颅底，成对。颞骨周围与顶骨、枕骨及蝶骨相接。颞骨的形状不规则，其外面有一孔，称外耳门。以外耳门为中心，颞骨区分为颞鳞、鼓部和岩部三部分。外耳门前上方，呈鳞片状的为颞鳞，鳞部内面有脑膜中动脉沟，外面光滑。其前部下方有颧突，水平伸向前，与颧骨的颞突相接形成颧弓。颧突根部下方有椭圆形的下颌窝，窝的前缘隆起，称关节结节。鼓部位于下颌窝后方，为弯曲的骨片。从前、下、后三面围绕外耳道。岩部又名颞骨锥体，呈三棱锥形，尖指向前内，与蝶骨体相邻。锥体有三个面，为前面、后面和下面。岩部的前面参与构成颅中窝，其中部有一弓状隆起，外侧较薄的部分，称鼓室盖。隆起近尖端处有光滑的三叉神经压迹。岩部的后面参与构成颅后窝，近中央部有内耳门，通内耳道。岩部内藏有位听器官。岩部的下面正对颅底外面，凹凸不平，近中央部有颈动脉管外口，向前内通入颈动脉管，此管先垂直上行，继而折向前内，开口于岩部尖，称颈动脉管内口。颈动脉管外口后方的深窝为颈静脉窝，它与后方枕骨上的颈静脉切迹围成颈静脉孔，窝的外侧有细而长的茎突，茎突根部后方的孔为茎乳孔。外耳门后方的肥厚突起称为乳突，内有许多腔隙称乳突小房（图 2-1-5）。

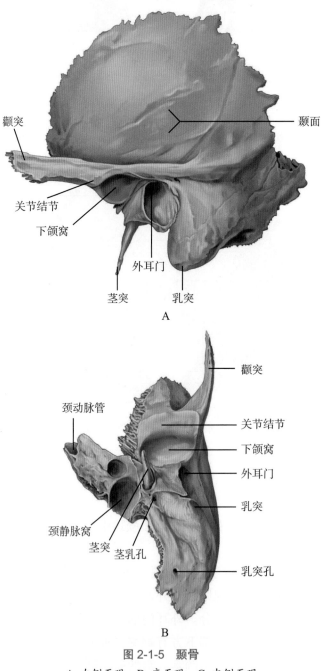

图 2-1-5 颞骨

A. 左侧面观；B. 底面观；C. 内侧面观

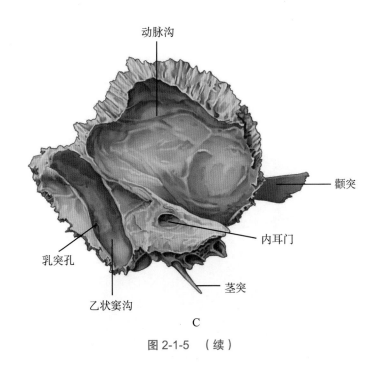

动脉沟

颧突

内耳门

乳突孔

茎突

乙状窦沟

C

图 2-1-5　（续）

（二）面颅骨

1. **鼻骨**（nasal bone）　成对，位于额骨下方，为长方形骨板，上厚下薄，上窄下宽，构成鼻背。

2. **上颌骨**（maxilla）　位于颜面中部，左、右各一，构成颜面部的主要基础，可分为 1 体和 4 突起，即上颌骨体及额突、颧突、腭突和牙槽突。上颌骨体内有一空腔，即上颌窦。体有四个面，上面为眶面，作为眶下壁，其后份有眶下沟，向前通入眶下管。前面眶下缘中点下方 0.5 cm 处可见眶下孔，为眶下管的出口，眶下神经和血管从此孔穿出。孔的下方凹陷，称尖牙窝。内面为鼻面，构成鼻腔外侧壁，后份有大的上颌窦裂孔，通入上颌窦，前份有纵形的泪沟。后面为颞下面，朝向后外，构成颞卜窝的前壁，此面中部有 2 ~ 3 个小孔，即后上牙槽孔，有支配磨牙的神经和血管通过。在 4 个突起中，额突向上接额骨，颧突向上外接颧骨，腭突为近似三角形的骨板，自体的内侧水平突向正中，与对侧相接，组成硬腭的前份。牙槽突厚而突出于体的下方，其下缘为牙槽弓，有牙槽容纳上颌牙根（图 2-1-6）。

3. **泪骨**（lacrimal bone）　成对，为菲薄的方形小骨片，位于眼眶内侧壁的前份。前接上颌骨额突，后连筛骨眶板。

4. **颧骨**（zygomatic bone）　成对，位于面中部前面，眼眶的外下方，近似菱形，形成面颊的骨性突起。有颞突、上颌突、额蝶突和眶突四个突起。颞突向后接颞骨的颧突，构成颧弓。

5. **腭骨**（palatine bone）　成对，位于上颌骨的后方，呈"L"形，分为水平板与垂直板两部分，水平板构成硬腭后份，垂直板构成鼻腔外侧壁的后份（图 2-1-7）。

6. **下鼻甲**（inferior nasal concha）　为薄而卷曲的小骨片，左、右各一，附于上颌体和腭骨垂直板的鼻面，形成鼻腔外侧壁的一部分。

Note

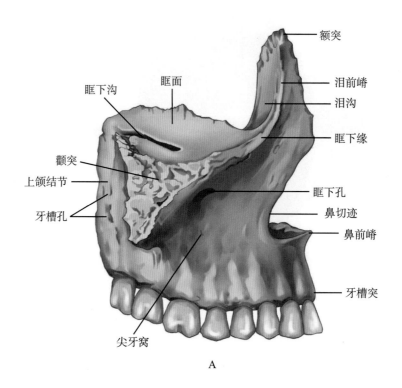

A

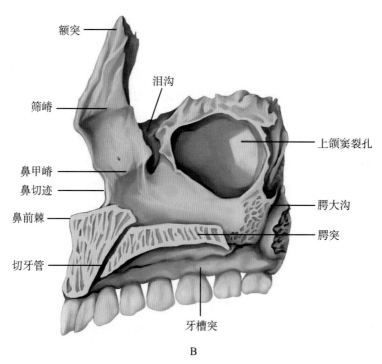

B

图 2-1-6 上颌骨

A.外侧面观；B.内侧面观

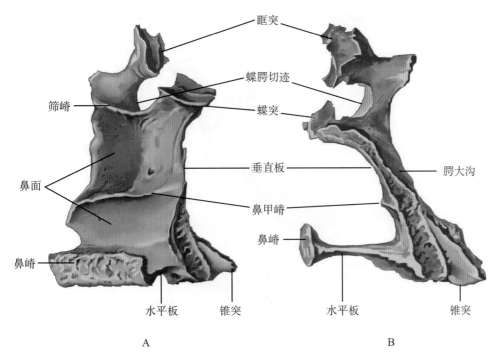

图 2-1-7　腭骨

A. 内侧面观；B. 后面观

7. **下颌骨**（mandible）　单一，呈马蹄形，分为一体两支。下颌体呈弓形，区分为上、下两缘和内、外两面。下缘圆钝，称下颌底；上缘构成牙槽弓，有容纳下牙根的牙槽。体的前外侧面有颏孔，有颏神经和血管穿过。外面中央有颏隆凸。下颌支为体的后方向上延伸的方形骨板。其末端有两个突起，前方的称冠突，后方的称髁突，两突起之间的凹陷为下颌切迹（mandibular notch）。髁突上端的膨大为下颌头，头下方缩细处为下颌颈。下颌支后缘与下颌底相交处称下颌角，在体表可触及。下颌角外面有咬肌粗隆，内面有翼肌粗隆。下颌支内面中央有下颌孔，通下颌管至颏孔，有下牙槽神经和血管穿过。孔的前缘有伸向后上的骨突，称下颌小舌（mandibular lingula）（图 2-1-8）。

8. **犁骨**（vomer）　为斜方形小骨片，组成骨性鼻中隔的后下份。

9. **舌骨**（hyoid bone）　位于下颌骨的下后方，呈马蹄铁形，分为中间部的体、向后外延伸的大角和向上突出的小角。大角和舌骨体可在体表触及（图 2-1-9）。

（三）颅的整体观

除下颌骨和舌骨以外，诸颅骨借膜与软骨牢固结合成一整体。

1. **颅的上面观（颅顶面）**　由额骨、左右顶骨、枕骨组成，呈卵圆形，前窄后宽，光滑隆凸。顶骨中央最隆凸处，称顶结节。可见三条缝，冠状缝（coronal suture）居前，位于额骨与左、右顶骨之间。矢状缝（sagittal suture）居中，位于左、右顶骨之间。人字缝（lambdoid suture）居后，位于枕骨与左、右顶骨之间。

颅顶的内面凹陷，正中线处可见上矢状窦沟，沟的两侧有许多小的颗粒小凹，为蛛网膜粒的压迹。两侧有许多脑回的压迹和树枝状的动脉沟。

2. **颅的后面观**　可见人字缝和枕鳞。枕鳞中央最突出部是枕外隆凸（external

occipital protuberance）。隆凸向两侧的弓形骨嵴称上项线，其下方有与之平行的下项线。

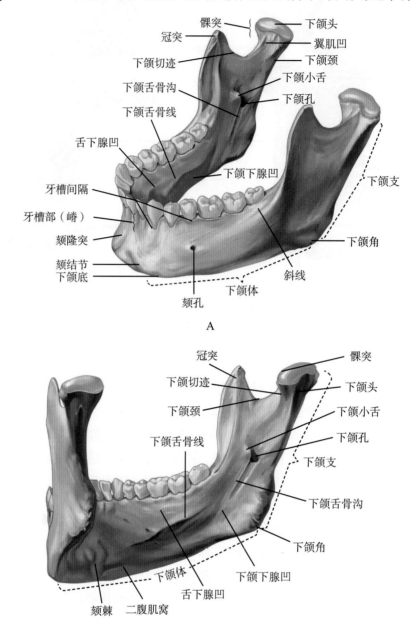

A

图 2-1-8 下颌骨

A. 左前面观；B. 左后面观

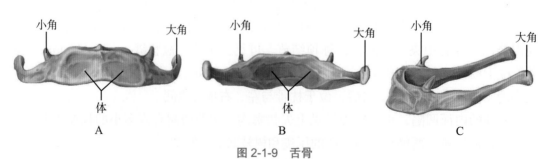

图 2-1-9 舌骨

A. 前面观；B. 后面观；C. 左侧斜面观

3. **颅的侧面观**　由额骨、顶骨、蝶骨、颞骨、枕骨，颧骨及上、下颌骨等构成（图2-1-10）。以外耳门为中心，其后方为乳突，前方为颧弓（zygomatic arch），二者在体表均可触及。颧弓将颅侧面分为上方大而浅的颞窝和下方小而深的颞下窝。颞窝的上界为颞线，起自额骨与颧骨相接处，弯向上后，经额骨、顶骨、再转向下前达乳突根部。颞窝前下部较薄，在额、顶、颞、蝶骨会合处最为薄弱，此处构成"H"形的缝，称翼点（pterion），其内面有脑膜中动脉前支通过，临床X线检查及手术中应注意。

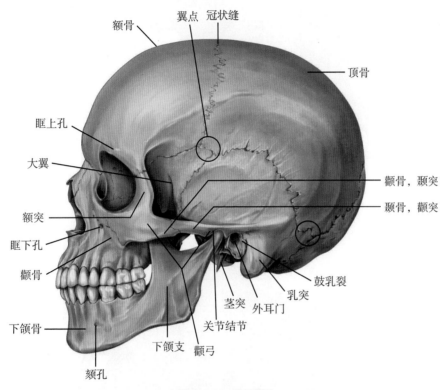

图 2-1-10　颅侧面

颞下窝（infratemporal fossa）形状不规则，位于上颌骨体后方及颞窝下方。其内有翼内、外肌和血管神经等。颞下窝的前壁为上颌骨的颞下面和颧骨的下部，内壁为翼突外侧板，外壁为下颌支，下壁与后壁空缺。此窝向上借卵圆孔和棘孔与颅中窝相通，向前借眶下裂通眶，向内借上颌骨与蝶骨翼突之间的翼上颌裂通翼腭窝。

翼腭窝（pterygopalatine fossa）位于眶的后下方，为上颌骨、蝶骨翼突及腭骨之间的窄间隙，深藏于颞下窝内侧，有神经、血管由此经过。翼腭窝上部宽广，下部逐渐狭窄，移行为翼腭管。此窝向外通颞下窝，向前借眶下裂通眶，向内借腭骨与蝶骨围成的蝶腭孔通鼻腔，向后借圆孔通颅中窝，向后内侧经翼管到达破裂孔，向下自翼腭管经腭大、小孔至口腔。窝内有上颌神经、翼腭神经节及上颌动脉的分支（图2-1-11）。

4. **颅底外面观**　颅底外面高低不平，有许多神经血管经过的孔与裂（图2-1-12）。颅底外面的前部可见上颌牙槽弓和硬腭。硬腭正中为腭中缝，缝的前端有切牙孔，通切牙管，内有鼻腭神经穿过；近后缘两侧有腭大孔，通翼腭管。硬腭后份上方被鼻中隔后缘（犁骨）分成左、右两半的鼻后孔。鼻后孔两侧的垂直骨板，即翼突内侧板。

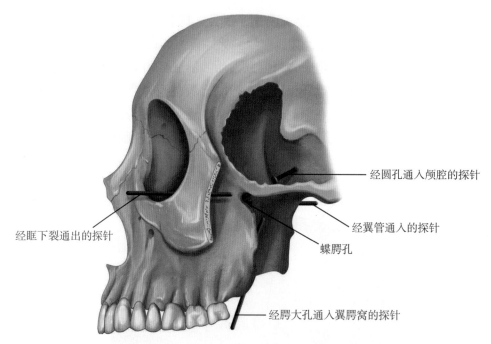

图 2-1-11　翼腭窝

经圆孔通入颅腔的探针

经翼管通入的探针

蝶腭孔

经腭大孔通入翼腭窝的探针

经眶下裂通出的探针

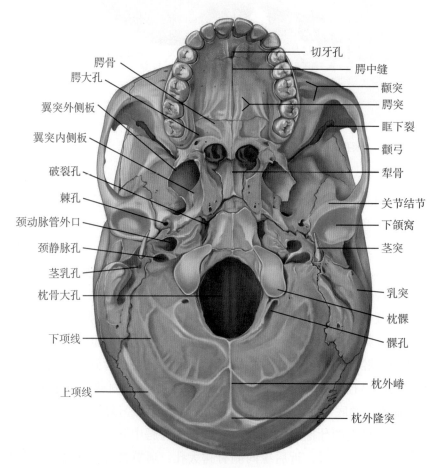

腭骨

腭大孔

翼突外侧板

翼突内侧板

破裂孔

棘孔

颈动脉管外口

颈静脉孔

茎乳孔

枕骨大孔

下项线

上项线

切牙孔

腭中缝

颧突

腭突

眶下裂

颧弓

犁骨

关节结节

下颌窝

茎突

乳突

枕髁

髁孔

枕外嵴

枕外隆突

图 2-1-12　颅底外面观

翼突内、外侧板之间为翼突窝。翼突外侧板根部的后外侧可见卵圆孔和棘孔，通颅中窝。鼻后孔后方中央可见枕骨大孔，孔前方为枕骨基底部，与蝶骨体直接结合；孔的两侧有呈椭圆形的枕髁；孔后方正中的突起为枕外隆凸，向两侧延伸为上项线。枕髁前方为破裂孔，是颞骨、枕骨和蝶骨的会合处，活体中被软骨封闭；枕髁前外侧稍上有舌下神经管外口；枕髁外侧（枕骨与颞骨岩部交界处）有颈静脉孔。颈静脉孔前方可见圆形的颈动脉管外口，颈静脉孔后外侧细长的骨性突起，称茎突。茎突根部与乳突之间的孔称茎乳孔，向上通面神经管。颧弓根部后方有下颌窝，窝前缘的隆起称关节结节。

　　5.颅底内面观　颅底内面高低不平，由前向后，依次为颅前、中、后窝（图2-1-13）。窝内有许多孔、裂，与颅底外相通。颅底骨质厚薄不一，其中颅前窝最薄、最高，颅后窝最厚、最低。

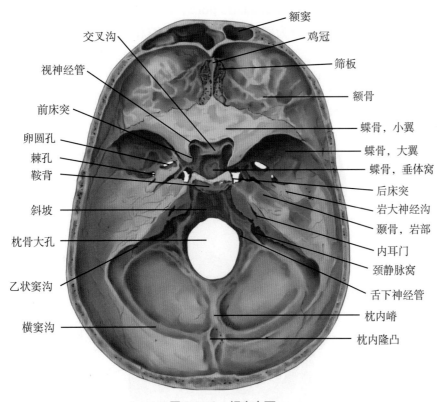

图 2-1-13　颅底内面

　　（1）颅前窝（anterior cranial fossa）由额骨眶部、筛骨筛板和蝶骨小翼组成，容纳大脑的额叶。其正中线上由前至后可见额嵴、盲孔和鸡冠，筛板上可见筛孔向下通骨性鼻腔。

　　（2）颅中窝（middle cranial fossa）由蝶骨体、蝶骨大翼和颞骨岩部等围成。窝中央狭窄，两侧宽广。窝中央为蝶骨体，上面有垂体窝，容纳垂体，下方与蝶窦相邻。前外侧有视神经管，向前通眶，内有视神经和眼动脉经过；视神经管口的外侧可见突向后方的前床突。垂体窝前方的隆起为鞍结节，后方横位的隆起是鞍背。鞍背两侧角向上突起为后床突。垂体窝和鞍背合称蝶鞍（sella turcica），其两侧浅沟为颈动脉沟，沟向前外侧可见蝶骨大翼与小翼之间的眶上裂，动眼神经、滑车神经、展神经和眼神经经眶上裂内通眶。沟后端的孔称破裂孔，破裂孔的后外侧壁上可见颈动脉管内口，内有颈内动脉经过。眶上裂的后方，蝶鞍两侧，由前内向后外，依次排列有圆孔、卵圆孔和棘孔。其中，上颌神经经圆孔向前通翼腭窝；下颌神经经卵圆孔至颅外；脑膜中动脉经棘孔向下通颞下窝。棘孔向外上方延伸的沟为脑膜中动脉沟。弓状隆起与颞鳞之间的薄骨板为鼓室盖，颞骨岩部尖端有一凹陷为三叉神经压迹（trigeminal impression）。

（3）颅后窝（posterior cranial fossa）由枕骨和颞骨岩部组成。窝中央有枕骨大孔，孔前上方的平坦斜面为斜坡（clivus），孔前外缘有舌下神经管内口；孔后方有枕内隆凸，由此向上的浅沟为上矢状窦沟，向两侧的浅沟为横窦沟，行至颞骨岩部延续为乙状窦沟，末端终于颈静脉孔，通颅底外面。颞骨岩部后面中份可见向前内的开口，称内耳门（internal acoustic pore），通入内耳道。

6. **颅的前面观**　颅的前面分为额区、眶、骨性鼻腔和骨性口腔（图 2-1-14）。

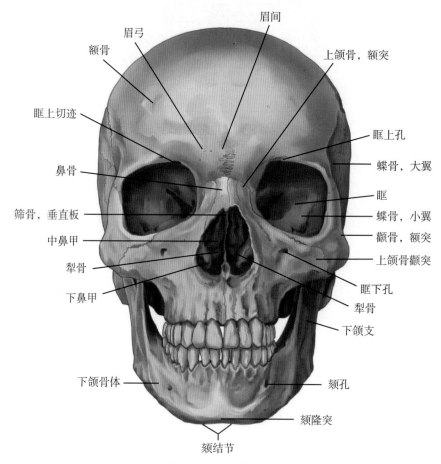

图 2-1-14　颅的前面

（1）额区为眶以上的部分，由额骨的额鳞构成。两侧可见隆起的额结节，结节下方有与眶上缘平行的弓形隆起，称眉弓。左右眉弓间的平坦部，称眉间，眉弓与眉间都是重要的体表标志。

（2）眶（orbit）为额区下外方一对四棱锥形深腔，容纳眼球及附属结构。由额骨、蝶骨、筛骨、泪骨、颧骨和上颌骨组成。分为一底一尖和四壁。

尖朝向后内，尖末端的圆形孔为视神经管，通入颅中窝，有视神经和眼动脉通过。底朝向前外，即眶口，呈四边形，向前下外倾斜。眶上缘中、内 1/3 交界处可见眶上孔（supraorbital foramen）或眶上切迹（supraorbital notch），有眶上神经和血管穿过；眶下缘中点下方可见眶下孔（infraorbital foramen），有眶下神经和血管穿过。上壁由额骨眶部和蝶骨小翼组成，与颅前窝相邻，其前外侧份的深窝称泪腺窝（fossa of lacrimal gland），容纳泪腺。内侧壁最薄，由前向后由上颌骨额突、泪骨、筛骨眶板和蝶骨体组成，与筛窦和鼻腔相邻。前下份有一个长圆形窝，容纳泪囊，称泪囊窝，此窝向下经鼻泪管（nasolacrimal canal）通鼻腔。下壁主要由上颌骨构成，壁下方为上颌窦。下壁和外侧壁交界处后份，有眶下裂（inferior orbital fissure）向后通连颞下窝和翼腭窝，裂中部有前行的眶下沟，沟向前延续为眶下管，眶下管开口于眶下孔。外侧壁较厚，由颧骨和蝶骨组成。外侧壁与上壁交界处的后份有眶上裂（superior orbital fissure），向后通入颅中窝。

（3）骨性鼻腔（bony nasal cavity）位于面颅中央，介于两眶与上颌骨之间。被骨性鼻中隔（由犁骨和筛骨垂直板构成）分隔为左、右两腔。

鼻腔顶由筛骨的筛板组成，有筛孔通颅前窝。底由上颌骨的腭突和腭骨的水平板组成，前端有切牙管向下通口腔。外侧壁由上颌骨体、腭骨垂直板、筛骨迷路和下鼻甲组成，此壁自上而下可见三个卷曲的骨片，分别称上、中、下鼻甲；每个鼻甲下外方的通道，分别称上、中、下鼻道（superior, middle and inferior nasal meatus）。上鼻甲后上方与蝶骨体之间的间隙，称蝶筛隐窝（图 2-1-15）。中鼻甲后方有一圆形孔，为蝶腭孔，向外侧通翼腭窝。鼻腔前方开口称为梨状孔，后方开口称为鼻后孔，通鼻咽部。

鼻旁窦（paranasal sinuses）是位于鼻腔周围的含气空腔，借孔裂开口于鼻腔，包括额窦、筛窦、蝶窦和上颌窦 4 对。

额窦（frontal sinus）位于额骨眉弓深面，左右各一，窦口向后下，开口于中鼻道前部。筛窦（ethmoidal sinuses），又名筛小房（ethmoidal cellules），为筛骨迷路内蜂窝状的腔隙，分为前、中、后三群。前、中群筛窦开口于中鼻道，后群筛窦开口于上鼻道。蝶窦（sphenoidal sinus）位于蝶骨体内，被骨板隔成左右两腔，开口于蝶筛隐窝。上颌窦（maxillary sinus）最大，位于上颌骨体内，窦的顶为眶下壁，窦底为上颌骨牙槽突，与第 1、2 磨牙及第 2 前磨牙紧邻。窦前壁的凹陷处称尖牙窝，骨质最薄。内侧壁即鼻腔外侧壁，上颌窦开口于中鼻道。窦口高于窦底，窦内有积液时，直立位时积液不易引流（图 2-1-15、图 2-1-16）。

（4）骨性口腔（bony oral cavity）：由上颌骨、腭骨和下颌骨围成。骨性口腔的顶即硬腭，前壁及外侧壁由上颌骨与下颌骨牙槽部及牙围成。

（四）新生儿颅骨的特点及其生后变化

1.新生儿颅骨　新生儿颅骨呈长圆形，与身体其他部分相比，相对较大。胎儿时期，由于脑及感觉器官发育早，而咀嚼和呼吸器官，尤其是鼻旁窦尚未发育，故新生儿的脑颅大于面颅，新生儿面颅约占全颅的 1/8，而成人约为 1/4。新生儿的面颅骨狭小，

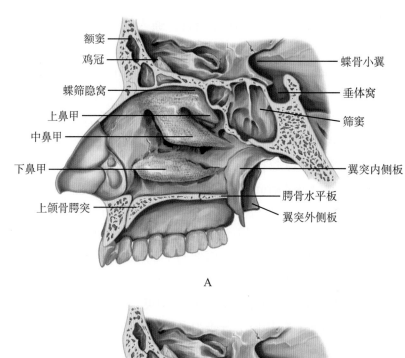

A

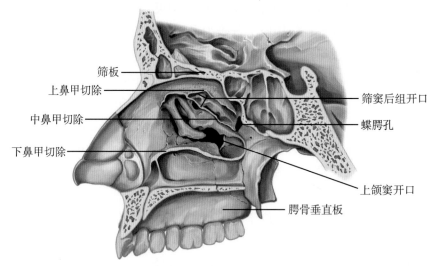

B

图 2-1-15　鼻腔外侧壁

A. 右侧鼻腔右侧面观（正中失状切面）；B. 右侧鼻腔右侧面观［正中失状切面（切除部分鼻甲）］

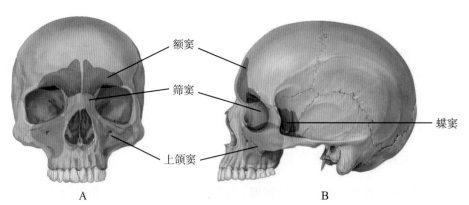

A

B

图 2-1-16　鼻旁窦

A. 前面观；B. 左侧面观

两眶较大，鼻骨短宽，上、下颌骨及鼻旁窦均未发育完成；乳牙未出，牙槽缺如；下颌骨平直无角，肌线及骨突均不明显；颧骨及下鼻甲较大，泪骨薄脆。

新生儿脑颅骨的颅盖薄而光滑，仅有一层骨板，无板障，其内面无脑的压迹和动脉沟，额结节及顶结节明显，眉弓和眉间不明显。骨缝之间充满纤维组织膜，其中，在多骨交接处，间隙的膜较大，称颅囟（cranial fontanelles），包括前囟、后囟、蝶囟和乳突囟（图2-1-17）。前囟（anterior fontanelle）最大，呈菱形，位于矢状缝与冠状缝相接处。前囟可作为判断胎儿体位的标志，了解婴儿骨骼的生长发育。后囟（posterior fontanelle）位于矢状缝与人字缝会合处，呈三角形。蝶囟和乳突囟分别位于顶骨的前下角和后下角。

2. 出生后颅骨的变化 出生后，颅骨的发育大致可分为三个时期：第一期自出生至7岁末，为成长期。此时，脑颅诸骨与面颅骨发育部较快，骨的边缘不断骨化，同时伴随骨面积的增生与吸收，骨逐渐变厚增宽。出生后，2～3个月时，蝶囟和后囟闭合；1岁左右乳突囟闭合；2.5岁时前囟闭合；4岁后，颅顶骨出现两层骨板及板障，同时，因咀嚼运动增加，骨表面开始出现肌线；7岁时，筛骨、两眶及鼻腔上部大致已发育完毕，由于两眶的扩大及鼻中隔的生长，使上颌骨向前下方移位。第二期由7岁末至16岁，为相对静止期。这期间颅骨生长较慢，逐渐出现性别上的差异。第三期自14～16岁至20～23岁，为成长期。出现额部向前突出，鼻旁窦、眉弓及乳突发育生长迅速，枕骨与蝶骨开始愈合，下颌角向外侧展开等。

二、躯干骨

躯干骨包括24块椎骨、1块骶骨、1块尾骨、1块胸骨和12对肋骨，参与构成脊柱、骨性胸腔和骨盆。

（一）椎骨

幼儿时，椎骨总数为33块或34块，即颈椎7块，胸椎12块，腰椎5块，骶椎5块及尾椎3～5块。颈椎、胸椎和腰椎终生不愈合，可以活动，故称为可动椎；随着年龄增长，5块骶椎相互愈合成1块骶骨，尾椎融合成1块尾骨，因此，成人脊柱一般由26块骨构成。椎骨连接成脊柱，构成人体的中轴，传递体重，参与胸腔、腹腔和盆腔的构成，容纳脊髓，保护胸、腹、盆腔器官，支持体重，可做运动。

椎骨由前方的椎体和后方的椎弓组成（图2-1-18）。

椎体（vertebral body）呈短圆柱状，内部为骨松质，表面是薄层骨密质，上、下面较粗糙，相邻椎体间以纤维软骨连成柱状，椎体后面略凹，与椎弓共同围成椎孔（vertebral foramen），当椎骨连成脊柱时，各椎孔连通，构成容纳保护脊髓的椎管（vertebral canal）。椎体是椎骨负重的主要部分，当遇到垂直暴力损伤时，可导致椎体骨折。

椎弓（vertebral arch）位于椎体后方的弓形骨板。与椎体相连的缩窄部分称椎弓根（pedicle of vertebral arch），根的上、缘下各有一切迹，分别称椎上切迹和椎下切迹，椎上切迹较浅，椎下切迹较深。相邻椎骨椎上、下切迹共同围成形成椎间孔

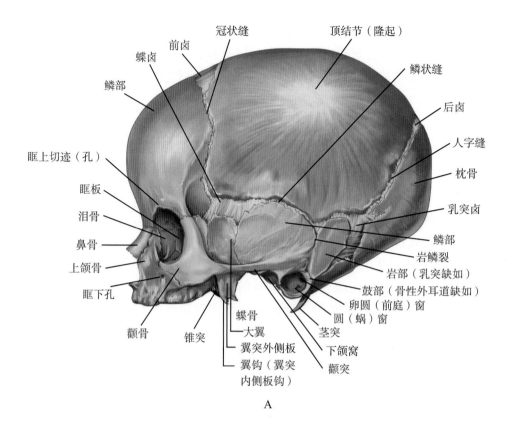

A

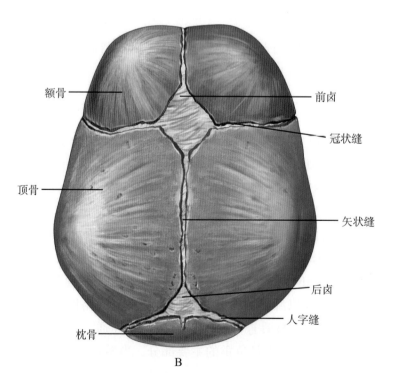

B

图 2-1-17 新生儿颅骨

A. 侧面观；B. 上面观

 Note

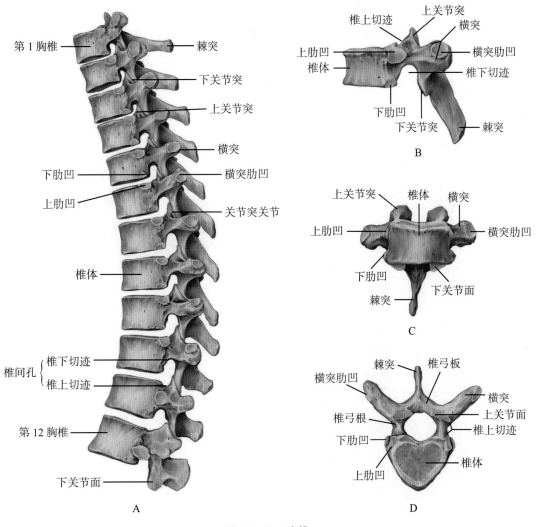

图 2-1-18 胸椎

A. 胸部脊椎左侧面观；B. 胸椎 T_6 左侧面观；C. 胸椎 T_6 前面观；D. 胸椎 T_6 上面观。

（intervertebral foramen），有脊神经和血管通过。椎弓根向后内扩展变宽呈板状，称椎弓板（lamina of vertebral arch）。左右椎弓板在中线相连形成完整的椎弓。椎弓上有七个突：由椎弓正中向后方或后下方伸出的棘突（spinous process），多数可在背部正中线摸到，为肌及韧带附着。自椎弓根和椎弓板连接处向外或后外左右各伸出一个横突（transverse process），横突亦为韧带和肌肉附着点；椎弓根与椎弓板结合处各有一对向上、下的突起，称上关节突（superior articular processes）和下关节突（inferior articular processes），表面均有光滑的关节面。相邻椎骨的上、下关节突组成关节突关节。各部椎骨的关节面的方位不同，与该部脊柱运动相适应。

各部椎骨的形态如下：

1. 颈椎（cervical vertebrae）（图 2-1-19） 共 7 块，是所有可动椎骨中体积最小的。颈椎的椎体较小，横断面呈椭圆形。第 3 ~ 7 颈椎体上面侧缘向上突起，称椎体钩。如椎体钩与上位椎体下面两侧的唇缘相接，则形成钩椎关节，又称 Luschka 关节。若 Luschka 关节过度增生肥大，可使椎间孔狭窄，压迫脊神经，产生颈椎病的症状。另外，

Note

颈椎的椎孔大，呈三角形；上、下关节突的关节面卵圆形，几乎呈水平位。横突根部有横突孔（transverse foramen），有椎动脉和椎静脉通过。横突末端分为前、后结节，两结节间的沟为脊神经前支通过，第6颈椎横突的前结节较大，颈总动脉经其前面上行，故称为颈动脉结节（carotid tubercle），当头部受伤出血时，可用手指将颈总动脉压于此结节暂时止血。第 2 ~ 6 颈椎棘突短而分叉。

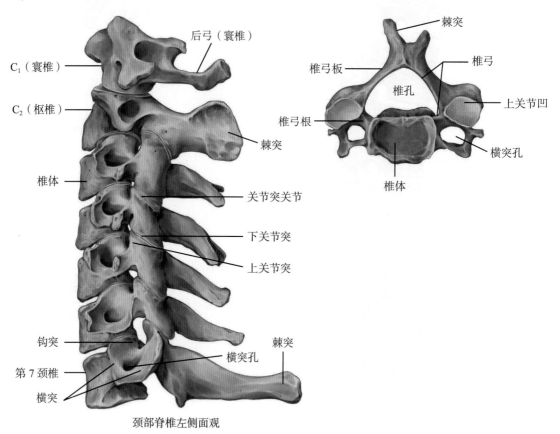

颈部脊椎左侧面观

图 2-1-19 颈椎

第 1 颈椎又称寰椎（atlas）（图 2-1-20），呈环状。无椎体、棘突和关节突，主要由前弓、后弓及侧块组成。前弓较短，前面正中央处有前结节，后面有齿突凹，与枢椎的齿突相关节。后弓较长，后面中点向后方突起为后结节，上面横行的椎动脉沟，有椎动脉通过。椎动脉出横突孔经椎动脉沟进入枕骨大孔。侧块连接前后两弓，其上面可见椭圆形的上关节凹，与枕骨髁相关节，下面有圆形的关节面与枢椎上关节面相关节。

第 2 颈椎又称枢椎（axis）（图 2-1-21），椎体向上伸出的指状突起称齿突，与寰椎的齿突凹相关节。齿突原为寰椎椎体，发育过程中与枢椎椎体融合而脱离寰椎，实为适应头部的旋转运动所致。齿突根部较窄，遇暴力冲击时可发生骨折，若向后移位，可压迫脊髓产生严重后果。

第 7 颈椎又名隆椎（vertebra prominens）（图 2-1-22），棘突特别长，末端不分叉，活体容易触及，是临床上计数椎骨序数和针灸取穴的标志。

Note

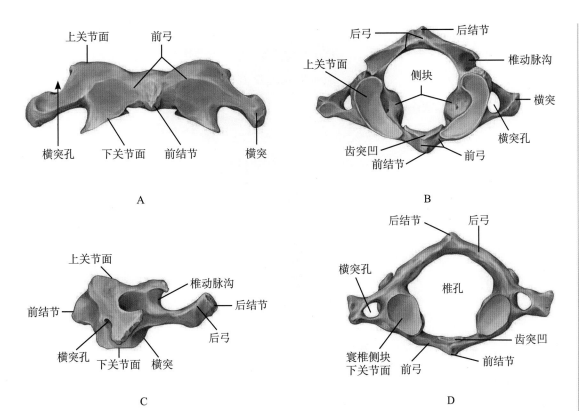

图 2-1-20 寰椎

A. 前面观；B. 上面观；C. 左侧面观；D. 下面观

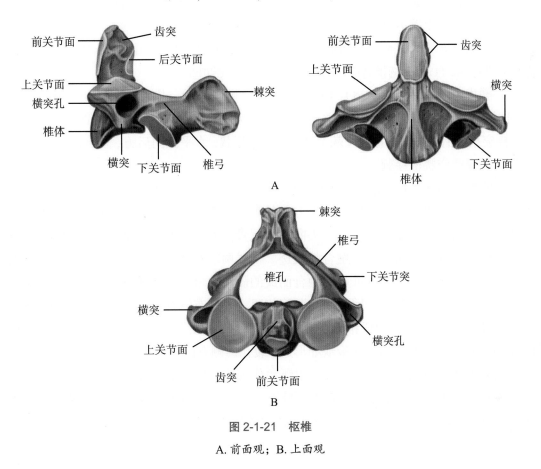

图 2-1-21 枢椎

A. 前面观；B. 上面观

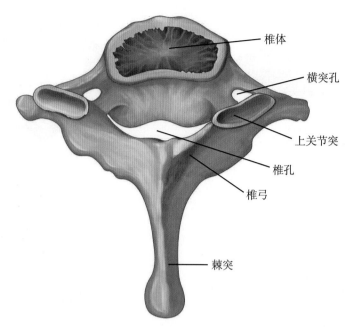

椎体

横突孔

上关节突

椎孔

椎弓

棘突

图 2-1-22　第 7 颈椎（上面）

2. **胸椎**（thoracic vertebrae）（图 2-1-18）　椎体横断面呈心形，从上向下椎体逐渐增大。上位胸椎体近似颈椎体，下位胸椎椎体与腰椎相似。椎体的后外侧上、下缘处有与肋骨头相关节的半圆形浅凹，分别称上、下肋凹。横突末端前面也有横突肋凹，与肋结节相关节。棘突较长，斜向后下方，依次掩叠，呈叠瓦状排列。关节突关节面几乎呈冠状位，上关节突关节面朝向后。

第 1 胸椎体的肋凹有一个圆形的全肋凹和一个半圆形的下肋凹；第 10 胸椎只有一个上肋凹；第 11、12 胸椎各有一个全肋凹，横突无肋凹。

3. **腰椎**（lumbar vertebrae）（图 2-1-23）　椎体粗壮，横断面呈肾形，椎孔大呈卵圆形或三角形，关节突粗大，关节面几呈矢状位，上关节突后缘的卵圆形突起称乳突，横突根部后下方有一副突。棘突宽而短，呈板状，水平伸向后方，棘突间间隙较宽，临床上常在此作腰椎穿刺。

4. **骶骨**（sacrum）（图 2-1-24）　由 5 块骶椎融合而成，呈三角形。分为底、尖、前面、后面及外侧部。骶骨底朝向上方，与第 5 腰椎相接，其前缘向前突出处称岬，是产科骨盆测量的一个重要标志。尖向下接尾骨。骶骨前面又称盆面，凹陷而光滑，中部有四条横线，是骶椎椎体融合的痕迹。横线两端有 4 对骶前孔。骶骨后面粗糙隆凸，沿中线的纵行突起为骶椎棘突融合而成的骶正中嵴，可在体表触及，骶正中嵴两侧可见 4 对骶后孔。骶前、后孔均与骶管相通，分别有骶神经的前、后支通过。骶管为骶椎椎孔连接而成，构成椎管的下段，其下端的"U"形裂孔称骶管裂孔（sacral hiatus），由第 4、5 骶椎的椎弓板缺如形成。裂孔两侧有向下突出的第 5 骶椎下关节突，称骶角，可在体表触及。临床上，常以骶角作为确定骶管裂孔位置的标志进行骶管麻醉。骶骨的外侧面上宽下窄，上部有耳状面与髂骨的耳状面相关节。耳状面上端平对第 1 骶椎，下端一般平第 3 骶椎，耳状面后方的骨面凹凸不平，有骶髂背侧韧带附着。

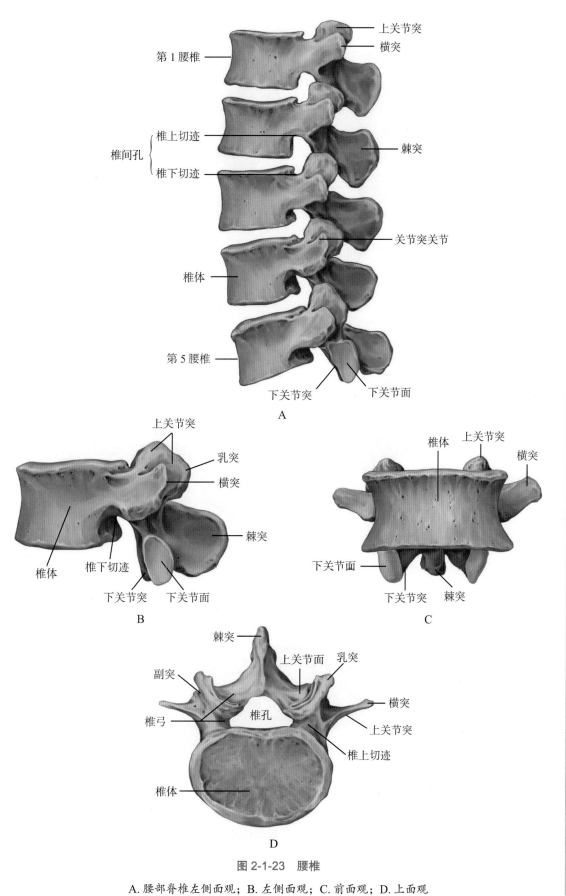

图 2-1-23　腰椎

A. 腰部脊椎左侧面观；B. 左侧面观；C. 前面观；D. 上面观

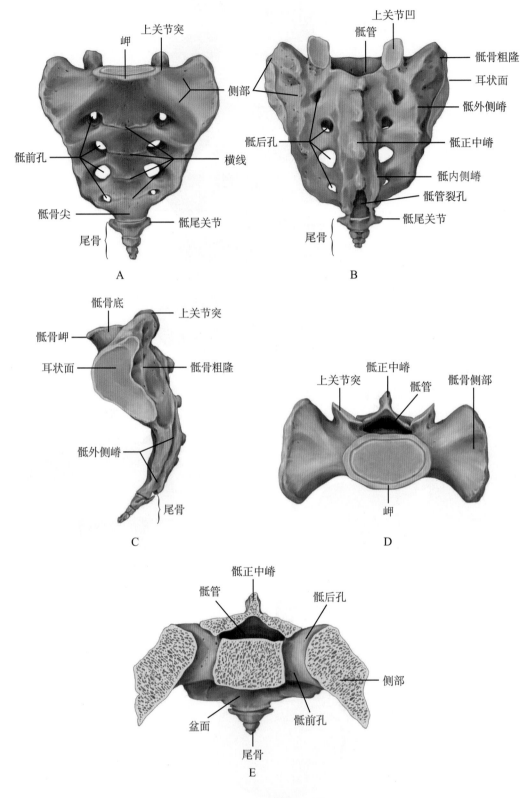

图 2-1-24　骶骨和尾骨

A. 前面观；B. 后面观；C. 左侧面观；D. 上面观；E. 经第 2 骶前孔和骶后孔横切面

5. 尾骨（coccyx）　由 3～4 块退化的尾椎融合而成，呈三角形，上接骶骨，下端游离为尾骨尖。

（二）胸骨（sternum）

胸骨（图 2-1-25）位于胸前壁正中皮下，为上宽下窄的扁骨。前凸后凹，两侧接上 7 对肋软骨。可分柄、体和剑突三部分。

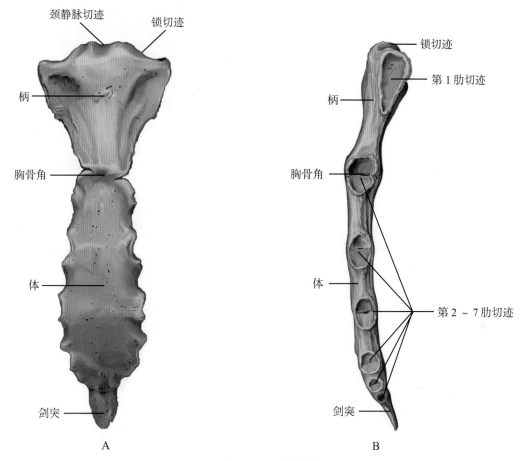

图 2-1-25　胸骨

A. 前面观；B. 左侧面观

胸骨柄（manubrium sterni）呈四边形，上宽下窄，上缘中份为颈静脉切迹，平成人的第 2、3 胸椎椎间盘；两侧有锁切迹与锁骨相关节。柄外侧缘上份接第 1 肋软骨。柄与体连接处微向前突，称胸骨角（sternal angle），可在体表触及，两侧平对第 2 肋软骨，是肋计数的重要标志。胸骨角向后平对第 4 胸椎体下缘。

胸骨体（body of sternum）为长方形骨板，外侧缘有肋切迹，接第 3～6 肋软骨；外侧缘的上、下端各有半个切迹，分别与第 2 肋和第 7 肋软骨相接。剑胸结合约平第 9 胸椎。

剑突（xiphoid process）扁而薄，形状变化较大，下端游离。

（三）肋（ribs）

肋（图 2-1-26）由肋骨与肋软骨组成，共 12 对。第 1 ~ 7 对肋前端借肋软骨与胸骨连接，称真肋。第 8 ~ 10 对肋前端借肋软骨与上位肋软骨连接，形成肋弓（costal arch），称假肋。第 11 ~ 12 对肋前端游离于腹壁肌层中，称浮肋。

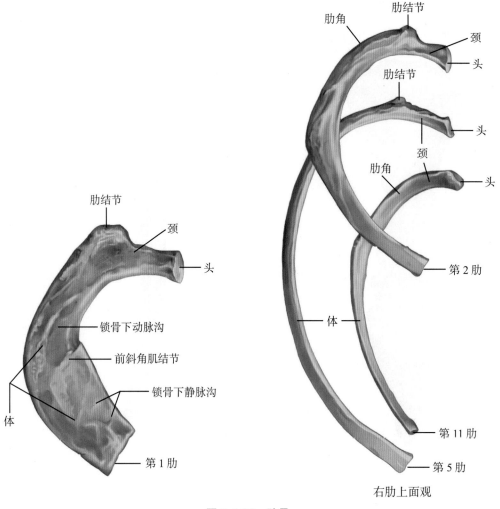

图 2-1-26　肋骨

1. **肋骨**（costal bone）　细长弓形，属扁骨，分为体和前、后两端。后端膨大，称肋头（costal head），有关节面与胸椎肋凹相关节。外侧稍细，称肋颈（costal neck）。颈外侧的粗糙突起，称肋结节（costal tubercle），有关节面与相应胸椎的横突肋凹相关节。肋体（shaft of rib）长而扁，分内、外两面和上、下两缘。内面近下缘处有肋沟（costal groove），有肋间神经、血管经过。体的后份曲度较大，其急转处称肋角。前端稍宽，与肋软骨相接。

第 1 肋骨上下扁宽而短，无肋角和肋沟，分上、下面和内、外缘。在内缘前份有前斜角肌结节，为前斜角肌附着处，其前、后方分别有锁骨下静脉和锁骨下动脉沟，有同名血管经过。

第 2 肋骨较细长，肋角的弯曲度较小，为第 1 肋和典型肋骨的过渡型。

第 11、12 肋骨无肋结节、肋颈及肋角，前端细小。

2. 软肋骨（costal cartilage）　位于各肋骨的前端，由透明软骨构成，终生不骨化。

（张建水）

第二节　附肢骨

附肢骨分为上肢骨和下肢骨，由肢带骨和自由肢骨组成，肢带骨将自由肢骨连于躯干骨。上、下肢骨的数目和排列方式基本相同，但有着功能上的差异。由于人体直立，上肢几乎没有行走功能，不需要支持体重，但获得了适于抓握的能力，成为灵活的劳动器官，而下肢则发挥支持体重和行走的作用。因此，在形态上上肢骨纤细轻巧，下肢骨则粗大坚固（表 2-2-1）。

表 2-2-1　附肢骨的类型

附肢骨		上肢骨	下肢骨
肢带骨		锁骨、肩胛骨	髋骨
自由肢骨	近侧	肱骨	股骨
	中间	尺骨、桡骨	髌骨、胫骨、腓骨
	远侧	腕骨（8 块）、掌骨（5 块）、指骨（14 块）	跗骨（7 块）、跖骨（5 块）、趾骨（14 块）

一、上肢骨

（一）上肢带骨

上肢带骨包括锁骨和肩胛骨。

1. 锁骨（clavicle）（图 2-2-1）　锁骨形似长骨，无骨髓腔，横架于胸廓前上部，呈"～"状弯曲，其全长均可在体表扪及。锁骨上面光滑，下面粗糙；内侧端接胸骨柄的锁切迹，较粗大，称胸骨端；外侧端与肩胛骨的肩峰相关节，较扁平，称肩峰端。锁骨内侧 2/3 呈三棱棒状，向前隆凸，在靠近胸骨端处有胸锁乳突肌及胸大肌附着；外侧 1/3 扁平，凸向后，上面粗糙，有斜方肌和三角肌附着。锁骨位置表浅，易发生骨折，多见于中、外 1/3 交界处。

锁骨是唯一一块直接与躯干相连的上肢骨，位于胸廓之外，呈杠杆状支撑肩胛骨，并使上肢远离胸壁，从而保证上肢的灵活运动。常见的锁骨变异包括肩峰端或者骨干缺如。

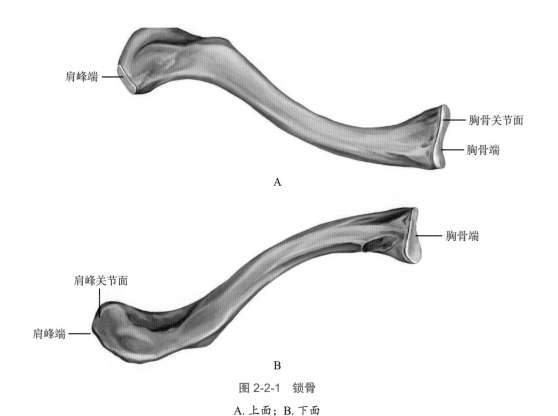

图 2-2-1　锁骨

A. 上面；B. 下面

2. **肩胛骨**（scapula）　肩胛骨为底向上、尖向下的三角形扁骨，于 2 ~ 7 肋之间贴于胸廓后外侧面，有二面、三缘及三个角（图 2-2-2）。前面又称肋面，与胸廓的后外侧面相对，此面有一凹陷的浅窝，称肩胛下窝（subscapular fossa），有肩胛下肌附着。后面略凸，可见一斜向外上的横嵴，称肩胛冈（spine of scapula）。肩胛冈上、下各形成一窝，分别称冈上窝（supraspinous fossa）和冈下窝（infraspinous fossa），有同名肌附着。肩胛冈外侧端形成一扁平突起，称肩峰（acromion），其前端有一卵圆形关节面与锁骨的肩峰端关节面相关节。

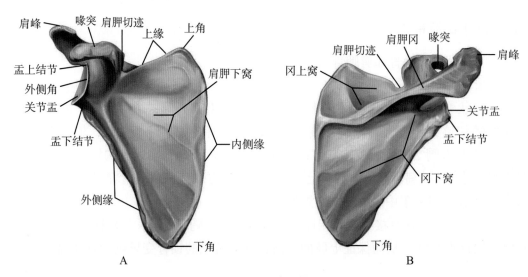

图 2-2-2　肩胛骨

A. 前面；B. 后面

肩胛骨上缘短而薄，自内侧角延伸至喙突根部，喙突（coracoid process）为自肩胛颈伸向前外的指状突起，在其内侧可见凹陷的肩胛切迹。内侧缘自内侧角终于下角，因靠近脊柱，又称脊柱缘，薄而锐利。外侧缘自关节盂至下角，较肥厚，亦称腋缘，近腋窝。上缘与脊柱缘会合处形成上角，近似直角，平对第2肋，有肩胛提肌附着。腋缘与上缘会合处形成肥厚的外侧角，其外侧面有一朝向前外方的梨形浅窝，称关节盂（glenoid cavity），与肱骨头相关节。窝的周缘隆起，有盂唇附着。关节盂上、下方各有一粗糙隆起，称盂上结节和盂下结节，分别有肱二头肌长头和肱三头肌长头肌腱附着。脊柱缘与腋缘会合处形成下角，平对第7肋或第7肋间隙，有大圆肌附着。上、下角均可作为计数肋的标志。肩胛骨于体表可扪及肩胛冈、肩峰、肩胛下角、内侧缘及喙突。

肩胛骨受暴力损伤时可发生骨折，其中以体部骨折最为常见。肩胛切迹上方有时可有骨桥跨过而形成孔。

（二）自由上肢骨

自由上肢骨包括肱骨、尺骨、桡骨、腕骨、掌骨和指骨。

1. 肱骨（humerus）（图2-2-3）　　肱骨为长骨，分一体两端。上端为半球形的肱骨头（head of humerus），朝向上后内方，有光滑的关节面与肩胛骨的关节盂相关节。肱骨头周缘变细，形成一环状浅沟，称解剖颈（anatomical neck）。在肱骨头的外侧有隆起的大结节（greater tubercle），在体表可扪及，大结节向下移行为一粗嵴，称大结节嵴。肱骨上端的前方有一较小的结节，为小结节（lesser tubercle），小结节向下亦延伸一嵴，称小结节嵴。两结节间形成一纵沟，称结节间沟，有肱二头肌长头腱通过。在大、小结节下方，上端与体交界处变细，称外科颈（surgical neck），为骨密质和骨松质交界处，易于发生骨折。

肱骨体上半呈圆柱形，下半呈三棱柱形。有三面和三缘。内侧缘自小结节嵴向下，近中点处可见开口向上的滋养孔。外侧面的中部可见"V"形粗糙面，为三角肌粗隆（deltoid tuberosity），有三角肌附着。后面中部有一自内上斜向外下的浅沟，称桡神经沟（sulcus for radial nerve），有桡神经和肱深动脉走行其中，故而该处骨折或不适当应用止血带，可伤及桡神经。桡神经沟的外上和内下的骨面，分别有肱三头肌外侧头和内侧头附着。

肱骨下端前后略扁，其前外侧可见半球状的突起，称肱骨小头（capitulum of humerus），与桡骨头上面的关节凹相关节，小头前上方的浅窝，称桡窝，当肘关节全屈时容纳桡骨头前缘。下端内侧部为滑车状的关节面，称肱骨滑车（trochlea of humerus），与尺骨的滑车切迹相关节。滑车上方前后各有一窝，前面的称冠突窝，屈肘时容纳尺骨冠突；后面的深窝，为鹰嘴窝，伸肘时可容纳尺骨鹰嘴。下端的外侧和内侧分别伸出一突起，称外上髁（lateral epicondyle）和内上髁（medial epicondyle），于体表均可扪及。内上髁后面光滑，可见一纵行浅沟，为尺神经沟，有尺神经经过，当内上髁骨折时，易损伤尺神经。下端与体交界处，即肱骨内、外上髁稍上方，骨质较薄弱，在暴力下可发生肱骨髁上骨折。

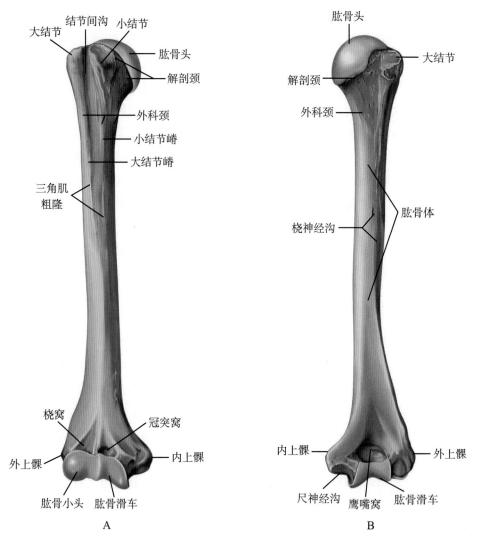

图 2-2-3　肱骨

A. 前面；B. 后面

　　肱骨发育中可出现冠突窝与鹰嘴窝之间的薄骨板穿孔相通，形成滑车上孔，内上髁上方有时出现向下的突起，称髁上突，髁上突末端有韧带与内上髁相连，韧带若骨化则在其下方形成髁上孔。

　　2. 桡骨（radius）（图 2-2-4）　　桡骨为长骨，位于前臂外侧部，可分为体及两端。上端膨大形成圆盘状的桡骨头（head of radius），其上面凹陷，称关节凹，可与肱骨小头相关节。桡骨头周围为光滑的关节面，称环状关节面，其内侧部可与尺骨的桡切迹相关节，其他部分较狭窄，有环状韧带包绕。桡骨头下方变细，形成圆柱状的桡骨颈（neck of radius）。其内下方可见一明显的突起，称桡骨粗隆（radial tuberosity），有肱二头肌腱附着。桡骨体呈三棱柱形，上端窄小，下端宽大，分为三面、三缘。前面上、中 1/3 交界处有滋养孔。外侧面中部有一粗糙区，供旋前圆肌附着，称旋前圆肌粗隆。后面中部有拇长展肌和拇短伸肌附着。内侧缘薄锐，介于前、后面之间，称骨间缘，与尺骨的骨间缘相对。桡骨下端前凹后凸，其内侧面有一凹陷的半圆形关节面，称尺切迹，与尺骨头相关节。下端外侧向下形成锥状突出，称桡骨茎突（styloid process of radius）。下端的下面为光滑的凹面，称腕关节面，与腕骨相关节。桡骨茎突和桡骨头在体表均可扪及。桡骨可部分或全部缺如，后者以桡骨中段缺如最为常见。

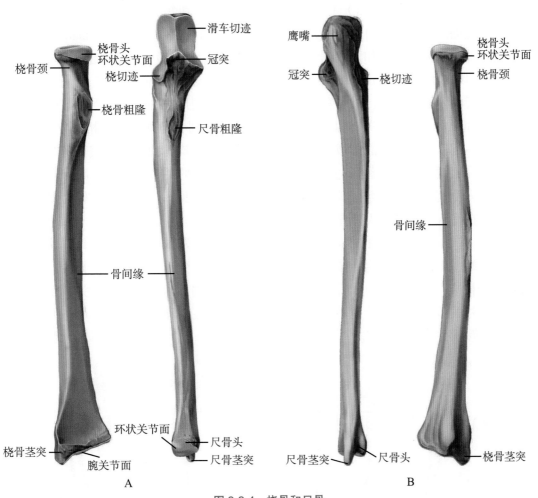

图 2-2-4　桡骨和尺骨

A. 前面；B. 后面

3. 尺骨（ulna）　尺骨呈三棱柱形，位于前臂内侧部，分一体及两端（图 2-2-4）。其上端粗大，前面形成一半月形凹陷的关节面，称滑车切迹（trochlear notch），可与肱骨滑车相关节。切迹后上方有一较大突起，称鹰嘴（olecranon），在体表可扪及，鹰嘴向下移行为尺骨体。滑车切迹前下方亦有一较小的突起，称冠突（coronoid process），其上面光滑。冠突下方可见一粗糙隆起，称为尺骨粗隆（ulnar tuberosity），有肱肌和前臂骨间膜附着。冠突外侧面有凹陷的关节面，称桡切迹，与桡骨头环状关节面相关节。尺骨体上部较粗，呈三棱柱形，下部细，为圆柱形，可分三面三缘。后缘圆钝，全长于体表均可扪及。外侧缘锐利，亦称骨间缘，与桡骨骨间缘相对。尺骨下端膨大，形成球形的尺骨头（head of ulna），头的周缘为光滑的关节面，称环状关节面，与桡骨下端的尺切迹相关节。尺骨头下面光滑，借桡尺远侧关节的关节盘与近侧列腕骨分隔。尺骨头的后内侧形成一向下的锥状突起，称尺骨茎突（styoid process of ulna）。尺骨头和茎突在体表均可扪及。生理情况下，尺骨茎突较桡骨茎突约高 1cm。

尺骨可出现全部或部分缺如，有时鹰嘴与尺骨干可不融合。

4. **手骨** 手骨包括腕骨、掌骨和指骨。

（1）腕骨（carpal bones）（图2-2-5）：腕骨由8块短骨组成，排成近侧、远侧两列。由桡侧向尺侧，近侧列分别为手舟骨（scaphoid bone）、月骨（lunate bone）、三角骨（triquetral bone）和豌豆骨（pisiform bone），远侧列为大多角骨（trapezium bone）、小多角骨（trapezoid bone）、头状骨（capitate bone）和钩骨（hamate bone）。近侧列的手舟骨、月骨和三角骨的近侧端共同形成一个椭圆形关节面，与桡骨腕关节面及尺骨下端的关节盘构成桡腕关节。远侧列各骨则与掌骨相关节。8块腕骨连接在一起，可在掌侧面形成纵行凹陷的腕骨沟，此沟与前方的腕横韧带共同围成腕管，供屈肌腱和正中神经通过。8块腕骨两两间相邻的关节面可形成腕骨间关节。腕骨骨折多由间接暴力引起，其中以手舟骨骨折最为常见。二分舟骨为较为常见的腕骨变异，在临床上常被误认为骨折。

（2）掌骨（metacarpal bones）（图2-2-5）：掌骨为体积较小的长骨，共5块，分体和两端。由桡侧向尺侧，依次为第1～5掌骨。掌骨近侧端称为掌骨底，有关节面与腕骨相接；中间部称为掌骨体，呈棱柱形；远侧端称为掌骨头，有关节面与近侧列指骨底相关节。第1掌骨短而粗，其掌侧面凹陷，底有鞍状关节面，可与大多角骨远侧端的鞍状关节面相关节。

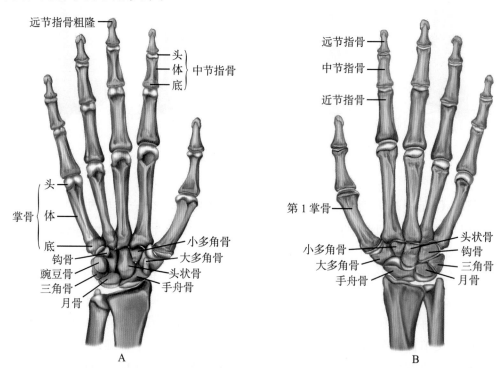

图2-2-5 手骨

A. 右手掌面；B. 右手背面

（3）指骨（phalanges of fingers）（图2-2-5）：指骨亦为长骨，分一体两端，共有14块。除拇指有2节外，其余各指均为3节，分别为近节、中节和远节指骨。每节指骨的近侧端较宽大，为指骨底，有关节面与掌骨头相关节。中间部为指骨体，掌面凹陷，背面隆凸。远侧端呈滑车状，称指骨滑车。远节指骨最小，其远侧端掌面粗糙，称为远节指骨粗隆。指骨变异常见相邻的指骨融合形成并指，有时亦可出现多余指骨，形成多指。

二、下肢骨

（一）下肢带骨

下肢带骨包括一对髋骨。髋骨（hip bone）（图 2-2-6）位于躯干下端的两侧，属于不规则骨，上部扁阔，中部窄厚，其外侧面有一朝向前外下方的半球形深窝，称为髋臼（acetabulum）；下部较宽广，有一卵圆形大孔，称为闭孔（obturator foramen）。髋骨由髂骨、耻骨和坐骨融合而成，幼年时，三块骨彼此分离，于 16 岁左右在髋臼处完全融合。

1. **髂骨（ilium）**　髂骨构成髋骨上部，分为髂骨体和髂骨翼。髂骨体形成髂骨肥厚的下部，构成髋臼的上 2/5，髂骨翼为髂骨上部扁阔的部分，其上缘肥厚，称髂嵴（iliac crest），全长均可在体表扣及。髂嵴的前端称髂前上棘（anterior superior iliac spine），突向前下方，有缝匠肌和腹股沟韧带附着，后端为髂后上棘（posterior superior iliac spine），突向后下方，有骶结节韧带附着。两侧髂嵴最高点的连线通过第 4 腰椎棘突，常作为计数椎骨的标志。沿髂嵴，自髂前上棘向后 5 ~ 7 cm 处，可见一向外突起，称髂结节（tubercle of iliac crest），亦为重要的体表标志。沿髂骨前缘，在髂前上棘下方有一隆起，称髂前下棘，有股直肌附着。沿髂骨后缘，髂后上棘的下方亦有一薄锐的突起，为髂后下棘，有骶结节韧带附着。后缘下部，髂后下棘的下方形成深陷的坐骨大切迹（greater sciatic notch）。髂骨翼的外面光滑，称臀面，为臀肌附着处。髂骨翼内面前部有光滑而凹陷的浅窝，称髂窝（iliac fossa），参与构成大骨盆的后外侧壁。髂窝向下以弓状线（arcuate line）与髂骨体为界，弓状线是一圆钝骨嵴。内面的后部有粗糙的关节面，称耳状面，与骶骨同名关节面相关节。耳状面前上部较为宽广，后下部则较窄。在耳状面后上方的粗糙骨面称为髂粗隆，有韧带与骶骨相连。

2. **坐骨（ischium）**　坐骨构成髋骨的后下部，可分为坐骨体和坐骨支。坐骨体肥厚，位于坐骨上部，构成髋臼的后下 2/5，其后缘的上部与髂骨后缘相延续，构成坐骨大切迹的下部，后缘下部有一尖刺状突起，称坐骨棘（ischial spine），有尾骨肌和骶棘韧带附着。坐骨棘下方，后缘凹陷为坐骨小切迹（lesser sciatic notch）。自坐骨体下端向前上内延伸，形成较细的坐骨支，参与围成闭孔。坐骨支前端与耻骨下支融合。于坐骨体和坐骨支移行处的后部有一粗糙的隆起，称为坐骨结节（ischial tuberosity），有半腱肌和股二头肌附着。坐骨结节是坐骨最低处，亦是坐位时体重的承受点，为重要的体表标志。

3. **耻骨（pubis）**　耻骨构成髋骨的前下部，可分为耻骨体和耻骨上、下支。耻骨体肥厚，连接髂骨体和坐骨体，组成髋臼的前下 1/5。其与髂骨体融合处内面的骨面粗糙而隆起，称髂耻隆起。耻骨上支自髂耻隆起向前内下方伸出，其内侧端急转向下，延续为耻骨下支。耻骨上支上缘为一薄而锐利的嵴，称耻骨梳（pecten pubis），向前止于耻骨结节（pubic tubercle），有腹股沟韧带附着，向后经过髂耻隆起移行为弓状线，耻骨结节亦是重要的体表标志。耻骨上支前端，自耻骨结节到前正中线的粗钝上缘称为耻骨嵴，可在体表扪及。耻骨上支的下面向后下方，有一自前外向后内的沟，称闭孔沟。耻骨下支伸向后下外，薄而平坦，末端与坐骨支结合。耻骨上、下支相互移行处内侧有一长椭圆形的粗糙面，为耻骨联合面（symphysial surface），与对侧的耻骨联合面借纤维软骨连接，形成耻骨联合。

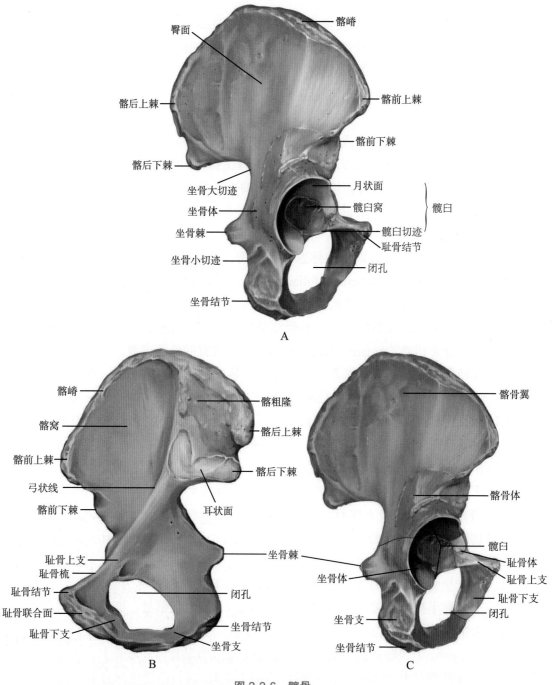

图 2-2-6　髋骨

A. 外面；B. 内面；C. 未融合髋骨

Note

髋臼为一凹陷的半球形深窝，位于髋骨外侧面中部，与股骨头相关节，由髂骨、坐骨、耻骨的体融合而成。窝内有光滑的半月形关节面，称月状面（lunate surface）。月状面环绕的中央的凹陷部分称髋臼窝。髋臼下缘中部的切迹称髋臼切迹。

闭孔呈卵圆形，由耻骨与坐骨共同围成，有闭孔膜封闭。在闭孔膜上缘与闭孔沟围成闭膜管，有血管神经通过。

老年人常由于骨质疏松和骨质脆弱引起髋骨骨折。髋骨常见的变异包括髂窝底部穿孔以及耻骨下支和坐骨支之间不长合。

（二）自由下肢骨

自由下肢骨包括股骨、髌骨、胫骨、腓骨、跗骨、跖骨和趾骨。

1. **股骨（femur）** 股骨属长骨，是人体最长的骨，其长度可达身高的 1/4，股骨分为体和上、下两端（图 2-2-7）。

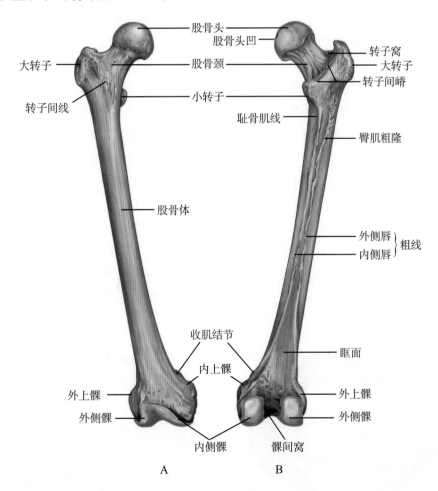

图 2-2-7 股骨

A. 前面；B. 后面

上端由股骨头、股骨颈和大、小转子构成。股骨头（femoral head）呈球形，朝向内上方，可与髋臼相关节。在股骨头中央稍下有一小窝，称股骨头凹，有股骨头韧带附着。股骨头下外侧变细的部分，称股骨颈（femoral neck），朝向前内上方。股骨颈前面平坦，后面凹陷，颈与体之间形成的夹角称为颈干角，儿童较大，平均为151.7°，男性平均为 132.1°，女性平均为 127.7°。股骨颈与体连接处的上外侧有一方形隆起，称大转子（greater trochanter），是重要的体表标志，在体表可扪及。大转子内侧面有一凹陷的转子窝，有闭孔内、外肌及上、下孖肌肌腱附着。股骨颈与体连接处后内下侧的圆锥形突起，称小转子（lesser trochanter），其前面粗糙，有腰大肌附着。股骨前面大、小转子之间有一条隆起的线，称为转子间线，自大转子的内上方斜向内下，经小转子下方止于股骨体后面。股骨后面大、小转子之间的嵴状隆起，称为转子间嵴，由大转子的后上方斜向内下，终于小转子。

股骨体上部呈圆柱形，中部略细，为三棱柱形，下部前后略扁，并微微向后弯曲。股骨体前面光滑，后面中部有一纵行骨嵴，称股骨粗线（linea aspera），可分为内侧唇和外侧唇。粗线上端内、外侧唇分开，其中内侧唇向上内延续为耻骨肌线，止于小转子，有耻骨肌附着；外侧唇向上外终于粗糙的臀肌粗隆（gluteal tuberosity），有臀大肌附着。粗线下端，二唇也逐渐分开，分别止于内、外上髁，两唇间的三角形骨面称为腘面。

股骨下端膨大，形成两个向后的髁状突起，分别称内侧髁（medial condyle）和外侧髁（lateral condyle），外侧髁宽广，内侧髁狭长。内、外侧髁的前面、后面和下面均为光滑的关节面，其中内、外侧髁前方的关节面彼此相连，形成髌面，与髌骨相关节。髌面中部的凹陷为髁间切迹。在两髁后面之间，有一深窝，称髁间窝（intercondylar fossa），窝的内侧壁为内侧髁的外侧面，前部有后交叉韧带附着；窝的外侧壁为外侧髁的内侧面，后部有前交叉韧带附着。内侧髁的内侧面和外侧髁的外侧面分别向内、外侧的最突起处，称为内上髁和外上髁，均为重要的体表标志。内上髁较大，在其后上方有一三角形的小突起，称收肌结节（adductor tubercle），有大收肌腱附着。收肌结节后面有腓肠肌内侧头附着。外上髁较小，其上方的骨面有腓肠肌外侧头附着。

股骨常见变异有股骨全部或部分阙如，有时臀肌粗隆可异常粗大，形成第 3 转子。

2. 髌骨（patella） 髌骨是人体内最大的籽骨，前后扁平，略呈三角形，位于膝关节前方股四头肌腱内，全骨于体表均可扪及（图 2-2-8）。髌骨上宽下尖，上缘称髌底，

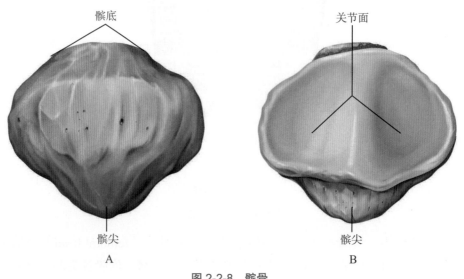

图 2-2-8 髌骨

A. 前面；B. 后面

下端称髌尖，前面隆凸而粗糙，后面光滑形成关节面，与股骨下端的髌面相关节。髌骨具有增加膝关节稳定性、维护膝关节正常功能、避免股四头肌腱对股骨髁软骨面摩擦的作用。

髌骨可出现一侧或双侧缺如，有时亦会形成二分髌骨。

3. 胫骨（tibia）　胫骨为长骨，居小腿内侧，呈三棱柱形，长度仅次于股骨，分为体和上、下两端（图 2-2-9）。

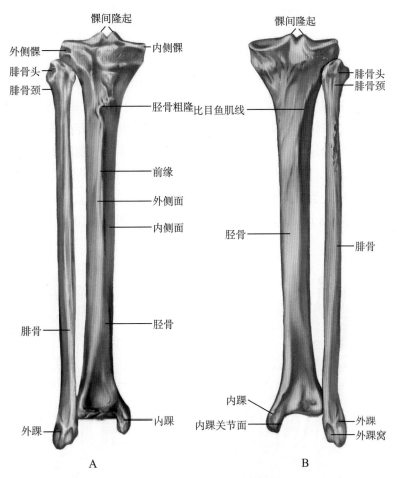

图 2-2-9　胫骨、腓骨（右侧）

A. 前面观；B. 后面观

胫骨上端膨大，并向两侧突出，形成内、外侧髁，以承接经股骨传递的体重，于体表均可扪及。两髁上面为凹陷的关节面，与股骨内、外侧髁相关节，关节面之间有不规则的髁间区相隔，中部的棘状隆起，称髁间隆起（intercondylar eminence）。髁间隆起的前、后分别为髁间前区和后区，有前、后交叉韧带和半月板附着。内侧髁较大，外侧髁较小，但更为突出，在其外下方有圆形关节面，称腓关节面，与腓骨头相关节。胫骨上端的前面与体交界处有一三角形隆起，称胫骨粗隆（tibial tuberosity），为重要的体表标志。胫骨粗隆上部光滑，有髌韧带附着，下部粗糙，于体表可触及。

胫骨体呈三棱柱形，有三缘和三面。前缘锐利，自胫骨粗隆至内踝前缘，全长位于皮下。外侧缘又称骨间缘，锐薄，自腓关节面的前下方至腓切迹的前缘，与腓骨相对，

Note

有小腿骨间膜附着。内侧缘自内侧髁后面至内踝后缘，上部有比目鱼肌附着，中部较锐利。内侧面宽阔平滑，几乎全部位于皮下。外侧面向前外方，上部微凹，下部隆凸。后面的上部宽阔，可见自外上斜向内下的比目鱼肌线，有比目鱼肌附着，其稍下方可见开口向上的滋养孔。

胫骨下端略膨大，呈四角形，其外侧面呈三角形，有一切迹，为腓切迹，与腓骨下端隆凸的内侧面形成胫腓连结。内侧面向下突起，称为内踝（medial malleolus），在体表可扪及。内踝的外侧面光滑，称内踝关节面，与胫骨下端下面的关节面一起和距骨相关节。

4. **腓骨（fibula）**　腓骨为细长的长骨，位于小腿外侧，可分为一体和上、下两端（图 2-2-9）。其上端膨大，形成腓骨头（fibular head）。腓骨头内侧面有朝向前上内的圆形的腓骨头关节面与胫骨腓关节面相关节。头下方缩窄变细，称为腓骨颈（fibular neck）。腓骨体呈三棱柱形，其内侧缘锐利，与胫骨相对，有小腿骨间膜附着，亦称骨间缘。前缘和后缘分别有腓骨前、后肌间隔附着。腓骨下端膨大，形成突向下的外踝（lateral malleolus），较内踝长且显著。外踝的内侧面可见微凹陷的关节面，称外踝关节面，与距骨相关节。腓骨头和外踝均为重要的体表标志。

5. **足骨**　足骨共 28 块，包括跗骨、跖骨和趾骨（图 2-2-10）。

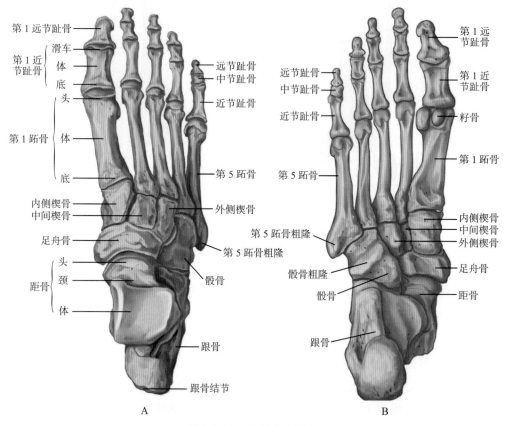

图 2-2-10　足骨（右侧）

A. 上面观；B. 下面观

（1）跗骨（tarsal bones）：跗骨为短骨，共有 7 块，分为近侧、中间和远侧三列。近侧列 2 块，分别为距骨（talus）和跟骨（calcaneus），中间列只有 1 块，为足舟骨（navicular bone），横于距骨前方，远侧列有 4 块，由内向外分别为内侧楔骨（medial cuneiform bone）、中间楔骨（intermedius cuneiform bone）、外侧楔骨（lateral cuneiform bone）及骰骨（cuboid bone），后者位于跟骨前方。为了支持和分散体重，跗骨虽与腕骨同源，但体积更大，几乎占据足的后半。

距骨通过踝关节连接足和小腿，位于胫骨、腓骨和跟骨之间，其上面宽广平滑，可见前宽后窄的关节面，称距骨滑车，与胫、腓骨远侧端一起形成踝关节。距骨的下面有关节面与跟骨相关节。跟骨为最大的足骨，呈不规则的立方形，其足底面后端隆起，形成跟骨结节。足舟骨呈舟形，与近侧的距骨和远侧的三块楔骨相关节，其内侧部粗糙，向内下方延伸出隆起的舟骨粗隆，在内踝前下方约 2.5 cm 处，是重要的体表标志。远侧列内侧为三块楔骨，介于足舟骨与第 1、2、3 跖骨之间，外侧为骰骨，呈不规则的立方形，后面与跟骨相关节，前面与第 4 跖骨和 5 跖骨相关节。

跟骨骨折是常见的跗骨骨折，见于高处坠落足部着地时，足跟遭受垂直撞击引起。先天性垂直距骨较为少见，但可引起严重的扁平足，常见的距骨变异包括在其后下部和前上部出现三角骨和距上骨，而在内侧楔骨和中间楔骨之间有时可出现楔间骨，一般为豌豆大小。

（2）跖骨（metatarsal bones）：跖骨共 5 块，属长骨，位于跗骨与趾骨之间，由内侧向外侧分别为第 1 ~ 5 跖骨。各跖骨近侧端略膨大成楔形，称为跖骨底，底后面与跗骨相关节，侧面与相邻的跖骨底相关节。跖骨远侧端为跖骨头，有隆凸的关节面与近节趾骨底相关节。头和底之间为细长的中间部，称为跖骨体，有肌附着。其中，第 5 跖骨底的外侧向后形成一乳头状突起，称第 5 跖骨粗隆，有肌附着，可在体表扪及。胚胎发育时，有时可在第 1 跖骨与第 2 跖骨之间出现跖间骨，多为双侧。

（3）趾骨（phalange of toes 或 bones of toes）：趾骨亦为长骨，共 14 块，除姆趾为 2 节外，其余四趾均为 3 节，各节趾骨的形态和排列方式均与指骨相似，分为趾骨底、体和滑车。近节趾骨最长，远节趾骨最短，下面粗糙，称为远节趾骨粗隆，第 5 趾的远节趾骨甚小，常与中节趾骨长合。趾骨发育时常见多余趾骨的出现，这种变异称为多趾。

（张　静）

第三节　中轴骨和附肢骨的临床联系

一、脊柱检查

本部分主要叙述脊柱检查，四肢相关检查见关节学的临床联系。

脊柱（spine）是支撑体重，维持躯体各种姿势的重要支柱，保护内脏及神经（脊髓、马尾神经和神经根），并作为躯体活动的中心。脊柱由7块颈椎、12块胸椎、5块腰椎、1块骶骨（由5块骶椎融合构成）、1块尾骨（由3-4块尾椎融合构成）借韧带、关节及椎间盘连接而成，脊柱有病变时主要表现为局部疼痛，姿势或形态异常，活动度受限以及神经压迫的表现等。脊柱检查时患者可处站立位，坐位或卧位，按视、触、叩的顺序进行。

（一）脊柱弯曲度

1. 生理性弯曲

1）侧面观：正常人直立时，从侧面观察脊柱有四个生理弯曲，即颈椎前凸、胸椎后凸、腰椎前凸和骶椎后凸，呈S状弯曲。

2）背面观：从背面观察，正常脊柱位于躯干的正中位，平直无侧弯。直立并两手下垂时，颈后正中最突出的隆起即第7颈椎的棘突，两侧肩胛冈连线通过第3胸椎棘突，第7胸椎棘突在两侧肩胛骨下角连线上，第4腰椎棘突通过两侧髂嵴最高点连线。

检查方法：让患者脱去上衣及背心，充分暴露躯干，取站立位或坐位，双手自然下垂于身体两侧。从后面观察脊柱有无侧弯。也可借助触诊确定，触诊手法：用示指、中指沿脊椎的棘突以适当的压力，自上而下，滑行触诊。划压后皮肤出现一条红色充血痕，以此痕为标准，观察脊柱有无侧弯。

2. 病理性改变

1）颈椎变形：颈部检查需观察自然姿势有无异常，如患者立位时有无侧偏、前屈、过度后伸和僵硬感。颈部侧偏常见于先天性肌性斜颈，患者头向一侧倾斜，患侧胸锁乳突肌隆起，其他还有先天性颈椎发育畸形等。

2）脊柱后凸：脊柱过度后弯称为脊柱后凸（kyphosis），俗称驼背（gibbus），多发生于胸段脊柱。表现为前胸部凹陷，头颈部前倾。脊柱胸段后凸的原因较多，表现亦可不同，常见病因如下。

（1）佝偻病多在儿童期发病，称佝偻病胸（rachitic chest）。特点：坐位时胸段明显均匀性向后弯曲，仰卧位时弯曲可消失。

（2）胸椎结核易出现脊柱后凸，导致脊柱结核，多在青少年时期发病。由于椎体骨质被破坏、压缩，棘突明显向后凸出，后期形成特征性的"成角畸形"。常伴有全身其他脏器的结核病变如肺结核等。

（3）强直性脊柱炎（Ankylosing Spondylitis，AS）多见于成年人，脊柱胸段成弧形（或弓形）后凸，常有脊柱强直性固定，仰卧位时亦不能伸直。

（4）脊柱退行性疾病多见于老年人，椎间盘退行性萎缩，椎间隙变窄，胸腰椎后凸曲线增大，可造成胸椎明显后凸，形成驼背。

（5）外伤性胸椎椎体压缩性骨折，可造成脊柱后凸，可发生于任何年龄组；老年骨质疏松患者椎体可反复发生压缩性骨折致使胸椎后凸；青少年胸段下部及腰段均可后凸，常见于发育期姿势不良及脊椎骨软骨炎（Scheuermann's disease）患者。

3）脊柱前凸（lordosis）：脊柱过度前凸性弯曲，以腰段脊柱多发，又称"挺腰畸形"。表现为站立时腹部明显前凸、腰后部凹陷曲线加深、臀部明显后凸。多由于生理性妊娠晚期，病理性大量腹水、腹腔巨大肿瘤、腰椎滑脱症、髋关节结核及先天性髋关节后脱位等所致。

4）脊柱侧凸（scoliosis）：即脊柱离开后正中线向左（C形）或右（反C形）弯曲。侧凸严重时可出现肩部不等高及骨盆倾斜，可出现"剃刀背"畸形。（图2-3-1）根据侧凸发生部位不同，分为胸椎侧凸、腰椎侧凸及胸椎腰椎（S形或反S形）联合侧凸。

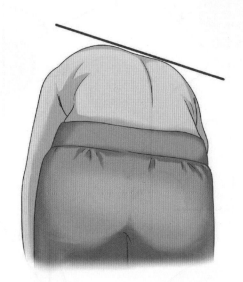

图 2-3-1　剃刀背畸形

脊柱侧凸分为两大类，即非结构性脊柱侧凸和结构性脊柱侧凸。

非结构性脊柱侧凸：脊柱无内在的固有改变，在侧方弯曲像或牵引像上畸形可矫正，针对病因治疗后，脊柱侧凸即能消除。常见的原因有：①姿势性脊柱侧凸；②癔症性脊柱侧凸；③神经根受刺激，发生椎间盘突出、肿瘤；④炎症；⑤下肢不等长；⑥髋关节挛缩。

结构性脊柱侧凸：侧凸不能通过平卧或侧方弯曲自行矫正，或虽矫正但无法维持，受累的椎体被固定于旋转位。结构性脊柱侧凸根据病因可分为：①特发性脊柱侧凸；②先天性脊柱侧凸；③神经肌肉型脊柱侧凸；④神经纤维瘤病合并脊柱侧凸；⑤间充质病变合并脊柱侧凸；⑥骨软骨营养不良合并脊柱侧凸；⑦代谢性障碍合并脊柱侧凸；

⑧其他原因导致侧凸等。

（二）脊柱活动度

正常活动度 正常人脊柱有一定活动度，但各部位活动范围有明显差异。颈椎和腰椎的活动范围最大；胸椎活动范围较小；骶椎和尾椎已融合成骨块状，无活动性。

脊柱活动度检查方法：患者站立，骨盆固定，自上而下（颈椎→胸椎→腰椎），分别做前屈、后伸、左右侧屈、左右旋转等动作，以观察脊柱的活动情况及有无变形，正常人做左右动作时，双侧一致（图 2-3-2）。已有脊柱外伤可疑骨折或关节脱位时，应避免脊柱活动的检查，以防止损伤脊髓和神经。

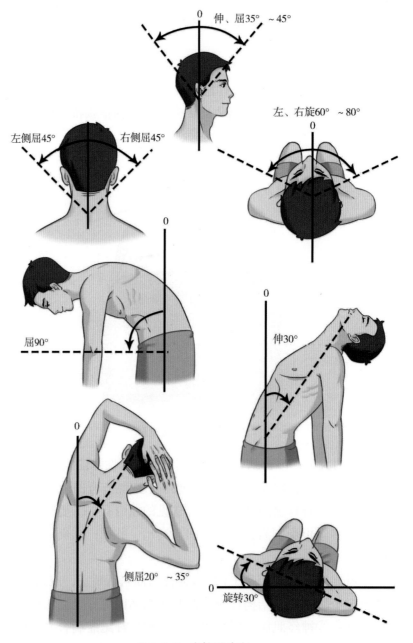

图 2-3-2　脊柱活动度

1. **颈椎活动度检查**　患者站立或坐位，头居中，双目平视，双肩固定，做颈前屈、颈后伸、颈左、右侧屈、颈左右旋转的自主活动。

2. **胸椎活动度检查**　患者站立，固定骨盆，转动肩部观察活动度，并了解胸廓扩张度（thoracic expansion）。正常人胸廓扩张度约 5 cm，若胸廓扩张度明显减少甚至消失，应考虑肋骨的后关节与胸椎骨间活动度减少可能，见于强直性脊柱炎等。

3. **腰椎活动度检查**　患者站立，双足不动、不屈膝、骨盆固定。患者做弯腰前屈、上身后仰、左右侧屈及左右旋转。

正常人直立、骨盆固定的条件下，颈段、胸段、腰段的活动范围参考值见表 2-3-1。

表 2-3-1　颈、胸、腰椎及全脊椎活动范围

	前屈	后伸	左右侧屈	旋转度（一侧）
颈椎	35 ~ 45°	35 ~ 45°	45	60 ~ 80°
胸椎	30°	20°	20°	35°
腰椎	75 ~ 90°	30°	20 ~ 35°	30°
全脊柱	128°	125°	73.5°	115°

注：由于年龄、活动训练以及脊柱结构差异等因素，脊柱运动范围存在较大的个体差异。

颈椎、腰椎活动受限常见于：颈部、腰部肌纤维组织炎及肌肉韧带劳损；颈椎、腰椎骨质破坏（感染或肿瘤浸润）；颈椎、腰椎外伤，骨折或关节脱位；腰椎间盘突出症、腰椎管狭窄症等腰椎退行性疾病等。

（三）脊柱压痛与叩击痛

1. **压痛**　检查方法：①患者俯卧位，可使椎旁的肌肉松弛利于确定压痛的部位。检查者以右手拇指从枕骨粗隆开始自上而下逐个按压脊椎棘突（高处为棘突，低处为棘间）及椎旁肌肉，力度要适中。正常人棘突及椎旁肌肉均无压痛。若棘突压痛，提示脊柱病变，常见于脊柱感染、椎间盘突出、脊柱外伤或骨折、肿瘤等。若椎旁肌肉压痛，常见于腰背肌纤维组织炎或劳损。②轻症者亦可采用端坐位，身体稍向前倾，检查方法及压痛的临床意义同俯卧位。

2. **叩击痛**　叩击痛对深部病变反应比压痛更敏感，可早期发现病变。常用的脊柱叩击方法有以下两种。

1）直接叩击法：用中指或叩诊锤自上而下垂直叩击各脊椎的棘突，多用于检查胸椎与腰椎（图 2-3-3）。

2）间接叩击法：嘱患者取端坐位（坐在硬椅子或木板床上），检查者将左手掌置于患者头顶部，右手半握拳以小鱼际肌部位叩击左手背，力度适当，观察病人有无疼痛（图 2-3-4）。

正常人脊柱无叩击痛。叩击痛阳性见于脊柱感染或肿瘤、椎间盘突出、脊柱骨折、强直性脊柱炎等患者。叩击痛的部位多为病变部位。如有神经根型颈椎病，间接叩诊时可诱发上肢的放射性疼痛或疼痛加重。

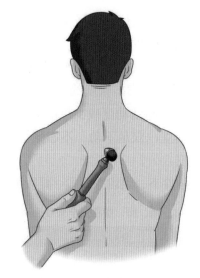

图 2-3-3　脊柱直接叩击法

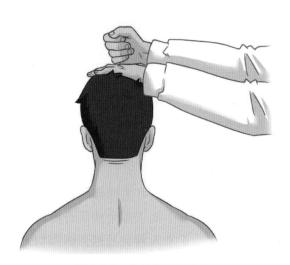

图 2-3-4　脊柱间接叩击法

（四）脊柱检查的几种特殊试验

1. 颈椎特殊试验

1）压头试验：患者端坐，检查者双手重叠置于其头顶部，向下加压。如患者出现颈痛或上肢放射痛即为阳性（Jackson 试验）。患者端坐，头后仰并偏向患侧，术者用手掌在其头顶加压，出现颈痛或上肢放射痛即为阳性（Spurling 试验）（图 2-3-5）。多见于神经根型颈椎病。

2）前屈旋颈试验（Fenz 征）：嘱患者头颈部前屈，并左右旋转，如颈椎处疼痛，则属阳性，多提示颈椎小关节退行性改变。

3）颈静脉加压试验（压颈试验，Naffziger 试验）：患者仰卧，检查者双手指按压患者两侧颈静脉，如其颈部及上肢疼痛加重，为根性颈椎病，此乃因脑脊液回流不畅致蛛网膜下腔压力增高所致。此试验也常用于下肢坐骨神经痛患者的检查，颈部加压时若下肢症状加重，则提示其坐骨神经痛症状源于腰椎管内病变，即根性坐骨神

Note

经痛。

　　4）旋颈试验：患者取坐位，头略后仰，并自动向左、右作旋颈动作。如患者出现头昏、头痛、视物模糊，提示椎动脉型颈椎病。

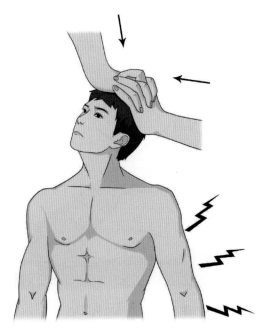

图 2-3-5　Spurling 试验

2. 腰骶椎的特殊试验

　　1）摇摆试验：患者平卧，屈膝、髋，臀部离床，双手抱于膝前。检查者手扶患者双膝，左右摇摆，如腰部疼痛为阳性。多见于腰骶部病变。

　　2）拾物试验（弯腰试验）：实质是检查脊柱前屈运动。将一物品放在地上，嘱患者拾起。正常人先弯腰然后屈膝或不屈膝，俯身将物品拾起。而脊柱有病变的患者拾物时，却不能弯腰，而是小心翼翼的屈膝下蹲并以一手扶膝以支起僵直的脊柱，腰部挺直地用手接近物品，此即为拾物试验阳性（图 2-3-6）。说明脊柱前屈运动障碍。多见于腰椎病变如腰椎间盘突出症，腰椎外伤及炎症。

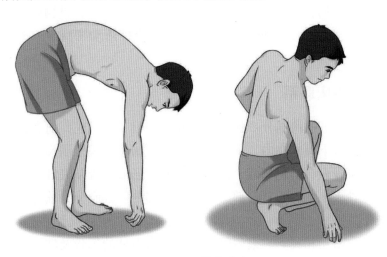

图 2-3-6　拾物试验

3）直腿抬高试验（Lasegue 征）：患者仰卧，双下肢平伸，检查者一手握抬患者一侧踝部，一手置于膝关节前方，保持膝关节伸直位做直腿抬高动作，正常时可达 80°～ 90°。若抬高不足 70° 有下肢后侧的放射性疼痛或原有疼痛加重，则为阳性（图 2-3-7）。见于腰椎间盘突出症（腰 4/5 或腰 5/骶 1），神经根受压活动度降低，直腿抬高时牵拉神经根而诱发症状。

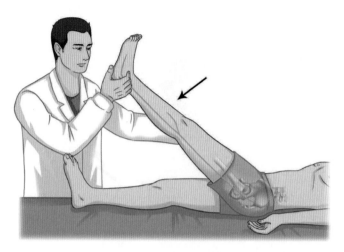

图 2-3-7　直腿抬高试验

4）屈颈试验（Linder 征）：患者仰卧或端坐，检查者一手置于其胸前，另一手置于枕后，缓慢上抬其头部，使颈前屈，若出现下肢放射痛，则为阳性。见于"根肩型"腰椎间盘突出症。其机制是屈颈时，硬脊膜上移，脊神经根被动牵扯，加重了突出的椎间盘对神经根的压迫，因而出现下肢的放射痛。

5）股神经牵拉试验：患者俯卧，髋、膝关节完全伸直。检查者将一侧下肢抬起，使髋关节过伸，如大腿前方出现放射痛为阳性。可见于高位腰椎间盘突出症（腰 2/3 或腰 3/4）患者。其机制是上述动作加剧了股神经本身及组成股神经的腰 2-4 神经根的紧张度，加重了对受累神经根的压迫，因而出现上述症状。

6）Schober 试验：患者直立，医师以两髂后上棘连线的中点为起点向上 10 cm，测量此两点之间的距离；嘱患者最大程度弯腰（双膝直立），再测此两点间的距离。若弯腰时较直立式增加小于 4 cm 则为阳性，提示脊柱活动度减小。多用于强直性脊柱炎的检查。

二、中轴骨临床联系

颅骨包括脑颅和脏颅两部分。脑颅包括颅顶（盖）和颅底，前者是保护脑部的外壳，后者则包括上、下颌骨在内。脑颅又由软骨性脑颅和膜性脑颅构成。软骨性脑颅由颅底部的若干块骨融合骨化而成，以后逐步发育形成枕骨基底部、枕骨大孔、蝶骨体、筛骨体、蝶骨大小翼、颞骨岩部、乳突等各部分。脏颅分为软骨性脏颅和膜性脏颅两部分。软骨性脏颅包括第一、二对鳃弓的软骨。第一鳃弓软骨（或称 Meckel 软骨）的背侧端与耳发育密切相关。它最后经骨化而成为中耳的锤骨及砧骨，其软骨膜则成为锤骨前韧带和蝶下颌韧带。第一鳃弓的腹侧大部随发育逐渐消失。第二鳃弓软骨的

Note

背侧端最后经骨化而成为中耳镫骨以及颞骨茎突，其软骨膜最后形成茎舌骨韧带。腹侧端经骨化成为舌骨小角和舌骨体上部。膜性脏颅指第一鳃弓的上颌突，它经膜内成骨而发育成为上颌骨、颧骨及颞骨鳞部。而颞骨鳞部的后部形成脑颅的一部分。第一鳃弓下颌突中的间充质经膜内成骨而形成下颌骨。

胚胎及婴幼儿时期，颅骨生长发育很快，期间一旦出现发育不协调的现象，则会导致颅面部发育障碍而出现各类颅面畸形，其严重程度从轻微的皮肤凹陷、眉发异生或断缺，到嘴歪眼斜、突眼獠牙甚至独眼猴头或无脑缺眼。按畸形的部位、形态或发生的原因等可分为颅缝早闭症、颅面裂隙畸形、颅面短小症等。

（一）颅缝早闭症

患儿男，1岁，因"出生后3个月颅顶正中突起至今"入院。体格检查：舟状头畸形，头型狭长，额部和枕部突出。头围48 cm，头型呈前后径长、左右径窄的典型舟状头，头颅指数0.7。头颅三维CT显示矢状缝早闭。诊断：矢状缝早闭。

颅缝早闭症简称颅狭症（craniostenosis），系一条或多条颅缝过早闭合，影响了头颅和脑的正常发育，进而导致头颅畸形、颅内压增高、智力发育障碍，并可有眼部症状。该病男性多于女性，多伴其他骨骼畸形。病因尚不明确，可能与胚胎发育障碍或与常染色体隐性遗传因素有关。其发病率为1/1000 ~ 1/10000。

依据颅缝早闭的部位不同，临床分类如下（图2-3-8）：

1. 舟状头畸形 临床最为常见，为矢状缝过早闭合所致，又称为长头畸形。表现为头形呈扁长形，前后径增长，头颅呈哑铃状畸形，枕后隆凸明显，形如舟状。此型颅内高压征不明显。

2. 扁头畸形 为冠状缝过早闭合所致，又称为短头畸形。表现为头颅向两侧生长，前后径变短，前额、枕部扁平，前囟前移，头形高而宽，眼距增宽，眼球突出等。

3. 三角头畸形 为眶上额缝的过早闭合（在出生以前）所致，表现为前额狭小，中央部向前突起如船的龙嵴，筛部发育不良，患儿双眼眶内移，故多伴有眶距过狭症。外眦角上移形如丹凤眼，部分患儿有内斜视畸形。

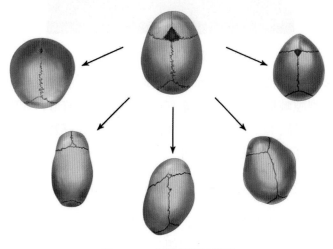

图 2-3-8 颅缝早闭的类型

4. **斜头畸形**　为单侧冠状缝闭合过早所致，受累侧增长受限，对侧代偿性扩大，表现为颅骨（包括额颅及枕颅）、眼眶和面部的不对称畸形，可进一步分为额部前斜头畸形和枕部后斜头畸形。

诊断：根据头颅畸形与颅内压增高的临床表现，结合头颅 X 线平片显示骨缝闭合和邻近骨边缘硬化表现可确诊。

治疗及预后：该病治疗原则以手术治疗为主，一般行骨缝再造术，目的是扩大颅腔容积，保证脑组织的正常发育。

1 岁以内施行手术预后好，颅脑畸形与神经功能改善较为满意。2 岁以后手术者改善不多。3 岁以上者应结合颅内高压的程度慎重考虑。

（二）颅面裂隙畸形（craniofacial cleft）

患儿男，12 岁。因"面部器官发育异常"入院。体格检查：眉间距、眶距增宽，睑裂较窄。鼻部平坦，鼻梁宽平，鼻背部有两处凹陷。面中部略凹陷（图 2-3-9）。诊断：先天性面裂。

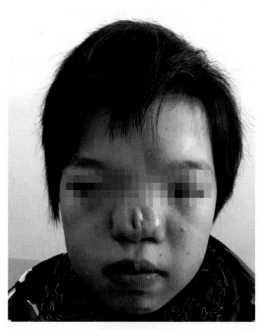

图 2-3-9　先天性面裂

颅面裂隙畸形是由胚胎发育期颅面部各突起的融合异常所致颅面部软组织和骨组织的单发或复合的裂隙畸形。多伴发一系列的颅面部继发畸形，如眶距增宽症、颅面骨发育不良，以及眼、鼻、口、耳等多个面部器官的异常。一般需要通过手术进行治疗，对于畸形不严重者，可适当推迟手术时间。

（三）颅面短小症（craniofacial microsomia，CFM）

表现为外耳、下颌骨及上颌骨短小，同时也影响邻近颧骨、蝶骨翼状突、颞骨、面神经及颜面部表情肌、咀嚼肌或皮下组织，严重者可有眼眶异位、小眼症及眼眶和颜面裂。

（四）先天性脊柱侧弯（congenital scoliosis，CS）

患儿男，15岁。因"脊柱畸形10年"入院。体格检查：脊柱右侧弯、后凸畸形，脊柱前屈、后伸及左右旋转明显受限（图2-3-10A）。X线（图2-3-10B）及CT示脊柱侧弯（图2-3-10C）。诊断：神经肌肉型脊柱侧弯。

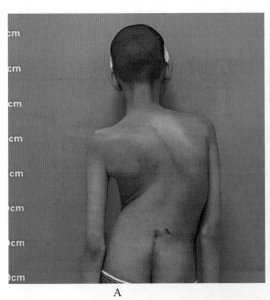
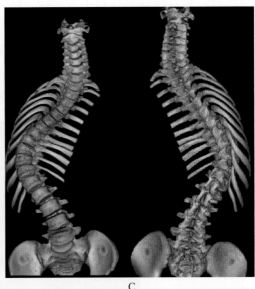
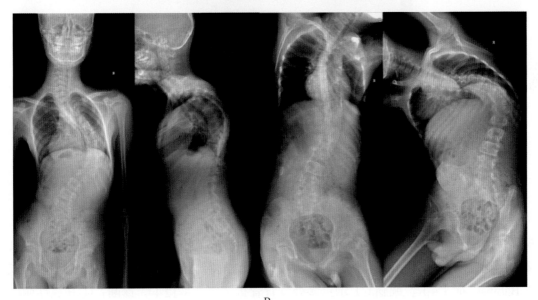

图 2-3-10　脊柱侧弯
A. 临床表现；B. X线片；C. 三维CT重建

先天性脊柱侧弯又称脊柱侧凸，是指由于胚胎时期出现的先天性脊柱发育异常导致的疾病。其病因尚不明确，发病早，在胚胎期或者出生后早期即可被发现。部分畸形严重，呈进展性，通常伴发其他系统的畸形（肾脏、心脏或椎管内畸形）。

临床表现：从外形上，侧弯可以产生背部隆起畸形，产生"剃刀背"畸形，有的甚至产生"漏斗胸"或"鸡胸"畸形，可伴有双侧肩关节不平衡或者骨盆不平衡，以

Note

及双下肢不等长。可以引起患者明显局部畸形，身高减少，胸腔和腹腔容量减少，甚至造成神经功能、呼吸功能、消化功能的损害等。也可伴有脊髓畸形，如椎管内肿瘤、脊髓纵裂、椎管内骨（膜）性纵隔形成、脊髓栓系、低位圆锥、脊髓空洞、脑脊膜膨出等，同时椎管内也会发生表皮样囊肿、皮样囊肿、畸胎瘤等良性肿瘤。

诊断：依据体格检查结合影像学检查可予以诊断。

治疗：包括保守治疗和手术治疗。该病多呈进展性，随访观察是监测畸形进展预后的重要手段。轻、中度患者适于石膏、支具以及牵引治疗，对于重度者，需要进行外科干预（图 2-3-11）。在选择术式时，需要考虑患者的年龄、生长潜力、畸形所处位置以及类型。常用的术式包括骨骺阻滞术、半椎体切除术或者截骨短节段融合术、高级别截骨矫形融合术、非融合手术以及融合与非融合的混合技术。

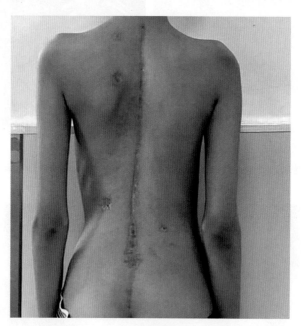

图 2-3-11　脊柱侧弯治疗后表现

（五）颅骨骨折（skull fracture）

患者女，29 岁。因"头面部外伤后 4 小时"入院。体格检查：神志清，精神差，双眼视力正常，双侧瞳孔等大等圆，直径约 3 mm，对光反应灵敏，颈软，耳郭无畸形，鼻部压痛，鼻腔流血。口唇肿胀，内侧面见多处挫裂伤。肢体肌力、肌张力正常，双侧 Babinski 征（－）。颅脑 CT 示：多处颅骨骨折（图 2-3-12）。诊断：①开放性颅脑损伤；②右枕部硬膜外血肿；③左颞骨及枕骨骨折；④颅底骨折。

颅骨骨折其重要性通常不在于骨折本身，而在于由其所致的脑膜、脑组织、颅内血管及脑神经的损伤，若未及时处理，可产生严重后果。临床上依据是否与外界相通可分为闭合性骨折和开放性骨折；按骨折形态可分为线性骨折、凹陷性骨折、粉碎性骨折、洞形骨折等；依据骨折部位可分为颅盖骨折和颅底骨折。

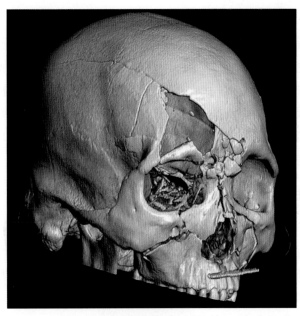

图 2-3-12 颅骨骨折三维 CT 重建

颅底骨折的临床表现：颅底部凹凸不平，骨折部位不同，临床表现也存在差异：

1. **颅前窝骨折** 多累及额骨水平部及筛骨。骨折部位出血常经鼻腔流出，或入眶部致眼睑和球结膜下瘀斑，故称"熊猫眼"征。少数形成球后血肿引起眼球突出及功能受累。常伴嗅神经受损，偶有视神经损伤。当脑膜被撕裂时，脑脊液由额窦或筛窦经鼻腔流出形成脑脊液鼻漏，气体亦可经该处受损进入颅腔内形成颅内积气。少数情况下，脑脊液经眼眶流出形成脑脊液眼漏。

2. **颅中窝骨折** 累及蝶骨和颞骨。血液和脑脊液可经蝶窦流入上鼻道后经鼻孔流出形成脑脊液鼻漏；累及颞骨岩部，可经中耳和破损的鼓膜由外耳道流出，形成脑脊液耳漏；鼓膜完整，亦可沿耳咽管入鼻腔形成鼻漏。颞骨岩部骨折，常累及面神经和听神经。若骨折偏内侧，可累及视神经、动眼神经、滑车神经、三叉神经和外展神经；靠外侧可形成颞肌和骨膜下出血。

3. **颅后窝骨折** 累及颞骨岩部和枕骨基底部。在乳突和枕下部可见到皮下淤血，乳突区皮下淤血又称 Battle 氏征，多在伤后数小时出现。有时也可出现咽后壁黏膜下淤血。累及舌咽神经、迷走神经、副神经和舌下神经以及延髓损伤可出现相应症状。破裂孔周围骨刺若刺破颈内动脉，血液大量从鼻孔喷出，伤者短时间内死亡。海绵窦段颈内动脉破损，可形成颈内动脉 - 海绵窦瘘。

诊断：颅底骨折的诊断主要依靠临床表现，头颅 X 线片的价值有限，CT 扫描有诊断意义，通过对窗宽和窗距的调节（骨窗相）可显示骨折部位，还能发现颅内积气。

治疗及预后：如为闭合性，骨折本身无需特殊治疗。若累及脑膜、血管或神经而致脑脊液漏、出血、动静脉瘘或相关颅神经损伤表现者，须依具体情况采取相应处理。

（1）非手术治疗：①预防和控制感染，颅底骨折所致脑脊液漏大多在 2 周内停止，故抗感染疗程至少 2 周；②脑脊液漏者，一般采取头高位，避免耳鼻填塞和冲洗，不宜腰椎穿刺，以免发生颅内逆行感染。

（2）手术治疗：适应证如下。伤后 2 周至 1 个月以上仍不愈合者，或严重创伤后大量脑脊液外流者；并发脑膜炎时，应在临床及生物学检查均证实痊愈者；漏口较大或漏液中混有脑组织、碎骨片、异物等，有并发感染可能者。手术入路依据骨折部位和脑脊液漏瘘口的位置而定，手术原则是严密修补硬脑膜，适当修补或不修补骨质缺损，通常经鼻内镜修补脑脊液漏被认为是治疗筛窦和蝶窦脑脊液漏的最佳手术方案。常见的修补材料包括肌肉瓣、筋膜、骨片、明胶海绵、生物胶水和人工硬脑膜等。涉及海绵窦动静脉瘘常采用介入治疗。

（六）脊柱骨折（spine fracture）

患者男，53 岁。因"车祸致腰部外伤 2 小时"入院。体格检查：腰部触压痛明显。四肢各关节无畸形活动自如，肌力肌张力正常，双侧生理反射正常存在，病理反射未引出。X 线示：第 3 腰椎横突骨折，骨折处有一条裂缝，两侧皮质增厚，未出现移位（图 2-3-13）。诊断：第三腰椎横突骨折。

脊柱骨折是骨科常见创伤，其发生率占骨折的 5% ~ 6%，以胸腰段发生率最高，其次为颈、腰，胸椎最少，常并发脊髓或马尾神经损伤。

脊柱骨折的分类：依据损伤机制可分为压缩性骨折、屈曲 - 分离骨折、旋转骨折；依据骨折稳定性可分为稳定性骨折和不稳定性骨折；依据骨折的形态分类可分为压缩性骨折、爆裂骨折、撕脱骨折、Chance 骨折等。

临床表现：伤处局部疼痛，骨折处压痛、叩击痛，棘突骨折可见皮下淤血，脊背部肌肉痉挛。骨折因部位不同，常导致受损部位活动或功能受限。并发脊髓损伤者，如腰椎骨折可致脊髓圆锥和马尾神经损伤，伤者表现为四肢瘫、截瘫、Brown-Sequard 综合征和大小便功能障碍等。

影像学检查：X 线检查可了解骨折部位、损伤类型、骨折 - 脱位的严重程度。CT 检查可从轴状位了解椎体、椎弓和关节突损伤情况及椎管容积改变。MRI 检查可明确脊髓的受累程度及脊髓损伤后的血肿、液化和变性等。

诊断：依据外伤史、典型临床表现结合影像学检查可诊断。

治疗：以胸腰椎损伤为例。

1. 压缩性骨折　脊柱压缩性骨折的治疗一般以保守治疗及手术治疗为主。当脊柱骨折不累及后柱且压缩程度小于椎体高度的 1/3，未产生神经脊髓压迫症状时，可采用保守治疗，以仰卧位持续卧床为主；若患者有神经压迫症状或前柱压缩超过 1/3 可能会造成脊柱不稳，可行

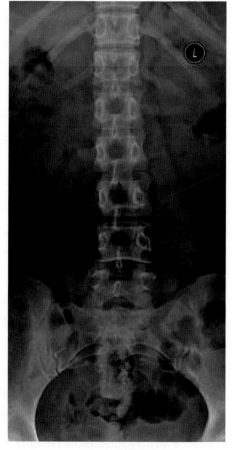

图 2-3-13　第 3 腰椎横突骨折（X 线）

手术治疗，手术方式包括内固定、微创手术等；若患者因骨质疏松导致脊柱骨折，在治疗骨折的同时，应注意抗骨质疏松治疗。

2. **爆裂骨折** 若脊柱后凸成角较小，椎管受累 < 30%，神经检查正常，卧床休息2个月，可带支具下地活动；椎管受累超过30%者，脊柱后凸明显或有神经症状，则需手术治疗，如前路或后路复位、减压、内固定、植骨融合等。

3. **屈曲分离性骨折** 损伤常累及椎骨和韧带组织，可累及单个或多个节段。Chance骨折可石膏或支具外固定3～4个月。手术治疗适于有明显脊柱韧带结构断裂及椎间盘损失的脊柱不稳定骨折，如后路复位、内固定、植骨融合术等。

4. **骨折-脱位** 此类损伤常合并脊髓神经损伤，大部分患者需手术治疗。如为不完全性脊髓神经损伤者，采取复位、减压或脊柱稳定性手术，以恢复脊柱正常解剖序列，减除脊髓神经受压，以利早期康复活动。

5. **附件骨折** 此类脊柱横突、棘突骨折可卧床制动，疼痛缓解后可下地活动。

二、附肢骨临床联系

（一）上肢骨

1. **先天性疾病** 上肢的先天畸形以手部畸形较为常见，其发生率约为1/626。在妊娠第26天，手和上肢从同一个肢体芽发出。肢体芽由中胚层和外胚层细胞组成，从胚胎外侧的背侧和腹侧结合处发出。肢体芽的中胚层来自胚体壁和侧板。来自胚体壁的中胚层将形成肌肉、神经和血管，来自侧板的中胚层形成骨、软骨和肌腱。手的功能需要五个手指协同运动，共同完成。当指头出现畸形时，这些活动将难以进行。

治疗儿童先天性手部畸形首先进行功能重建，然后再进行外形重塑。常见的儿童先天性手部畸形包括并指、多指、扳机指等。

（1）并指畸形（syndactyly）：患儿男，5岁。因"右手中指与无名指相连"入院。体格检查：右手中指与环指粘连，其中有蹼，指间关节屈曲正常（图2-3-14A、B）。X线示未见骨性融合（图2-3-14C）。诊断：右手并指畸形。

并指畸形也称蹼指，指五个手指中的两个或者两个以上粘连在一起，没有分开。是儿童手部最常见的畸形，需要通过手术治疗来改善功能和外观。其分类主要依据影响的组织范围。完全并指是指间组织全程没有分开；不完全并指是指间组织部分没有分开。简单并指是指间仅有皮肤或者软组织相连接，甲板没有融合。复合并指是相邻的指骨间有骨性融合。复杂并指是涉及相邻掌骨附件，或者在指骨间有异常骨形成。在简单并指中，患指的关节、韧带、肌腱一般是正常的。

（2）多指畸形（polydactyly）：患儿男，6岁。因右手拇指畸形入院。体格检查：右手拇指远端指间关节以上出现多指，指间关节活动部分受限（图2-3-15）。诊断：右手拇指多指畸形。

正常手指有五个，若多于五个手指，称为多指畸形。多余的手指可出现在手的尺侧、桡侧和中间。按照多指存在的位置，将多指分为轴前性多指、轴后性多指和中心性多指。

Note

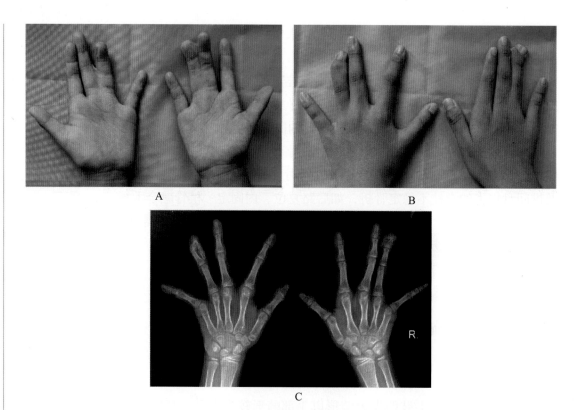

图 2-3-14 并指畸形

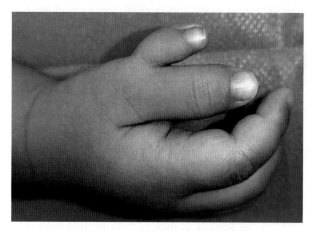

图 2-3-15 多指畸形临床表现

（3）扳机指畸形（trigger finger）：又称为儿童缩窄性腱鞘炎，儿童多发生于拇指拇长屈肌腱鞘，腱鞘缩窄导致屈肌肌腱卡压，指间关节无法伸直。扳机指形成的原因是拇长屈肌腱和其腱鞘大小不匹配，一般在第一掌指关节处出现环形缩窄。1 岁儿童的扳机指发病率约为 3/1000，其他手指也可能出现扳机指，但其发生率较拇指低10 倍。

（4）短指畸形（brachydactyly）：又称手及手指发育不良症，是由于手及手指的低度发育造成掌骨和指骨短小所致。既可以是单独的症状，也可以出现在综合征中，如 Apert 综合征（尖头并指趾）、Poland 综合征等，发病率较低。

（5）缺指畸形（ectrodactyly）：是指先天性手指缺失，发病率极低。可为遗传因

Note

素所致，亦可因胎儿肢体发育过程中局部压迫所致。手指的缺失可以表现为 1 个手指或多个手指的缺失。

诊断：依据体格检查结合影像学检查可予以诊断。

治疗：治疗的目的首先是改善功能，其次是改善外观。对某些无功能障碍而仅有外观畸形者，如某些类型的多指、并指等可进行单纯改善外观的治疗（图 2-3-16）。对某些畸形，在幼儿期积极进行指导和训练也可获得良好的效果。如拇指先天性缺损的畸形，经过训练可使示指逐渐拇化，最终得到与示指拇化术同样的结果。

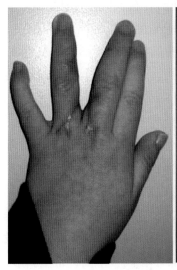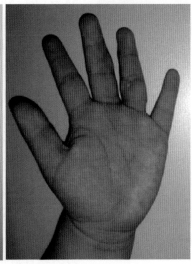

图 2-3-16　并指手术治疗后

2. 骨折

（1）肱骨骨折（humerus fracture）：患者女，32 岁。因"摔伤后左上肢外伤伴疼痛畸形"入院。体格检查：左上臂中下段肿胀、畸形，无开放伤口。局部压痛、可扪及左肱骨中下段骨折摩擦感。左上臂假关节活动。左手各指屈伸活动可，左前臂、左手皮肤痛触觉未见异常，左桡动脉搏动可触及，指端血运未见异常。X 线示肱骨干骨折（图 2-3-17）。诊断：肱骨干骨折。

肱骨骨折可因骨折部位分为肱骨近端骨折、肱骨干骨折和肱骨远端骨折。

肱骨近端骨折是最常见的骨折之一，占各种骨折的 5% 左右，其中多为无移位或轻微移位的骨折。肱骨近端包括肱骨大结节、小结节和肱骨外科颈 3 个重要的解剖部位。肱骨外科颈是松质骨和密质骨的交接处，容易发生骨折。在解剖颈下 2 ~ 3 cm，有臂丛神经、腋动脉、腋静脉通过，有发生骨折合并血管神经损伤的可能。

肱骨干骨折指肱骨外科颈下 1 ~ 2 cm 至肱骨髁上 2 cm 段内的骨折。多见于青壮年患者。肱骨干中下 1/3 段后侧有神经沟，此处骨折容易发生桡神经损伤。肱骨干骨折可由直接暴力或间接暴力引起。直接暴力常由外侧打击肱骨干中段，致横形或粉碎性骨折，多为开放性骨折。间接暴力常由于手部着地或肘部着地，力向上传导，加上身体倾倒所产生的剪式应力，导致中下 1/3 骨折。有时因投掷运动或"掰腕"，也可导致中 1/3 骨折，多为斜形或螺旋形骨折。

肱骨远端骨折发生率相对较低，约占所有骨折的 2% 以及肱骨骨折的 1/3。多见于

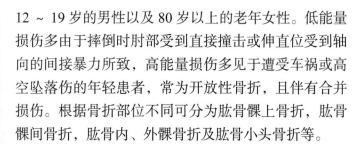

12～19 岁的男性以及 80 岁以上的老年女性。低能量损伤多由于摔倒时肘部受到直接撞击或伸直位受到轴向的间接暴力所致，高能量损伤多见于遭受车祸或高空坠落伤的年轻患者，常为开放性骨折，且伴有合并损伤。根据骨折部位不同可分为肱骨髁上骨折，肱骨髁间骨折，肱骨内、外髁骨折及肱骨小头骨折等。

（2）尺桡骨骨折（ulnar radius fracture）：患者女，58 岁。因"外伤后右上肢疼痛伴肿胀"入院。体格检查：右前臂软组织高度肿胀，偏尺侧有 0.5 cm 皮肤裂伤，轻度渗血。右前臂外观畸形，扪及骨擦感，明显触痛，手指活动尚可。X 线示右尺桡骨干骨折，断端明显移位（图 2-3-18）。诊断：右尺桡骨骨折。

尺桡骨干骨折较为多见，约占全身骨折的 6%。前臂骨由尺骨和桡骨组成，尺、桡骨干有多个肌肉附着，起、止部位分布分散。当骨折时，肌肉牵拉常导致复杂移位，使复位时十分困难。该骨折可由直接暴力、间接暴力、扭转暴力引起。直接暴力所致骨折多在同一平面，可为横形、粉碎性或多段骨折，间接暴力所致骨折常不在同一平面，常呈斜形。尺骨上 1/3 骨干骨折可合并桡骨小头脱位，称为孟氏骨折（Monteggia fracture）。桡骨干下 1/3 骨折合并尺骨小头脱位，称为加莱亚齐骨折（Galeazzi fractrue）。

桡骨远端骨折是指距桡骨下端关节面 3 cm 以内的骨折。这个部位是松质骨与皮质骨的交界处，为解剖薄弱处。该骨折为人类全身最常见的骨折，其发病率约占急诊骨折患者的 17%；桡骨远端关节内骨折约占整个前臂骨折的 5%，占桡骨远端骨折的 25%。临床上依据受伤机制的不同，将桡骨远端骨折分为伸直型、屈曲型及桡骨远端关节面骨折。

诊断：上肢骨折可通过病史、体格检查、影像学检查结果进行诊断。部分骨折可出现特征性体征，如伸直型桡骨远端骨折侧面看呈"银叉"畸形，正面看呈"枪刺样"畸形。CT 检查及三维重建有助于发现较小的骨折块及关节损伤情况。严重尺、桡骨干骨折可合并神经血管损伤，或因严重肿胀发生骨筋膜室综合征（osteofascial compartment syndrome），应仔细检查手的血液循环及神经功能。

治疗：根据病情严重程度可选择非手术治疗和手

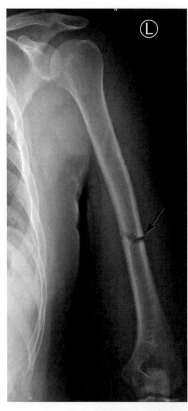

图 2-3-17　肱骨干骨折 X 线表现

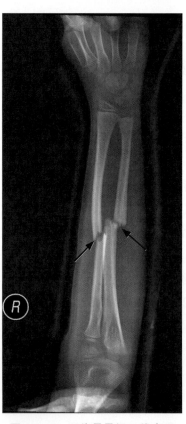

图 2-3-18　尺桡骨骨折 X 线表现

Note

术治疗。非手术治疗主要是指手法复位外固定，手术治疗主要是指切开复位内固定。通常在以下情况时考虑手术治疗：①不稳定骨折；②手法复位失败；③受伤时间较短、伤口污染不重的开放性骨折；④合并神经、血管、肌腱损伤；⑤同侧肢体有多发性损伤；⑥陈旧性骨折畸形愈合或交叉愈合，影响功能。

（3）断肢（指）再植：肢体（手指）因外伤或手术造成完全或不完全断离，必须吻合动脉才能存活的，称为断肢(指)。用手术方法将断肢(指)重新接回原位称断肢(指)再植（图2-3-19）。断肢（指）再植在国内外已广泛开展，再植技术已相当成熟，取得了大量成功经验和突破性进展，如十指离断再植、四肢断离再植、末节离断再植、婴幼儿断肢（指）再植、多平面离断再植等。我国断肢（指）再植技术水平一直在国际上处于领先地位。

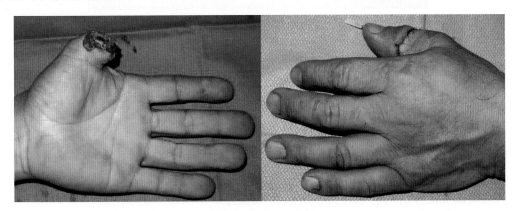

图 2-3-19　断指再植

（4）手指屈肌腱腱鞘炎：手指屈肌腱腱鞘炎又称扳机指或弹响指。拇指的拇长屈肌腱鞘炎，又称弹响拇。本病可发生于不同年龄，多见于妇女及手工劳动者。任何手指均可发生，但多发于拇指。

（5）肱骨外上髁炎：肱骨外上髁炎是伸肌总腱起点处的一种慢性损伤性炎症。因网球运动员易患此病，故称"网球肘"。主要症状是缓慢出现的肱骨外上髁处的疼痛，疼痛可向前臂桡侧、腕部或上臂放射。握物无力，尤其在屈肘时手不能拿重物，但肘关节在伸直位时能提重物。检查时肘部活动正常。肱骨外上髁处有局限性增生隆起。肱骨外上髁、桡骨头或肱桡关节处压痛明显。

（二）下肢骨

1.先天性疾病

（1）先天性马蹄内翻足（congenital clubfoot deformity）：患儿男，6岁。因"右足内翻畸形6年"入院。体格检查：右足明显内翻、内收畸形，跟腱及跖筋膜紧张，住院时右足背外侧着地，右足跟不能正常着地负重，足趾较左侧短偏，背伸活动功能障碍跛行（图2-3-20）。诊断：先天性马蹄内翻足。

先天性马蹄内翻足是一种常见的先天畸形，其发病率约为1%，男孩为女孩的2倍，单侧稍多于双侧，可伴有其他畸形，如多指、并指等。

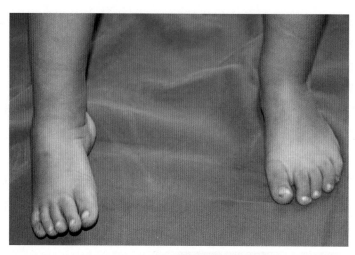

图 2-3-20　先天性马蹄内翻足临床表现

临床表现：本病男性多发，双侧和单侧者各占半数。一般患足有四种畸形：前足内收、后足内翻、踝关节马蹄、小腿内旋。典型的马蹄内翻足前足较宽、足跟尖小，足的内侧缘短、外侧缘长。足心部和足跟后上方常有一条深陷的横行皮肤皱襞。将膝关节屈曲时，可见患足尖向内、外踝位置偏前并突出、内踝则偏后且不明显。单足畸形患者有跛行，双足畸形患者则向两侧摇摆。

诊断：该病通过临床表现即可诊断，一般无需 X 线检查。但因为要确定内翻、马蹄的程度以及治疗后的客观评价，所以 X 线摄片是不可缺少的。

治疗：先天性马蹄内翻足的治疗应尽早进行，即在新生儿期一经发现就应及时治疗，而不能等待观望，以免影响疗效。治疗方法分非手术治疗和手术治疗两大类，采取何种方法，应根据患儿年龄、畸形的类型与程度而定。非手术治疗包括手法扳正、石膏固定法。手术治疗方法较多，可分为软组织松解术、骨畸形矫正术、肌力平衡术。

（2）膝内、外翻（genu varum/valgum）：患儿男，5 岁，发现双膝内翻畸形 4 年。体格检查：双膝内翻畸形，未触及压痛，双膝关节活动可。站立双下肢并拢，股骨内髁相距 6 cm，内踝相距 1 cm，足背动脉搏动良好，足趾感觉运动正常。X 线示双膝关节内翻畸形（图 2-3-21）。诊断：双膝关节内翻畸形。

膝内翻又称"O"形腿，与膝外翻外形呈相反方向的畸形，临床上表现为双下肢伸直而踝关节力图并拢时，膝关节不能并拢。两膝或两踝不能并拢的严重程度就是畸形严重的标志。膝外翻又称"X"形腿，即指双下肢伸直时，在股骨下端和胫骨上端构成一个向外的弧度，两膝相碰时，双踝不能并拢，站立负重时尤为严重，形成一个"X"形的外形（图 2-3-22）。

诊断：该病通过临床表现即可诊断。

治疗：膝外翻的患儿 7 岁以下时无需特殊治疗，可早期使用牵引、夹板、支架等。7 ~ 15 岁的患儿，若畸形仍较严重，需采取手术治疗。膝内翻患儿 3 岁以下时一般无需手术，生理性膝内翻一般可自行矫正，或使用足弓支持垫或矫形鞋垫。对于胫腓骨为主的畸形患儿，若超过 5 岁，畸形仍很严重，可在全身麻醉下，先切断腓骨或不切

Note

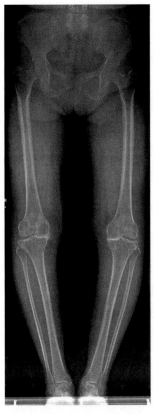

图 2-3-21 膝内翻 X 线表现

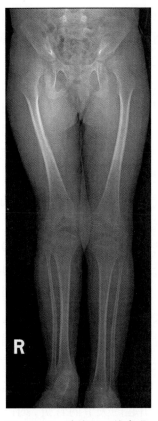

图 2-3-22 膝外翻 X 线表现

断腓骨进行胫腓骨折断术，造成骨折，完成矫正力线，石膏固定，直至骨性愈合。对于年龄较大，骨骼较硬，手法折骨不能成功的患者，应在畸形最显著处行手术截骨治疗。

2. **骨折**

（1）股骨骨折（femoral fracture）：患者女，66 岁。因"摔伤后左大腿肿痛，活动障碍 30 分钟"入院。体格检查：骨盆挤压实验及分离试验（–），左大腿明显肿胀，外翻畸形，左下肢明显缩短，左下肢末端、感觉、血运尚可。左髋关节、膝关节活动正常，无明显压痛。左大腿正侧位 DR 示右股骨中段骨折（图 2-3-23）。诊断：左股骨干骨折。

股骨颈骨折是指由股骨头下到股骨颈基底的骨折，占成人骨折的 3.6%，多数发生在中、老年人，与骨质疏松导致的骨量下降有关，遭受轻微扭转暴力即可发生骨折。多数情况下是在走路跌倒时，身体发生扭转倒地，间接暴力传导致股骨颈发生骨折。青少年股骨颈骨折较少，常需较大暴力引起，不稳定型多见。临

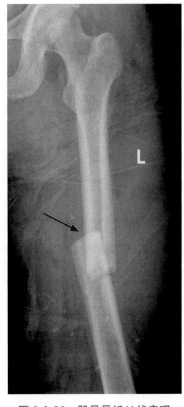

图 2-3-23 股骨骨折 X 线表现

床检查多出现疼痛，除髋部自发性疼痛外，移动患肢时疼痛更为明显。大粗隆及足跟有叩痛。腹股沟韧带中点下方常有压痛。股骨颈骨折多系囊内骨折，骨折后出血不多，又有关节外丰富的肌肉群包围。因此，外观上局部不易看到肿胀。

股骨干骨折是指转子下、股骨髁上这一段骨干的骨折。股骨干是人体最粗、最长、承受应力最大的管状骨。由于股骨的解剖和生物力学特点，需遭受强大暴力才能发生股骨干骨折，同时也使骨折后的愈合与重塑时间延长。外伤后患肢骨折处极端肿胀、畸形、缩短，下肢远端外旋，膝、髋关节不敢活动，疼痛剧烈。在下 1/3 骨折患者，要注意足背动脉搏动是否存在，以便观察腘动脉或腘静脉有无损伤。同时注意踝关节和足趾的屈、伸活动，小腿和足部的感觉有无障碍。一般在粉碎性或有移位的骨折，容易发生坐骨神经损伤。

股骨远端骨折指股骨下端 9 cm 内的骨折，包括股骨髁上骨折、股骨髁间骨折和累及股骨远端关节面的股骨髁骨折，其发生率占全身骨折的 0.92%。易发生腘血管损伤、膝内、外翻畸形，关节粘连、僵直及继发骨关节炎等并发症。临床表现为骨折后常造成膝关节上方明显疼痛、肿胀、成角或短缩畸形，关节功能障碍，轴向叩击痛，有时可有骨擦音，膝关节肿胀，关节穿刺发现带脂肪滴的血液。若大腿张力较高，应监测筋膜室压力，防止骨 - 筋膜室综合征的发生。注意是否伴有血管神经损伤。

（2）髌骨骨折（patella fracture）：是由于髌骨遭受直接外力或股四头肌突发剧烈收缩引起的关节内骨折，约占全部骨折的 10%，以青壮年多见。暴力直接作用于髌骨，如跌倒时跪地，髌骨直接撞击地面，常致髌骨粉碎性骨折。间接暴力较多见，由于肌肉的强力牵拉导致。如跌倒时，为防止倒地，股四头肌猛烈收缩，膝关节如果因外力骤然增加而屈曲，髌骨即可被折断，常致髌骨横形骨折。依骨折部位可分为髌骨上极、髌骨中部和髌骨下极骨折。

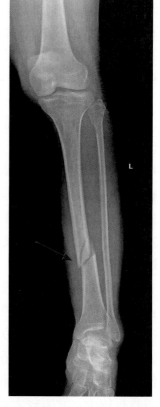

外伤后关节内积血，局部剧烈疼痛、肿胀、髌前皮下淤血，严重者皮肤可发生水疱，膝关节活动受限。通过触诊可发现压痛范围、骨折块分离或缺损的情况。无移位骨折仅出现中度肿胀，解剖关系正常，但骨折压痛是最重要的临床表现。应注意排除髌韧带或股四头肌撕裂可能。

（3）胫腓骨骨折（tibia and fibula fracture）：患者男，32 岁。因"跌伤致右小腿肿痛活动不利 5 小时"入院。体格检查：右小腿中断瘀紫肿胀明显，外观有畸形，活动障碍，压痛明显，纵轴叩击痛阳性，可及骨擦音、异常活动。X 线示右侧胫骨骨干骨折（图 2-3-24）。诊断：右侧胫骨骨干骨折。

胫腓骨骨折根据骨折部位可分为胫骨平台骨折、胫腓骨干骨折和胫骨远端骨折。

胫骨平台骨折又称胫骨髁骨折，该部位主要由松质骨组成，可因撞击、膝内外翻或旋转致伤，造成胫骨髁劈裂

图 2-3-24　胫骨骨折 X 线表现

Note

或塌陷，骨折常累及关节面，可伴关节韧带或半月板损伤。该骨折无移位或移位轻微者，伤后症状较轻，需与单纯膝关节韧带损伤相鉴别。膝关节腔内多有积血，明显肿胀，并有膝内翻或外翻畸形。同时需注意有无腓总神经及腘血管损伤。

胫腓骨干骨折分为三种类型：胫腓骨骨干双骨折、单纯胫骨骨干骨折、单纯腓骨干骨折，临床上以胫腓骨骨干双骨折多见。因胫骨位于皮下，常见开放性骨折，可伴有骨髓炎、骨不连接等严重并发症。多见于交通事故、工伤或其他暴力外伤史。伤后局部肿胀明显，压痛局限，常见畸形、反常活动及功能障碍。除骨折体征外，特别要注意软组织损伤的严重程度、有无血管及神经的损伤。足背动脉搏动存在及肢端温暖不能排除小腿血运障碍。可疑时，应测骨筋膜室内压，行超声检查。

胫骨远端骨折是指胫骨远端关节面近端 5 cm 内发生的骨折，又称胫骨 Pilon 骨折，也被称作 Plafond 骨折。疼痛、肿胀、畸形、关节的骨擦音及负重功能丧失是急性 Pilon 骨折的主要症状和体征。昏迷、多发损伤的患者，特别是存在严重外伤的患者，Pilon 骨折往往易被漏诊。对骨折肢体的检查应该包括局部的皮肤及软组织。损伤部位可出现明显的肿胀，甚至有张力性水疱形成。

（4）跟骨骨折（calcaneal fracture）：患者女，43 岁。因"左足跟外伤致疼痛、活动受限 1 小时"入院。体格检查：左下肢无畸形，足跟部肿胀、触压痛明显，活动受限，可及骨质摩擦感，髋、膝关节及各趾跖关节活动自如，末梢感觉正常，血运良好。X 线示左侧跟骨骨折，错位明显。诊断：左侧跟骨骨折。

跟骨骨折较其他跗骨骨折更为多见。跟骨主要为骨松质，遭受暴力损伤后常引起粉碎性塌陷骨折，造成治疗困难。临床表现为足跟部剧烈疼痛肿胀和瘀斑明显，足跟不能着地行走，跟骨压痛。

诊断：可通过病史、体格检查、影像学检查结果进行诊断。必要时需检查血管神经的损伤情况以及是否有骨筋膜室综合征。

治疗：下肢骨折的治疗可分为非手术治疗和手术治疗。非手术治疗是通过手法复位结合石膏支架等外固定。对于病情严重的可进行手术治疗。

3. **股骨头坏死**（osteonecrosis of the femoral head）　患者男，59 岁。因"左髋部反复疼痛伴活动障碍 2 年，进行性加重 3 个月"入院。体格检查：左侧髋关节活动受限，左下肢外展、内收活动受限，"4"字试验阳性，左下肢轴向叩击痛，左下肢肌肉萎缩、缩短。骨盆 X 线示左股骨头无菌性坏死并髋关节退行性骨关节病，股骨头负重区的软骨下骨呈不同程度的变平和塌陷，软骨下骨的骨密度增高，关节间隙变窄，股骨头向外上方移位（图 2-3-25）。诊断：左股骨头缺血性坏死。

股骨头坏死，亦称"股骨头缺血性坏死""扁平髋"，是多种原因导致的股骨头局部血运不良，从而引起骨细胞进一步缺血、坏死、骨小梁断裂、股骨头塌陷的一种病变。

临床表现：腹股沟深部疼痛，活动、负重时疼痛出现或加重，休息后缓解。至股骨头塌陷，疼痛可加重，伴关节活动受限。早期物理检查可无阳性体征或仅有髋内旋时诱发髋关节疼痛。受累关节活动度减小、疼痛步态和活动时关节内有弹响感等体征时，表明股骨头坏死已经发展至中、晚期。

诊断：当患者出现髋部、腹股沟区疼痛，且活动时疼痛加重，关节功能受限，若既往有糖皮质激素应用史，或饮酒史，中青年人群，应高度怀疑有股骨头坏死的可能性。一般结合病史、体征和影像学检查，特别是 MRI 检查，即可明确诊断。

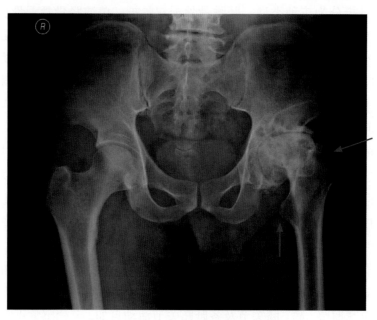

图 2-3-25　股骨头坏死骨盆 X 线表现

治疗：在病变早期，可采用非手术治疗。停用激素、戒烟酒，4～6个月内避免负重，以后亦应避免剧烈活动和持重。物理疗法、中药治疗等有助于缓解症状。

在股骨头坏死早期患者也可考虑股骨头钻孔减压和血管蒂或肌蒂骨瓣移植。对于有部分关节面坏死塌陷的病例，可选择截骨术；对整个股骨头坏死塌陷者可采用髋关节融合术或髋关节置换术。全髋关节置换术适用于有症状的股骨头坏死晚期患者。

（李　涛　仇申强　张　迪　祁　磊　徐　涛）

第三章　关节学总论

■ **骨连结的分类**
　◎ 直接连结
　◎ 间接连结

■ **关节的结构、分类和运动**
　◎ 关节的结构
　◎ 关节的分类
　◎ 关节的运动

第一节　骨连结的分类

骨与骨之间借纤维结缔组织、软骨或骨组织相连结，即骨连结。按照骨间连结组织及其运动情况的不同，骨连结可分为直接连结和间接连结两大类。

一、直接连结

直接连结的两骨间结合较牢固，不活动或少许活动。根据骨间连结组织的不同，直接连结可分为纤维连结（fibrous joint）、软骨连结（cartilaginous joint）和骨性结合（synostosis）三类（图 3-1-1）。

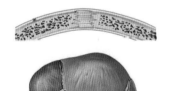 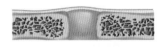 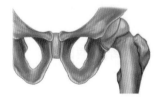 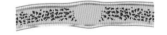 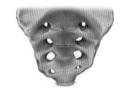

纤维连结，例如颅骨的缝　　　　软骨连结，如耻骨联合　　　　骨性结合，如骶骨

图 3-1-1　直接骨连结的分类

（一）纤维连结

骨与骨之间以纤维结缔组织相连，附着于两骨的表面，有相当的韧性和坚固性。常有两种连结形式。

1. 韧带连结　韧带连结（syndesmosis）是指连结两骨的纤维结缔组织，呈条索状、板状或膜状，如椎骨棘突之间的棘间韧带、前臂尺骨和桡骨之间的骨间膜等。

Note

2. **缝** 缝（suture）是指两骨间借少量纤维结缔组织相连，无活动性，如颅的矢状缝和冠状缝等。这种连结随年龄增加可发生骨化，成为骨性结合。

（二）软骨连结

软骨是一种特殊分化的结缔组织，由软骨细胞、软骨基质及埋藏于基质中的纤维共同组成。两骨之间借软骨相连即为软骨连结，可分为两种。

1. **透明软骨结合** 长骨骨干与骺之间的骺软骨、蝶骨与枕骨的软骨结合等，属于透明软骨结合（synchondrosis），多见于幼年发育时期，随着年龄增长可骨化为骨性结合。

2. **纤维软骨联合** 椎体之间的椎间盘及耻骨联合等属于纤维软骨联合（symphysis）。

（三）骨性结合

骨性结合即两骨间以骨组织连结，一般是由纤维连结或透明软骨结合骨化而成，如颅骨缝的骨化以及骶椎椎骨之间的骨性结合等。

二、间接连结

间接连结是骨连结的最高分化形式，又称为关节（articulation）或滑膜关节（synovial joint）。关节的相对骨面互相分离，之间为充以滑液的腔隙，活动性较大，其周围借结缔组织相连结。人体大部分骨的连结属于此种类型。

第二节　关节的结构、分类和运动

一、关节的结构

关节的结构包括基本结构和辅助结构两部分。

（一）关节的基本结构

关节的基本结构包括关节面、关节囊和关节腔三部分（图 3-2-1），这些结构是每一个关节所必备的。

1. **关节面** 关节面是参与组成关节的各相关骨的接触面。每一关节至少包括两个关节面，一般为一凸一凹，凸者称为关节头，凹者称为关节窝。关节面上覆盖一层关节软骨（articular cartilage）。关节软骨多数由透明软骨构成，少数为纤维软骨，其厚薄因不同的关节和年龄不同而有差别，通常厚度为 2 ~ 7 mm。关节软骨深部与关节面紧密相连，表面光滑，可减轻运动时关节面的摩擦。由于关节软骨富有弹性，还可缓冲运动时关节面的震动和冲击。另外，关节软骨还可使对应的关节面更为适合。

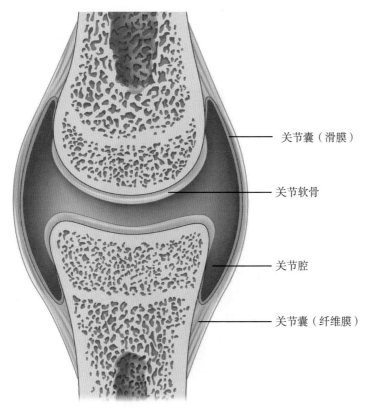

图 3-2-1　关节的基本结构

关节囊（滑膜）

关节软骨

关节腔

关节囊（纤维膜）

2. 关节囊　关节囊（articular capsule）是由纤维结缔组织膜构成的囊，附着于关节的周围，封闭关节腔。关节囊与骨膜融合，包围关节，其松紧和厚薄因关节的不同而有差异，活动较大的关节，关节囊较薄而松弛。关节囊可分为内、外两层。

（1）纤维膜（fibrous membrane）：位居外层，厚而坚韧，由致密结缔组织构成，并含有丰富的血管和神经。各个关节纤维膜的厚薄不完全相同，即使在同一关节内，其各部也不完全一致。一般在运动范围较小或负重较大的关节中，关节囊的纤维膜较厚、坚韧而且紧张；相反，在运动灵活的关节，纤维膜则较薄而松弛。部分纤维膜还可明显增厚形成韧带，以增强关节的稳固，限制其过度运动。

（2）滑膜（synovial membrane）：衬贴于纤维膜的内面，由薄而柔润的疏松结缔组织膜构成。其周缘附着于关节软骨的边缘，包被着关节内除关节软骨、关节唇和关节盘以外的所有结构。滑膜表面有时形成微小突起称为滑膜绒毛。滑膜富含血管、淋巴和神经，能产生滑液（synovial fluid）。滑液是透明的蛋清样黏液，为关节腔内提供了液态环境，可增加关节的润滑作用，同时也是关节软骨、关节盘等新陈代谢的重要媒介。正常情况下，滑膜分泌的滑液量少且呈弱碱性，当关节损伤或炎症时可不同程度地累及滑膜导致水肿、增生及关节腔积液等。

3. 关节腔　关节腔（articular cavity）为滑膜和关节软骨共同围成的密闭腔隙，内有少量滑液，有润滑及营养关节软骨的作用。关节腔内为负压，对维持关节的稳固有一定的作用。

（二）关节的辅助结构

关节除了具备上述的关节面、关节囊和关节腔三项基本结构外，某些关节为适应其特殊功能需要还形成了特殊的辅助结构，以增加关节的灵活性或增强关节的稳固性（图 3-2-2）。

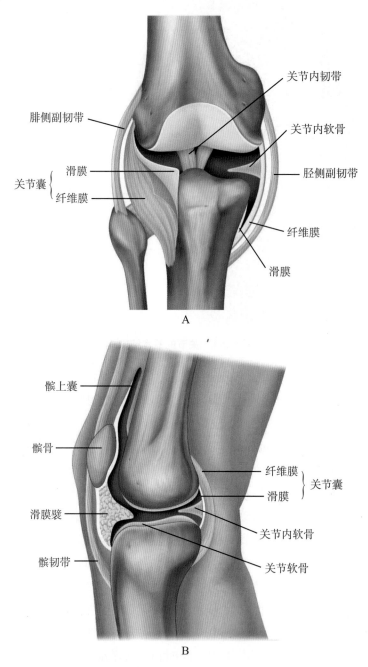

图 3-2-2　膝关节辅助结构示意图

A. 前面观；B. 侧面观

1. **韧带**　韧带（ligament）由致密结缔组织构成，分布在关节的周围，有连结两骨及限制关节过度运动的作用。位于关节囊外的称囊外韧带，有的囊外韧带为关节囊的局部纤维增厚，如髋关节的髂股韧带；有的不与关节囊相连，如膝关节的腓侧副韧带；有的是关节周围肌腱的直接延续，如膝关节的髌韧带。位于关节囊内的称囊内韧带，

Note

被滑膜包裹，如膝关节内的前、后交叉韧带。

2. 关节内软骨　关节内软骨是位于关节腔内不同形态的纤维软骨，包括关节盘和关节唇。

（1）关节盘（articular disc）：一般呈圆盘状，其中部稍薄，周缘略厚。关节盘位于两骨的关节面之间，其周缘与关节囊愈合，并将关节腔分成两部分。膝关节内的关节盘呈半月形，称半月板。关节盘使两关节面更为适合，可缓和外力对关节的冲击和震荡。此外，分隔成的两个腔可增加关节运动的形式和范围。

（2）关节唇（articular labrum）：是附着于关节窝周缘的纤维软骨环，底部略宽厚，游离缘锐薄，可加深关节窝，增大关节面，增加关节的稳固性，如髋臼唇。

3. 滑膜襞和滑膜囊　有些关节囊的滑膜表面积大于纤维膜，滑膜重叠卷折并突入关节腔形成滑膜襞（synovial fold）。有时滑膜襞内含脂肪形成滑膜脂垫。在关节运动时，关节腔的形状、容积、压力发生改变，滑膜脂垫可起调节或填充作用。滑膜襞和滑膜脂垫在关节腔内扩大了滑膜的面积，有利于滑液的分泌和吸收。有时滑膜可从关节囊纤维膜的薄弱或缺如处呈囊状向外膨出，充填于肌腱与骨面之间，形成滑膜囊（synovial bursa），可减少肌肉活动时与骨面之间的摩擦，如膝关节的髌上囊。

二、关节的分类

关节的分类有多种，一般按构成关节的骨的数目、运动方式、运动轴的数目及关节面的形状等进行分类，分述如下。

（一）按构成关节的骨的数目分类

可分为单关节和复关节。

1. 单关节　单关节（simple joint）是指仅由两块骨组成的关节，一个为关节头，另一个为关节窝，如肩关节等。

2. 复关节　复关节（compound joint）是指由两块以上的骨构成的关节，它们共同包在一个关节囊内，如肘关节、桡腕关节等。

（二）按关节的运动方式分类

可分为单动关节和联合关节。

1. 单动关节　单动关节是指单个关节单独进行运动，如肩关节等。

2. 联合关节　联合关节是指由两个或两个以上的关节同时运动，如两侧的颞下颌关节等。

（三）按关节运动轴的数目分类

可分为单轴关节、双轴关节和多轴关节，这是最常用的关节分类方式（图 3-2-3）。

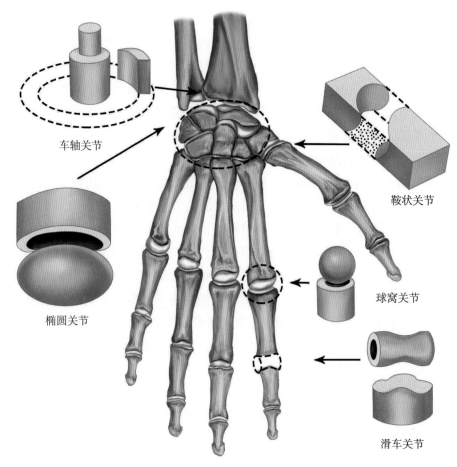

图 3-2-3　滑膜关节的分类

1. **单轴关节**　关节只能绕一个运动轴做一组运动，包括两种形式。

（1）屈戌关节（hinge joint）：又名滑车关节，关节头呈滑车状，另一骨有相应的关节窝，通常只能绕冠状轴做屈伸运动，如指骨间关节。

（2）车轴关节（trochoid joint or pivot joint）：其关节头呈圆柱状，关节窝常为骨和韧带连成的环组成。可沿垂直轴做旋转运动，如寰枢正中关节。

2. **双轴关节**　关节能绕两个互相垂直的运动轴做两组运动，也可进行环转运动，包括两种形式。

（1）椭圆关节（ellipsoidal joint）：关节头及关节窝的关节面呈椭圆形，可沿冠状轴做屈、伸运动，沿矢状轴做收、展运动，并可做环转运动，如桡腕关节。

（2）鞍状关节（sellar joint or saddle joint）：是指相对两骨的关节面均呈鞍状，互为关节头和关节窝。鞍状关节有两个运动轴，可沿两轴做屈、伸、收、展和环转运动，如拇指腕掌关节。

3. **多轴关节**　关节具有两个以上的运动轴，可做多方向的运动，通常也有两种形式。

（1）球窝关节（ball-and-socket joint or spheroidal joint）：关节头较大，呈球形，关节窝较小且浅，与关节头接触的面积不到 1/3。球窝关节的运动灵活，可做屈、伸、收、展、旋转和环转运动，如肩关节。有些关节窝特别深，包绕关节头的大部分，使其运动范围受到一定限制，如髋关节。此种关节称为杵臼关节，也属于球窝关节。

（2）平面关节（plane joint）：是指两骨的关节面均较平坦而光滑，可做多轴的滑动或转动，如腕骨间关节和跗跖关节等。

三、关节的运动

滑膜关节的运动基本上是沿三个互相垂直的轴进行的运动，其运动形式和范围由关节面的复杂形态、运动轴的数量和位置所决定。

（一）屈伸运动

屈和伸是关节沿冠状轴所做的运动。运动时，相关节的两骨之间的角度变小称为屈（flexion），反之，角度增大称为伸（extension）。一般关节的屈是指向腹侧运动角度变小，而膝关节则相反，小腿向后贴近大腿的运动称为膝关节的屈，反之称为伸。在踝关节，足尖上抬，足背向小腿前面靠拢为踝关节的伸，习惯上称为背屈（dorsiflexion），足尖下垂为踝关节的屈，习惯上称为跖屈（plantarflexion）。

（二）收展运动

收和展是关节沿矢状轴所做的运动。运动时，骨向正中矢状面靠拢称为收（adduction），反之，远离正中矢状面为展（abduction）。手指的收和展是以中指为中轴的靠拢和散开的运动。足趾则是以第二趾为准的靠拢和散开运动。

（三）旋转运动

旋转（rotation）是关节沿垂直轴所作的运动。运动骨围绕中心轴向前内侧旋转，称为旋内（medial rotation）；向后外侧旋转，称为旋外（lateral rotation）。在前臂桡骨对尺骨的旋转运动，则是围绕桡骨头中心到尺骨茎突基底部的轴线旋转，将手背转向前方的运动称旋前（pronation），将手掌恢复到向前而手背转向后方的运动称旋后（supination）。

（四）环转运动

环转（circumduction）是指运动时骨的上端在原位转动，下端则做圆周运动，运动时全骨描绘出一圆锥形的轨迹。能沿两轴以上运动的关节均可做环转运动，如肩关节、髋关节和桡腕关节等，环转运动实际上是屈、展、伸、收依次交替的连续动作。

（五）移动

移动（translation）是指一个骨的关节面在另一骨的关节面上滑动，如跗跖关节、腕骨间关节等。其实即便小的跗骨或腕骨运动时，也涉及多轴向的运动，用连续放射摄影技术观察，显示了明显的旋转和角度运动。

（孟海伟）

第四章 全身关节

第一节　中轴骨的连结

中轴骨的连结包括躯干骨的连结和颅骨的连结。

一、躯干骨的连结

躯干骨借骨连结形成脊柱和胸廓。脊柱由 24 块椎骨、1 块骶骨和 1 块尾骨借骨连结形成，构成人体的中轴，上端承托颅，下端连结肢带骨。胸廓由 12 块胸椎、12 对肋及 1 块胸骨连结而成。

（一）脊柱

1. **椎骨间的连结**　各椎骨之间借韧带、软骨和关节相连，可分为椎体间和椎弓间连结两种。

1）椎体间的连结：椎体之间借椎间盘及前、后纵韧带紧密相连（图 4-1-1 ～图 4-1-3）。

（1）椎间盘（intervertebral disc）由纤维软骨构成，连结上下两个相邻椎体之间（第 1 颈椎和第 2 颈椎之间除外）。椎间盘中央部为髓核（nucleus pulposus），是白色而富有弹性的胶状物质，为胚胎时脊索的残留物；周围部称为纤维环（anulus fibrosus），由多层纤维软骨环按同心圆排列组成，牢固连结相邻椎体，保护髓核并限制髓核向周围膨出。成人有 23 个椎间盘，其形状和大小一般与所连结的椎体上下面相似。各部厚薄不同，中胸部较薄，颈部较厚，腰部最厚，所以颈、腰部活动度较大。

椎间盘既坚韧，又富弹性，承受压力时被压缩，除去压力后复原，具有弹性垫样作用，可缓冲外力对脊柱的震动。另外，也可增加脊柱的运动幅度。当纤维环破裂时，髓核容易向后外侧脱出，突入椎管或椎间孔，压迫相邻的脊髓或神经根，临床称为椎

Note

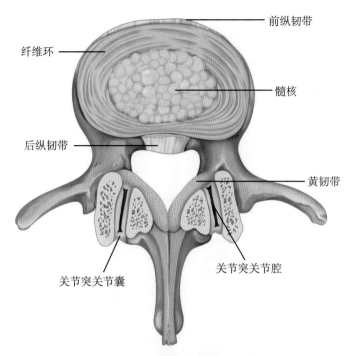

前纵韧带

纤维环

髓核

后纵韧带

黄韧带

关节突关节囊

关节突关节腔

图 4-1-1　椎间盘和关节突关节

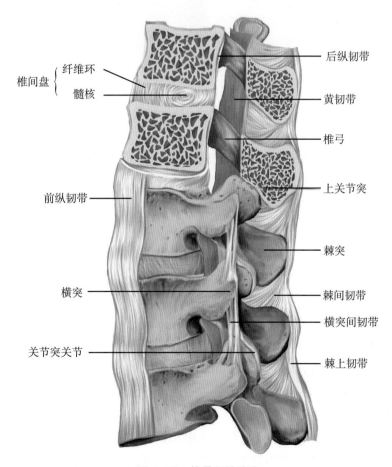

椎间盘 { 纤维环 髓核

后纵韧带

黄韧带

椎弓

前纵韧带

上关节突

棘突

横突

棘间韧带

横突间韧带

关节突关节

棘上韧带

图 4-1-2　椎骨间的连结

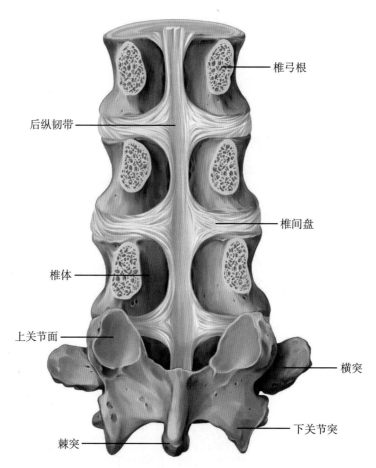

椎弓根

后纵韧带

椎间盘

椎体

上关节面

横突

下关节突

棘突

图 4-1-3　后纵韧带

间盘脱出症。

（2）前纵韧带（anterior longitudinal ligament）宽而坚韧，为人体中最长的韧带。上端起自枕骨大孔的前缘，向下经寰椎前结节和各椎体的前面，止于第1或第2骶椎的前面。前纵韧带纵行的纤维牢固地附着于椎体和椎间盘，可防止脊柱过度后伸和椎间盘向前脱出。

（3）后纵韧带（posterior longitudinal ligament）细长而坚韧，位于椎管的前壁。起自枢椎椎体，向上方移行于覆膜，向下沿各椎体的后面至骶骨。与椎间盘纤维环及椎体上下缘紧密相连，而与椎体后面的连结较为疏松，有限制脊柱过度前屈的作用。

2）椎弓间的连结：包括上、下关节突之间的滑膜关节及椎弓板、棘突、横突之间的韧带（图4-1-2、图4-1-4）。

（1）关节突关节（zygapophyseal joint）由上位椎骨的下关节突和下位椎骨的上关节突构成，关节面覆盖一层透明软骨，关节囊附着于关节软骨的周缘。此关节为平面关节，可做轻微滑动（图4-1-1）。

（2）黄韧带（ligamenta flava）为连结相邻两椎弓板间的韧带，位于椎管内，由黄色的弹性纤维构成。黄韧带协助围成椎管，前面凹陷，正中部有一裂隙，为静脉所穿通，可限制脊柱过度前屈（图4-1-4）。

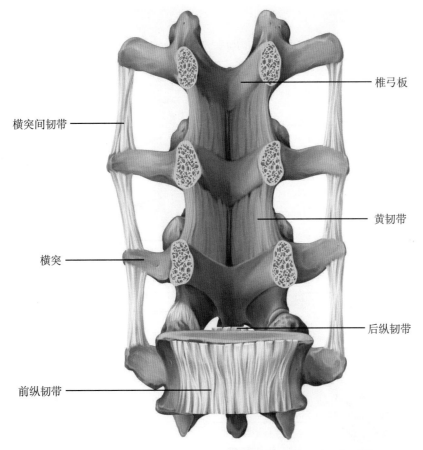

图 4-1-4 黄韧带和横突间韧带（腰椎）

（3）棘间韧带（interspinal ligament）位于相邻棘突之间，向前与黄韧带、向后与棘上韧带相移行。

（4）棘上韧带（supraspinal ligament）细长而坚韧，起自第 7 颈椎棘突，向下沿各椎骨的棘突尖部下行，止于骶正中嵴。前方与棘间韧带相融合，有限制脊柱前屈的作用。在颈部，从颈椎棘突尖向后扩展成三角形板状的弹力纤维膜，称为项韧带（ligamentum nuchae）。项韧带常被认为是棘上韧带和颈椎棘突间韧带的延续，向上附着于枕外隆凸及枕外嵴，向下达第 7 颈椎棘突并续于棘上韧带（图 4-1-5）。

（5）横突间韧带（intertransverse ligament）位于相邻椎骨横突间的纤维索，部分与横突间肌混合（图 4-1-4）。

2. 寰椎与枕骨和枢椎之间的关节

1）寰枕关节：由两侧的枕髁与寰椎侧块上方的上关节凹构成的联合关节，属椭圆关节。两侧关节同时运动，可使头做俯仰和侧屈运动。寰枕关节囊松弛，周围有寰枕前膜、寰枕后膜和寰枕外侧韧带加强（图 4-1-6）。

2）寰枢关节（atlantoaxial joint）：包括左、右的寰枢外侧关节和前方的寰枢正中关节 3 个关节（图 4-1-6）。

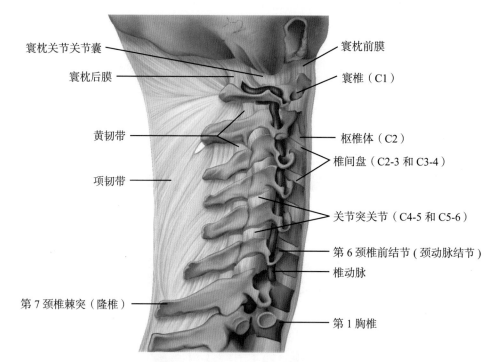

图 4-1-5　项韧带

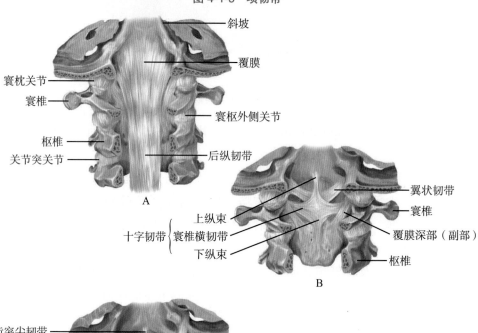

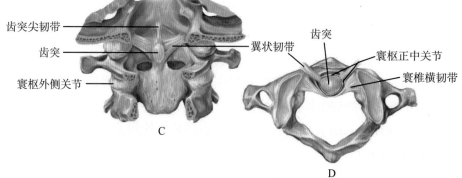

图 4-1-6　寰枕、寰枢关节

A.后面观：显示覆膜；B.后面观：切除覆膜大部分，显示十字韧带；
C.后面观：切除十字韧带；D.上面观

（1）寰枢外侧关节（lateral atlantoaxial joint）左、右各一，由寰椎侧块的下关节面与枢椎的上关节面构成。

（2）寰枢正中关节（median atlantoaxial joint）由枢椎的齿突与寰椎前弓后面的齿突凹和寰椎横韧带构成，属车轴关节。

（3）寰枢关节的韧带：①寰椎横韧带（transverse ligament of atlas），连结寰椎左、右侧块的内侧面，防止齿突后退。前面微凹，有一纤维软骨的关节面与齿突后面形成关节。自韧带中部，向上、下方发出纵行纤维束，与寰椎横韧带共同构成寰椎十字韧带。向上的纤维束附着于枕骨大孔前缘，向下的纤维束连于枢椎体的后面。②翼状韧带（alar ligament），为强韧的圆索状韧带，由齿突尖向外上方止于枕髁内侧面。③齿突尖韧带（apical ligament of dens），为细小的索状韧带，位于两侧翼状韧带上缘之间，连结齿突尖于枕骨大孔前缘。④覆膜（tectorial membrane），位于椎管内，宽阔强韧，自斜坡沿齿突及其周围的韧带后面下降，于枢椎体后面移行于后纵韧带。

寰枢关节沿齿突垂直轴转动，使头连同寰椎进行旋转运动。寰枕、寰枢关节的联合运动使头做俯仰、侧屈和旋转运动。

3. 脊柱的整体观及其运动

1）脊柱的整体观：脊柱的功能是支持躯干和保护脊髓，其长度可因姿势不同而略有差异，静卧比站立时可长 2 ~ 3 cm，这是由站立时椎间盘被压缩所致。成年男性脊柱长约 70 cm，女性略短，约 60 cm。椎间盘的总厚度约为脊柱全长的 1/4。老年人可因椎间盘胶原成分改变而变薄，骨质疏松导致椎体加宽和高度减小，从而导致老年人脊柱变短。

（1）从前面观察脊柱，自第 2 颈椎到第 3 骶椎的椎体宽度，自上而下逐渐加宽，到第 2 骶椎为最宽。骶骨耳状面以下，由于重力经髋关节传到下肢骨，椎体不再负重，体积也逐渐缩小。从前面看，正常人的脊柱有轻度的侧屈，惯用右手的人，脊柱上部略凸向右侧，下部则代偿性地略凸向左侧。

（2）从后面观察脊柱，所有椎骨棘突连贯形成纵嵴，位于背部正中线上。颈椎棘突短而分叉，近水平位。胸椎棘突细长，斜向后下方，呈叠瓦状。腰椎棘突呈板状，水平伸向后方。

（3）从侧面观察脊柱，可见颈、胸、腰、骶 4 个生理性弯曲。其中，颈曲和腰曲凸向前，胸曲和骶曲凸向后。脊柱的这些弯曲增大了脊柱的弹性，对维持人体的重心稳定和减轻震荡具有重要意义。胸曲和骶曲凹向前方，在胚胎时已形成。婴儿出生后开始抬头、坐起及站立行走对颈曲和腰曲的形成产生明显影响。脊柱的每一个弯曲，都有它的功能意义，颈曲支持头的抬起，腰曲使身体重心垂线后移，以维持身体的前后平衡，保持稳固的直立姿势，而胸曲和骶曲在一定意义上扩大了胸腔和盆腔的容积（图 4-1-7）。

2）脊柱的运动：虽然相邻两椎骨之间的运动非常有限，但整个脊柱的活动范围较大，可做屈、伸、侧屈、旋转和环转运动。脊柱各部的运动形式和范围不同，这主要取决于关节突关节的方位和形状、椎间盘的厚度、韧带的位置及厚薄等。同时也与年龄、性别和锻炼程度有关。在颈部，颈椎关节突的关节面略呈水平位，关节囊松弛，

Note

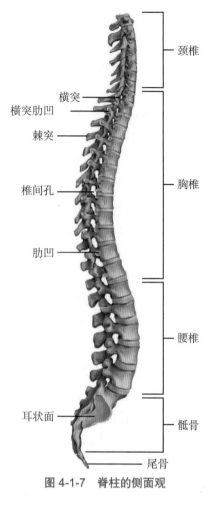

椎间盘较厚，故屈伸及旋转运动的幅度较大。在胸部，胸椎与肋骨相连，椎间盘较薄，关节突的关节面呈冠状位，棘突呈叠瓦状，这些因素限制了胸椎的运动，故活动范围较小。在腰部，椎间盘最厚，屈伸运动灵活，关节突的关节面几乎呈矢状位，限制了旋转运动。由于颈、腰部运动灵活，损伤也较多见。

横突
横突肋凹
棘突

椎间孔

肋凹

耳状面

尾骨

颈椎

胸椎

腰椎

骶骨

图 4-1-7 脊柱的侧面观

（二）胸廓

胸廓（thorax）由 12 块胸椎、12 对肋、1 块胸骨和它们之间的连结共同构成。构成胸廓的骨连结包括肋椎关节、肋软骨与胸骨的连结及胸椎之间的连结。

1. **肋椎关节**（costovertebral joint） 为肋骨与胸椎之间的连结，包括肋头关节和肋横突关节（图 4-1-8）。二者属于微动关节，在功能上是联合关节，运动时肋骨沿肋头至肋结节的轴线旋转，使肋的前部上升或下降，肋体外翻或回位，以增加或缩小胸廓的前后径和左右径，从而改变胸腔的容积，有助于肺通气。

（1）肋头关节（joint of costal head）由肋头的关节面与相邻胸椎的肋凹及椎间盘构成，关节囊周围有肋头辐状韧带和关节内韧带加强。

（2）肋横突关节（costotransverse joint）由肋结节关节面与相应椎骨的横突肋凹构成，有肋横突韧带、肋横突上韧带和肋横突外侧韧带等加强。

2. **肋软骨与胸骨的连结** 第 1 肋软骨的内侧端直接与胸骨柄的肋切迹相连，形成第 1 胸肋结合（sternocostal synchondrosis of first rib），为直接连结。第 2 ~ 7 肋软骨的内侧端与胸骨相应的肋切迹构成胸肋关节（sternocostal joint），此关节属微动关节，只能做轻微的滑动。第 8 ~ 10 肋软骨的前端不直接与胸骨相连，而依次与上位肋软骨形成软骨连结，构成左、右肋弓，第 11 肋和 12 肋的前端游离于腹壁肌肉之中（图 4-1-9）。

3. **胸廓的整体观及其运动** 成人胸廓近似圆锥形，上窄下宽，前后扁平，由于胸椎椎体前凸，水平切面上呈肾形。胸廓有上、下两口和前、后、外侧壁。胸廓上口较小，由胸骨柄上缘、第 1 肋和第 1 胸椎椎体围成，是胸腔与颈部的通道。胸廓上口的平面向前下倾斜，与第 1 肋的方向一致，前部较低，胸骨柄上缘约平对第 2 胸椎体下缘。胸廓下口宽而不规则，由第 12 胸椎、第 12 及第 11 对肋的前端、肋弓和剑突围成。两侧肋弓在中线构成向下开放的角称为胸骨下角。胸骨下角的尖部有剑突，剑突又将胸骨下角分成左、右剑肋角。剑突尖约平对第 10 胸椎下缘。胸廓前壁最短，由胸骨、肋软骨及肋骨前端构成。后壁较长，由胸椎和肋角内侧部分的肋骨构成。外侧壁最长，

Note

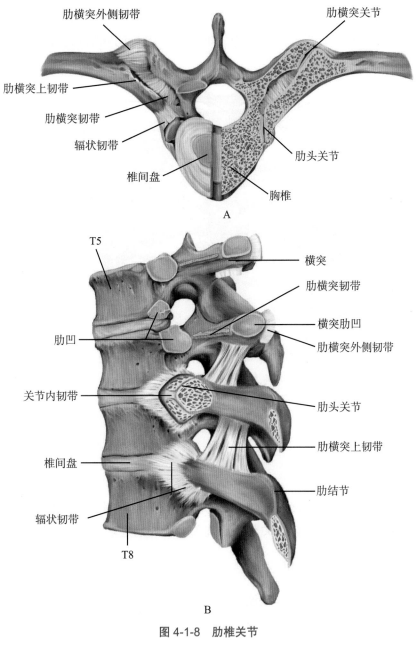

图 4-1-8　肋椎关节

A. 上面观；B. 侧面观

由肋骨体构成。相邻两肋之间的间隙称肋间隙（图 4-1-9）。

胸廓可保护和支持胸腔内脏器，主要参与呼吸运动。吸气时，在呼吸肌作用下，由于肋骨前端和肋软骨上举，胸骨也随之向前上方运动，从而加大了胸廓的前后径。同时，由于肋上提时，肋骨下缘外翻和肋骨前端向前外方运动，肋体向外扩展，加大胸廓的横径，使胸腔容积增大。与此相反，当呼气时，由于肋的下降，出现胸骨下降并后移，肋骨前端向内下方运动以及肋骨下缘内翻，因此胸廓各径均缩短，胸腔容积减小。

胸廓的容积和大小有明显的个体差异，与年龄、性别、健康状况等因素有关。新生儿胸廓呈桶状，成年女性的胸廓较男性略短而圆，各径线较男性略小。老年人因胸廓弹性减小，运动减弱而变得长而扁。佝偻病儿童的胸廓因缺钙致胸骨前突变形，形成"鸡胸"。慢性支气管炎、肺气肿患者的胸廓，因长期咳喘致各径增大而形成"桶状胸"。

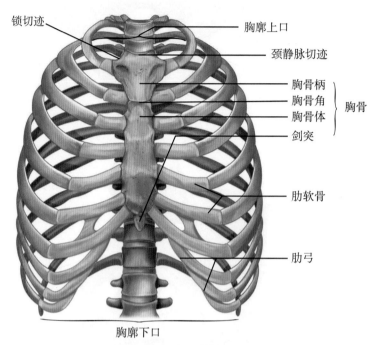

图 4-1-9　胸廓（前面观）

二、颅骨的连结

颅骨之间的连结包括直接骨连结和关节。前者包括颅骨的缝、软骨连结和骨性结合；后者包括颞下颌关节和寰枕关节。寰枕关节已如前述。

（一）颅骨的直接骨连结

各颅骨之间借缝、软骨和骨相连结，彼此之间结合较为牢固。颅盖骨是在膜的基础上骨化而来，发育过程中，骨与骨之间留有薄层结缔组织膜，称为缝，如冠状缝、矢状缝、人字缝等。随着年龄的增长，缝可发生骨化而成为骨性结合。颅底诸骨是在软骨基础上骨化的，骨与骨之间是软骨连结，如成年前蝶骨体后面与枕骨基底部之间的蝶枕软骨结合、蝶岩、岩枕软骨结合等。随着年龄的增长都先后骨化而成为骨性结合，但破裂孔处的软骨终生不骨化。

（二）颞下颌关节

颞下颌关节（temporomandibular joint），又称下颌关节，由下颌骨的下颌头与颞骨的下颌窝和关节结节构成，关节面覆盖有纤维软骨（图 4-1-10）。

1.**关节囊**　颞下颌关节的关节囊较松弛，向上附着于下颌窝和关节结节的周围，向下附着于下颌颈，关节囊前壁和内侧壁较薄，后壁和外侧壁较厚，因此下颌关节易向前脱位。此外，有一部分翼外肌的肌腱穿入关节囊，附着于关节盘上。

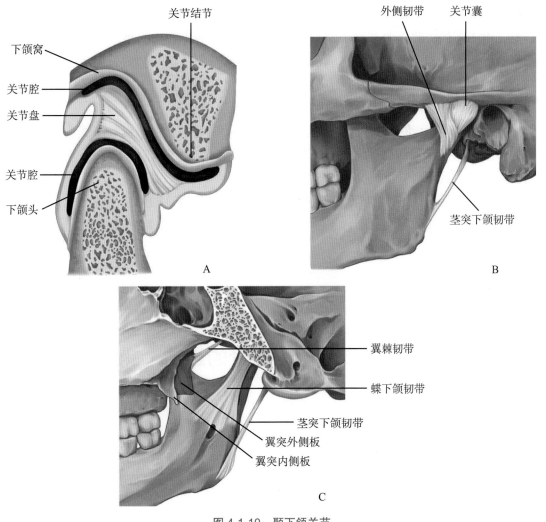

图 4-1-10　颞下颌关节

A. 矢状切面；B. 外侧面；C. 内侧面

2. 关节盘　颞下颌关节腔内有纤维软骨构成的关节盘，位于下颌窝和下颌头之间。关节盘呈椭圆形，后部较厚，前部较薄，下面凹陷，上面如鞍状，与关节结节和下颌窝的形状相对应，使两个关节面更为适合。关节盘的周缘与关节囊相连，将关节腔分为上、下两部分。

3. 韧带　颞下颌关节周围有外侧韧带、蝶下颌韧带和茎突下颌韧带加强。外侧韧带也称颞下颌韧带，呈三角形，上宽下窄，与关节囊的外侧壁愈合。其上方起自颧骨颧突的下缘，斜向后下方，止于下颌头和下颌颈，可限制下颌头向前方的运动。蝶下颌韧带为位于关节内侧的扁薄韧带，连结蝶骨与下颌小舌之间。茎突下颌韧带为颈部深筋膜的一部分，位于咬肌和翼内肌之间，自茎突斜向前下方，止于下颌角和下颌支后缘。

4. 颞下颌关节的运动　左右两侧颞下颌关节属于联合关节，必须同时进行运动。相对于颞骨，下颌骨可做三个方向的运动。上提、下降、前进、后退和侧方运动。

（1）上、下运动：下颌骨的上提和下降运动发生在下关节腔内，关节盘的下面为关节窝，下颌头为关节头。张口时，下颌骨下降，翼外肌收缩牵引下颌头和关节盘，向前移至关节结节；闭口时，下颌骨上提，下颌头和关节盘复位至下颌窝。在极度开口时，由于下颌头移至关节结节时处于不稳定状态，如果肌肉过度收缩或下颌骨过度下降时，下颌头和关节盘可随薄弱的关节囊前壁移至关节结节的前方而不能退回关节窝，形成颞下颌关节脱位。手法复位时，必须先将下颌骨拉向下，越过关节结节，再将下颌骨向后推，才能将下颌头纳回下颌窝内。

（2）前、后运动：前进和后退运动发生在上关节腔内，关节盘和下颌头沿横贯两侧关节结节的冠状轴做前后移动。下颌骨向前运动时，关节盘和下颌头移至关节结节的表面；向后运动时，下颌头返回至关节窝。

（3）侧方运动：同侧为下关节腔的运动，下颌头沿垂直轴相当于关节盘做旋转运动，而对侧为上关节腔的运动，下颌头和关节盘一起相对关节窝做前进运动。

（孟海伟）

第二节　附肢骨的连结

上肢的运动较下肢复杂、灵活，故上肢关节以运动灵活为特点；下肢起支持身体的作用，负重行走，以稳定为特点。附肢的主要功能为支持和运动，所以附肢骨的连结多是滑膜关节。

一、上肢骨的连结

上肢骨的连结可分为上肢带骨连结和自由上肢骨连结。

（一）上肢带骨连结

1. **胸锁关节**（sternoclavicular joint）　由锁骨的胸骨端关节面与胸骨锁骨切迹和第1肋软骨的上面构成（图 4-2-1）。此关节属多轴关节，是上肢骨与躯干骨之间连结的唯一滑膜关节。

关节囊坚韧，前、后壁较薄，上、下壁略厚，有胸锁前、后韧带，锁间韧带，肋锁韧带等加强。此关节囊内关节盘由纤维软骨构成。关节盘将关节腔分为外上和内下两部分，它使关节面之间更契合，并有防止锁骨向内上脱位和缓冲关节冲击作用。

胸锁关节沿矢状轴做向上、向下运动，沿垂直轴可做向前、向后运动，沿冠状轴可做旋转运动。胸锁关节可环转运动，锁骨的肩峰端随之做圆周运动。

2. **肩锁关节**（acromioclavicular joint）　由锁骨的肩峰端关节面与肩胛骨肩峰关节面构成，属平面关节（图 4-2-2）。

关节囊松弛，关节囊上方有肩锁韧带加强，在囊和锁骨的下方有强韧的喙锁韧带连于喙突。此关节囊内关节盘多位于在关节腔上部，出现率约为 20%。

Note

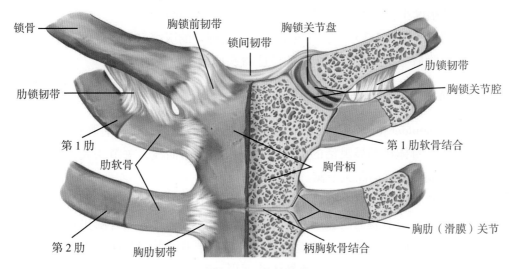

图 4-2-1　胸锁关节

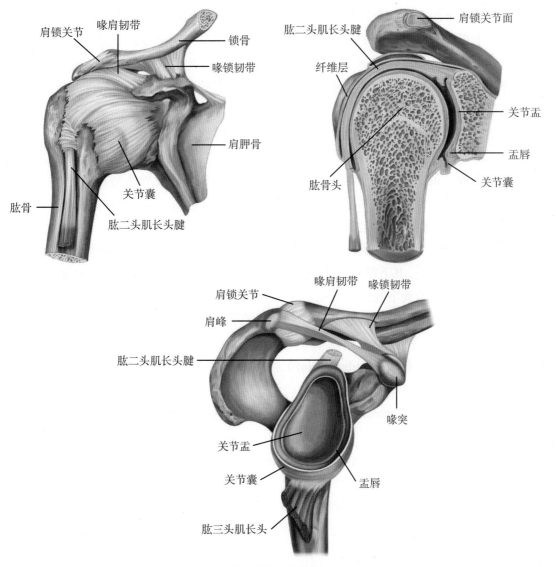

图 4-2-2　肩关节

关节运动幅度小，可做上、下、前、后及旋转的轻微运动。

3.**喙肩韧带**（图 4-2-2）　呈三角形，连于肩胛骨的喙突与肩峰之间。它与喙突、肩峰共同构成喙肩弓，此弓有防止肩关节肱骨头向内上脱位的作用。

（二）自由上肢骨连结

1.**肩关节 shoulder joint**（图 4-2-2）　又称盂肱关节，由肱骨头与肩胛骨关节盂构成，属球窝关节，是身体运动最灵活的关节之一。关节盂小而浅，关节头大，关节盂周围有纤维软骨构成的盂唇加深关节窝。

肩关节囊薄而松弛，向上附着于关节盂缘，向下附着于肱骨解剖颈，其内侧部分可达肱骨外科颈。关节囊的滑膜层在结节间沟和喙突根部等处向外膨出形成滑液鞘或滑膜囊，以利于肌腱的活动。关节囊内有起自盂上结节的肱二头肌长头腱通过，腱的表面有包绕关节囊延续的滑膜，形成肱二头肌滑液鞘，位于结节间沟内。

关节囊上壁有喙肱韧带，自喙突根部斜向外下至肱骨大结节前面，与冈上肌腱交织，其部分纤维加入关节囊的纤维层。盂肱韧带位于囊的前壁的内面，可分为上、中、下三部，上部起自喙突根部的关节盂缘，止于肱骨小结节的上方；中部连于关节盂前缘与小结节之间，如此部阙如，关节囊此处薄弱，易发生肩关节脱位；下部自关节盂的下缘连向解剖颈的下部。关节囊前壁和后壁有许多的肌腱纤维编入囊的纤维层，以增加关节的稳定性。

肩关节头大窝浅，关节囊松弛，关节虽然有盂唇加深关节窝，仍仅能容纳关节头的 1/4～1/3，故肩关节的运动幅度较大，可做三轴运动。沿冠状轴做屈、伸，屈大于伸。沿矢状轴做收、展，由于躯干的阻碍，收的运动范围较小，臂外展超过 40° 时，继续抬高常伴有胸锁关节与肩锁关节的运动及肩胛骨的旋转运动。沿垂直轴做旋内、旋外，旋内大于旋外，并能做环转运动。

肩关节运动灵活且幅度大，是人体易发生脱位的关节之一。关节前部、后部及上部有韧带和肌腱加强，其下部相对薄弱，当上肢极度外展时，易发生肱骨头向前下脱位，临床亦多发生肩关节前下脱位。

2.**肘关节**（elbow joint）（图 4-2-3）　为复关节，由肱骨下端与尺、桡骨上端构成，包括 3 个关节：

（1）肱尺关节（humeroulnar joint）：属滑车关节，由肱骨滑车和尺骨滑车切迹构成。

（2）肱桡关节（humeroradial joint）：属球窝关节，由肱骨小头和桡骨关节凹构成。

（3）桡尺近侧关节（proximal radioulnar joint）：属车轴关节，由桡骨环状关节面和尺骨桡切迹构成。

上述 3 个关节共同包被在关节囊内，关节囊的两侧壁厚而紧张，前、后壁薄而松弛，并有韧带加强。囊的前、后壁较为薄弱，当肘关节受到暴力时，肘关节后脱位常见。

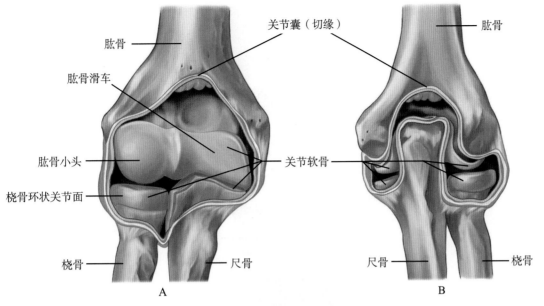

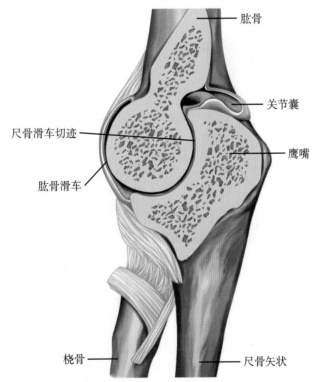

图 4-2-3　肘关节

A. 前面观；B. 后面观；侧面观（切面）

肘关节的韧带（图 4-2-4）：

（1）尺侧副韧带（ulnar collateral ligament）：位于关节囊的尺侧，呈扇形，比较肥厚，由肱内上髁向下扩展，止于尺骨滑车切迹内侧缘。

（2）桡侧副韧带（radial collateral ligament）：位于关节囊的桡侧，也呈扇形，由肱骨外上髁向下扩展，止于桡骨环状韧带。此韧带增强关节囊的外侧壁，有防止桡骨头向外脱位的作用。

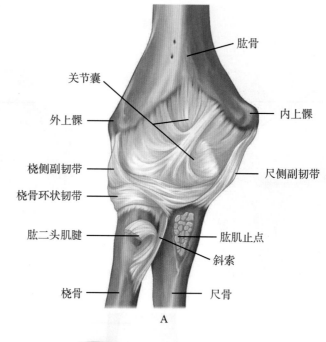

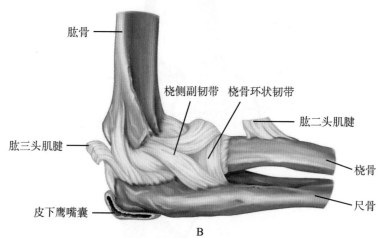

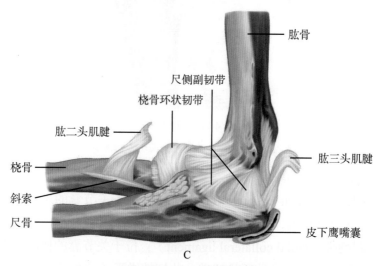

图 4-2-4　肘关节周围韧带

A. 前面观；B. 外侧面观；C. 内侧面观

Note

（3）桡骨环状韧带（annular ligament of radius）：附着于尺骨桡切迹的前、后缘，位于桡骨环状关节面的周围，与尺骨桡切迹共同构成一个漏斗形纤维环，容纳桡骨头。4岁以前，由于桡骨头发育不完全，桡骨头与桡骨颈粗细相似，当肘关节在伸直状态突然被牵拉，桡骨头易被环状韧带卡住，形成桡骨小头半脱位。

肘关节的运动以肱尺关节为主，主要在冠状轴上做屈、伸运动，运动范围约为140°。由于肱骨滑车的内侧唇较外侧唇向前下方突出，使滑车的轴斜向下内，前臂沿此斜向的冠状轴屈曲时，手可至胸前，伸前臂时，前臂偏向外侧，与上臂形成10°～15°的外偏角，称提携角。桡尺近侧关节与桡尺远侧关节联合，共同使前臂做旋前和旋后的运动。

肱骨内、外上髁和尺骨鹰嘴，肘关节伸直时，此三点在一条直线上；关节屈曲至90°时，此三点的连线构成一个尖朝下的等腰三角形，称肘后三角。当肘关节发生脱位时，三点位置关系多发生改变。临床上，肘关节后脱位常见，后脱位常合并尺骨冠突骨折。

3. **桡骨与尺骨间连结**（图4-2-5）　桡、尺骨借桡尺近侧关节、前臂骨间膜和桡尺远侧关节相连。

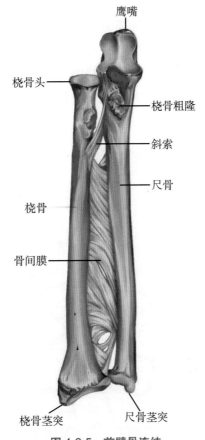

图 4-2-5　前臂骨连结

（1）桡尺近侧关节：见肘关节。

（2）前臂骨间膜（interosseous membrane of forearm）：为坚韧的纤维膜，连结于桡骨与尺骨的骨间缘之间，纤维方向主要是从桡骨外上斜向内下达尺骨。骨间膜上有一孔，内有骨间前动脉通过。前臂处于半旋前或者半旋后时，两骨间缘之间距离最大，骨间膜最紧张。因此，处理前臂骨折时，为防止骨间膜挛缩，影响旋转功能预后，应将前臂固定于半旋前或者半旋后位。

（3）桡尺远侧关节（distal radioulnar joint）：由尺骨头环状关节面、桡骨尺切迹及其自下缘至尺骨茎突根部的关节盘共同构成（图 4-2-6）。关节盘为三角形纤维软骨板，与桡骨尺切迹共同组成关节窝，并将尺骨头与腕骨隔开。此关节囊较为松弛。

桡尺近侧关节和桡尺远侧关节虽为两个独立关节，但同时运动，二者为联合关节，属于车轴关节。其运动轴为通过桡骨头中心至尺骨头中心的连线，前臂可沿旋转轴做旋转运动。运动时，桡骨头在原位自转，而桡骨下端连同关节盘围绕尺骨头旋转。当桡骨转至尺骨前并与之相交叉时，手背向前，称为旋前。与此相反的运动，即桡骨转回至尺骨外侧，而手掌向前，称为旋后。旋前和旋后的活动范围为 140° ~ 150°；若肱骨与肩胛骨同时旋转，可增至 360°。

4. 手关节（joints of hand）　包括桡腕关节、腕骨间关节、腕掌关节、掌骨间关节、掌指关节和指骨间关节（图 4-2-6 ~ 图 4-2-8）。

（1）桡腕关节（radiocarpal joint）：又称腕关节（wrist joint）（图 4-2-6、图 4-2-7），关节窝由桡骨下端的腕关节面和尺骨下方的关节盘构成，关节头由手舟骨、月骨和三角骨的近侧关节面构成，属于典型的椭圆关节。

桡腕关节关节囊薄而松弛，关节腔与桡尺远端关节腔隔有关节盘，故不相通。关节囊外前、后及两侧均有韧带加强，分别为桡腕掌侧韧带、桡腕背侧韧带、腕桡侧副韧带和桡腕尺侧副韧带，其中掌侧韧带较坚韧，因而关节背伸运动幅度小。腕关节可做屈、伸、收、展及环转运动。

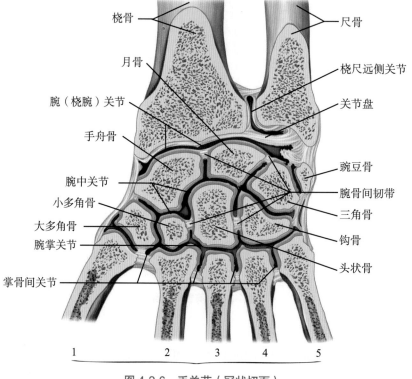

图 4-2-6　手关节（冠状切面）

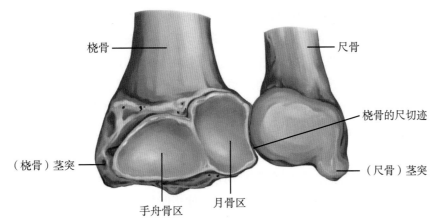

图 4-2-7　腕关节面

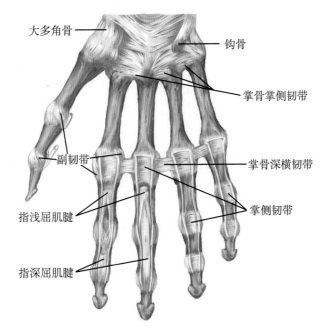

图 4-2-8　手关节（前面观）

（2）腕骨间关节（intercarpal joint）：为相邻各腕骨之间的连结，可分为近侧列腕骨间关节、远侧列腕骨间关节及近侧与远侧列之间的腕中关节。腕骨借韧带连结为一整体，腕骨间各关节腔彼此相通，如腕骨间韧带阙如，关节腔可与腕关节或腕掌关节相通。腕骨间关节属微动关节，只能做轻微的滑动和转动，腕骨间关节运动通常和桡腕关节运动一起进行。

（3）腕掌关节（carpometacarpal joints）：为远侧列腕骨远侧关节面与掌骨底之间的连结。一般分为拇指腕掌关节和第 2 ～ 5 腕掌关节两种。除拇指腕掌关节和第 5 腕掌关节外，其余各指的腕掌关节运动范围非常小。

拇指腕掌关节（carpometacarpal joint of thumb）：由大多角骨与第 1 掌骨底构成，属于典型的鞍状关节。关节囊肥厚而松弛，附着在关节面周缘，周围有韧带加强，关节腔宽阔。

关节可做屈、伸、收、展、环转和对掌运动。由于拇指腕掌关节与第 2 ～ 5 腕掌

Note

关节所成掌面在掌侧形成近90°夹角，故拇指的屈、伸运动发生在冠状面上，即拇指向掌心靠拢为屈，反之为伸。拇指的收、展运动发生在矢状面上，即拇指在与手掌垂直的平面上离开示指为展，靠拢示指为收。拇指可做对掌运动，即拇指向掌心，拇指尖与其余4指的掌侧面指尖相接触的运动，这一运动使得手可进行握持及精细运动。

（4）掌骨间关节（intermetacarpal joints）：第2～5掌骨底之间相互构成的关节，共有3个，有各自关节囊，均与腕掌关节囊相愈合，各关节腔均与腕掌关节腔相通。

（5）掌指关节（metacarpophalangeal joints）：由掌骨头与近节指骨底构成，共5个。关节囊薄而松弛，前面有掌侧韧带加强。囊的两侧有侧副韧带，连结掌骨头两侧与指骨底两侧之间，此韧带屈指时紧张，伸指时松弛。

当掌指关节处于屈位时，仅可做屈伸运动，指处于伸位时，掌指关节可做屈、伸、收、展及环转运动。手指的收、展是以中指为参照，向中指靠拢为收，远离中指为展。

（6）指骨间关节（interphalangeal joints of hand）：由相邻两节指骨的底与滑车构成，共9个，属典型的滑车关节。关节囊松弛薄弱，关节腔较宽。关节囊掌侧有掌侧韧带、两侧有侧副韧带加强。指间关节只能做屈、伸运动，伸指运动受屈指肌腱和掌侧韧带的限制，运动范围较屈指运动小。

二、下肢骨的连结

下肢骨的连结包括下肢带骨连结和自由下肢骨连结。

（一）下肢带骨连结

下肢带骨连结包括骶髂关节、髋骨与脊柱的韧带连结、耻骨联合及髋骨的固有韧带。

1. **骶髂关节**（sacroiliac joint）（图4-2-9）　由骶骨的耳状面与髂骨的耳状面构成。关节面粗糙不平，结合紧密，关节腔狭小，呈裂隙状。

关节囊较紧密，附于关节面周缘，其前、后分别有骶髂前、后韧带加强，后上方骶髂骨间韧带连于骶骨粗隆与髂骨粗隆之间。骶髂关节结构牢固，活动性极小，可做轻微的上、下及前、后运动。在妊娠后期其活动度可略增大，以适应分娩功能。此关节有一定的缓冲躯干与下肢之间的冲击力和震荡的作用。

此关节可发生纤维粘连和关节闭锁，一般女性发生较晚，发生于更年期后。老年人此关节可完全纤维化，甚至骨化。

2. **髋骨与脊柱间的韧带连结**（图4-2-9）　主要是腰椎、骶骨和髋骨之间的连结，有髂腰韧带、骶棘韧带和骶结节韧带等。

（1）髂腰韧带（iliolumbar ligament）：为坚韧肥厚的三角形韧带，由第4、5腰椎横突呈放射状止于髂嵴后上部。

（2）骶结节韧带（sacrotuberous ligament）：位于骨盆后下部，呈扇形，起自髂后下棘，骶、尾骨外侧缘，纤维束斜向下外集中，止于坐骨结节内侧缘。

（3）骶棘韧带（sacrospinous ligament）：位于骶结节带前方，呈三角形，起自骶、尾骨的外侧缘，纤维束斜向下处集中，止于坐骨棘，其起始部位于骶结节韧带前内。

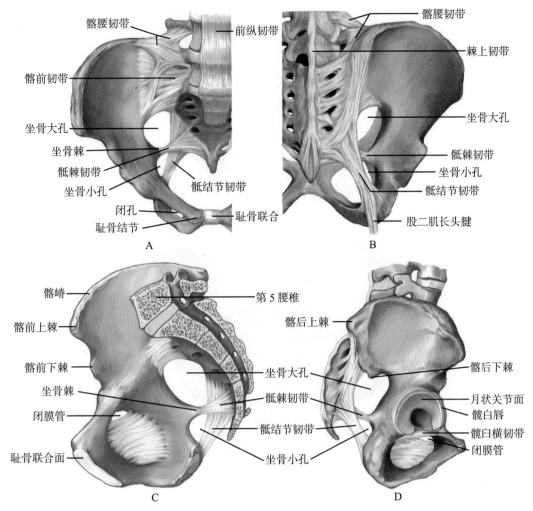

图 4-2-9　骨盆的韧带

A. 前面观；B. 后面观；C. 内侧面观；D. 外侧面观

髂棘韧带与坐骨大切迹围成坐骨大孔（greater sciatic foramen），髂棘韧带、髂结节韧带和坐骨小切迹围成坐骨小孔（lesser sciatic foramen）。为盆内至盆外臀部和会阴部的重要通道，有肌肉、血管和神经经此。

3. 耻骨联合（pubic symphysis）　由两侧耻骨联合面借纤维软骨构成的耻骨间盘连结而成。耻骨间盘女性略厚于男性，在 10 岁以后，其后上部常出现一矢状位的裂隙，称为耻骨联合腔。女性裂隙较大，孕妇和经产妇尤为明显。在耻骨联合的上方有连结两侧耻骨的耻骨上韧带，在下方有耻骨弓状韧带。耻骨联合的活动度较小，在分娩时，其可有轻度分离，使骨盆出现短暂的扩大以利于分娩。

4. 闭孔膜（obturator membrane）　是髋骨的固有韧带为一薄层纤维膜，附着于闭孔周缘封闭闭孔。膜的上部与闭孔沟围成闭膜管（obturator canal），有闭孔血管、闭孔神经通过。

5. 骨盆（pelvis）　是由左、右髋骨和骶、尾骨及其间的骨连结构成（图 4-2-10），具有保护盆腔器官及传递重力的作用。骨盆以界线为界，分为上方的大骨盆和下方的小骨盆。界线（terminal line）是由骶骨岬向两侧经骶骨侧部上缘、弓状线、耻骨梳、

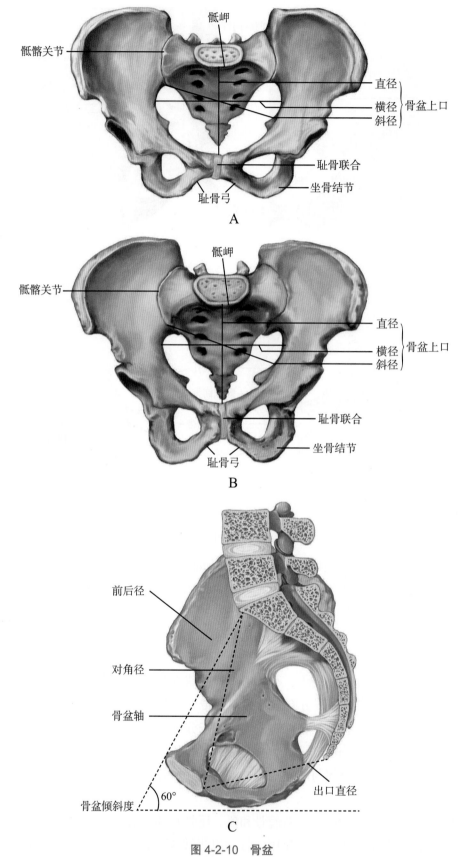

图 4-2-10　骨盆

A. 女性；B. 男性；C. 骨盆径线：侧面

耻骨结节至耻骨联合上缘构成的环形线。骨盆介于躯干与自由下肢骨之间，起着支持、保护盆腔脏器和传导重力的作用。

大骨盆（greater pelvis）：又称假骨盆，位于界线的上方及左右髂骨翼和骶骨之间，前方开放。

小骨盆（lesser pelvis）：又称真骨盆，位于界线的下方，为大骨盆向下的延伸，由骶骨、尾骨、髋骨及其连结构成。小骨盆可分为骨盆上口、骨盆下口和骨盆腔。骨盆上口为界线，近似心形。骨盆上、下口之间的腔称骨盆腔，它是一前壁短，侧壁及后壁长的弯曲的空腔，其中轴为骨盆轴，是胎儿娩出的通道。骨盆腔也称为固有盆腔，内容纳直肠、膀胱及部分生殖器官。骨盆下口呈菱形，由尾骨尖、骶结节韧带、坐骨结节、坐骨支、耻骨支和耻骨联合下缘围成。两侧坐骨支与耻骨下支连成耻骨弓，它们之间的夹角称耻骨下角，男性为70°～75°，女性为90°～100°。

骨盆的位置因人体的姿势的不同而异，人体直立时，骨盆向前倾斜，骨盆上口的平面与水平面形成夹角，称骨盆倾斜度，男性为50°～55°，女性约为60°。骨盆向前倾斜，两髂前上棘与两耻骨结节位于同一冠状面内，尾骨尖与耻骨联合上缘位于同一水平面上。

骨盆轴为检查骨盆前后径线中点的曲线，由骨盆上口中心点开始，向下引一条与骶骨弯曲度略为一致的假想设线到骨盆下口中心点，该轴线与骶骨盆面平行，此轴为分娩时胎儿头经过的通道。

骨盆的性别差异：在人类的全身骨骼中，性别差异表现最显著的是骨盆（表4-2-1）。在胎儿时期，耻骨弓就有显著差异。骨盆的差异与其功能相关，在女性，骨盆要适应分娩的需要，女性骨盆外形短而宽，骨盆上口近似圆形，较宽大，骨盆下口和耻骨下角较大。

表 4-2-1　男、女性骨盆的比较

项　目	男性	女性
骨盆外形	窄而长	宽而短
髂骨翼	较垂直	较平展
骨盆上口	心形、较小	椭圆形、较大
骨盆下口	较窄	较宽
耻骨下角	70°～75°	90°～100°
小骨盆腔	漏斗状	圆桶状
骶骨	较长而窄、曲度较大，骶岬突出明显	较短而宽，曲度较小，骶岬突出不明显
耻骨联合	狭而长	宽而短

（二）自由下肢骨连结

1. **髋关节**（hip joint）（图 4-2-11、图 4-2-12）　由髋臼与股骨头构成，属于球窝关节。髋臼切迹被髋臼横韧带封闭。髋臼的周缘有纤维软骨构成的髋臼唇（acetabular labrum）附着，以增加髋臼的深度。髋臼窝内充填有脂肪组织，起着维持关节内压力平衡的作用。

Note

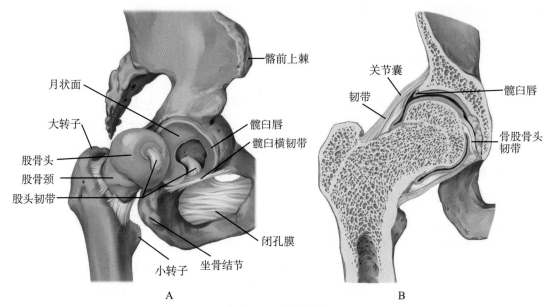

图 4-2-11　髋关节

A. 外侧面观；B. 冠状断面

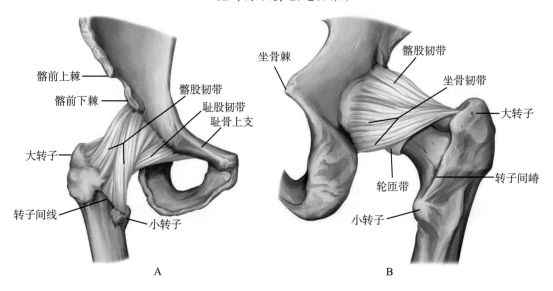

图 4-2-12　髋关节及其韧带

A. 前面观；B. 后面观

　　髋关节囊致密坚韧，向上附着于髋臼周缘、髋臼横韧带和闭孔边缘。向外下包绕股骨颈，前面附着于转子间线，后面附着于转子间嵴内侧（距转子间嵴约 1 cm 处），上附着于股骨颈底部，下附着于股骨颈近小转子处。股骨颈的前面被包在关节囊内，后面一部分在关节囊外，故股骨颈骨折有囊内和囊外之分。关节囊的内下方和后下方相对薄弱，此处又无韧带和肌肉加强，故髋关节后脱位较常见。

　　髋关节关节囊周围有多条韧带加强：

　　（1）髂股韧带（iliofemoral ligament）：位于关节囊前方，上起自髂前下棘，呈人字形，向下附着于转子间线，此韧带可限制大腿过度后伸。

　　（2）耻股韧带（pubofemoral ligament）：位于髋关节前下方及后方，起自髂耻隆起、耻骨上支及部分闭孔周缘，向下外移行于关节囊前下壁和髂股韧带深部，此韧带可限制大腿的外展与旋外运动。

（3）坐股韧带（ischiofemoral ligament）：位于关节囊后方，起于坐骨体，斜向外上，一部分移行于轮匝带，一部分止于大转子根部，可限制大腿旋内运动。

（4）轮匝带（orbicular zone）：呈环形，关节囊深层纤维环绕股骨颈增厚而成，可限制股骨头向外脱出。

（5）股骨头韧带（ligament of the head of femur）：为囊内韧带，基底部附着于髋臼横韧带，尖端连于股骨头凹，内含有营养股骨头的血管。当大腿前屈及内收时韧带紧张，外展时韧带松弛。

髋关节为球窝关节，可沿三轴做前屈、后伸、内收、外展、旋内、旋外以及环转运动。由于关节窝较深，关节囊紧张而坚韧，有各种韧带限制，故其运动幅度不如肩关节大，但稳固性优于肩关节，以适应其支持和负重行走的功能。

2. 膝关节（knee joint）　是人体较大且复杂的关节，由股骨下端、胫骨上端和髌骨构成。股骨的内、外侧髁与胫骨的内、外侧髁相对，二者之间有半月板相隔，髌骨与股骨髌面相接（图4-2-13～图4-2-14）。

膝关节囊虽薄而松弛，但坚韧。关节囊的滑膜层宽阔，除了关节软骨与半月板的表面外，纤维膜内面及囊内结构均有滑膜覆盖。在髌骨上缘上方，股骨下端的前面与股四头肌腱之间，滑膜向上呈囊状膨出形成髌上囊，是膝关节最大的滑膜囊，与关节腔相通。在髌骨下部两侧，滑膜层及内含有脂肪组织突向关节腔内，形成滑膜皱襞，称为翼状襞（alar folds）。在关节周围，韧带或者肌腱下方还会形成一些不与关节腔相通的滑液囊，来辅助肌腱或者韧带运动，如位于髌韧带与胫骨上端之间的髌下深囊。

关节囊周围有韧带加强，以增加关节的稳定性。主要韧带有：

（1）髌韧带（patellar ligament）：位于关节囊的前部，肥厚而坚韧，为股四头肌肌腱向下的延续，起于髌骨下缘，止于胫骨粗隆。

（2）腓侧副韧带（fibular collateral ligament）：位于关节囊的外侧，呈条索状，上方起自股骨外上髁，向下止于腓骨头外侧面。此韧带与关节囊之间有疏松结缔组织与半月板之间有腘肌腱。

（3）胫侧副韧带（tibial collateral ligament）：位于关节囊的内侧，扁宽而坚韧，起于股骨内上髁，向下止于胫骨内侧髁和胫骨体的内侧面，与关节囊和半月板紧密结合。

当屈膝时，胫侧副韧带和腓侧副韧带均松弛，伸膝时，两韧带紧张。因此，半屈膝位时允许膝关节做轻度旋内和旋外运动。当侧副韧带松弛时，膝关节受到外展或者内收暴力，均可导致韧带损伤。

（4）腘斜韧带（oblique popliteal ligament）：位于关节囊后面，扁宽，起自胫骨内侧髁后部，在关节囊后部斜向上外方，止于股骨外上髁，部分韧带纤维与关节囊融合，此韧带可防止膝关节过度前伸。

（5）膝交叉韧带（cruciate ligaments of knee）（图4-2-14）：位于关节囊内，被滑膜衬覆，连于股骨与胫骨之间，可分为前、后膝交叉韧带，彼此交叉。

Note

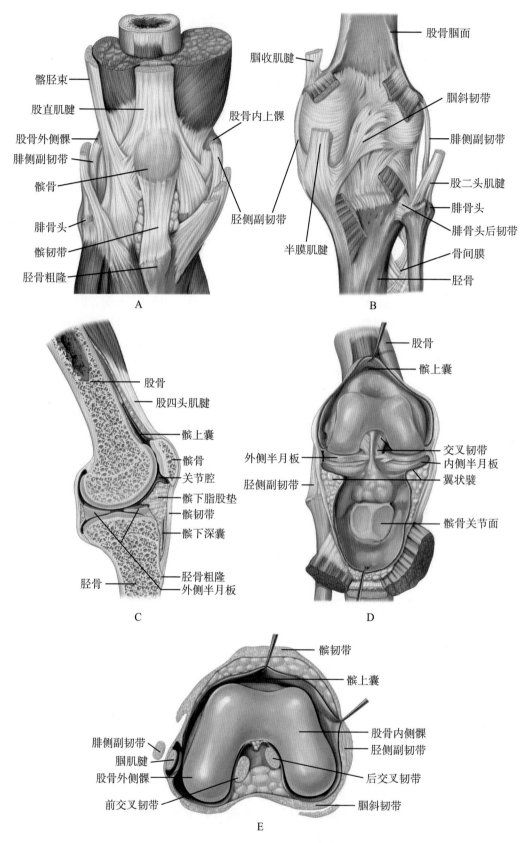

图 4-2-13　膝关节及周围韧带

A. 前面观；B. 后面观；C. 矢状切面；D. 打开前面观；E. 下面观

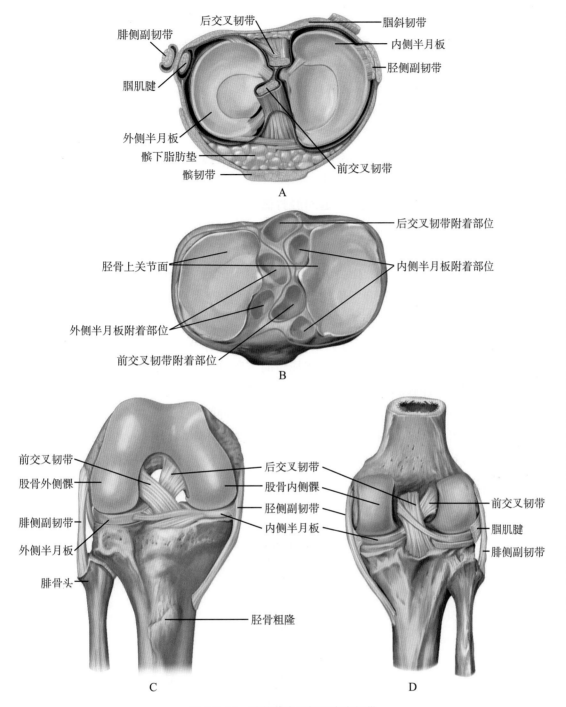

图 4-2-14　膝关节半月板及囊内韧带

A. 上面观；B. 上面观（去除半月板和交叉韧带）；C. 前面观；D. 后面观

（6）前交叉韧带（anterior cruciate ligament）：起自胫骨髁间隆起的前方内侧，斜向后上外方，止于股骨外侧髁的内侧面上部。

（7）后交叉韧带（posterior cruciate ligament）：位于前交叉韧带的后内侧，起自胫骨髁间隆起的后方，斜向前上内方，止于股骨内侧髁的外侧面。

膝交叉韧带的功能是使股骨和胫骨紧密连结，防止胫骨沿股骨下端向前、向后移位。前交叉韧带可防止胫骨前移，在伸膝时韧带紧张；后交叉韧带可防止胫骨后移，在屈膝时紧张。

膝关节的半月板（图 4-2-14）：在股骨内、外侧髁与胫骨内、外侧髁的关节面之间，有两块由纤维软骨构成的关节盘垫，称为半月板。内、外侧半月板下面平坦，上面凹陷。外缘肥厚，含有毛细血管网，又称血管区，内缘锐薄，为无血管区。

内侧半月板（medial meniscus）呈 "C" 形，较外侧半月板大而薄，前部窄后部宽，外缘与关节囊及胫侧副韧带紧密相连。

外侧半月板（lateral meniscus）近似 "O" 形，较内侧半月板小而略厚，前后部较狭窄，中部较宽阔，外缘与关节囊相连。

半月板可与股骨内、外侧髁一起对胫骨做旋转运动。半月板随膝关节的屈伸和小腿的旋转可做前后及内外侧移动。屈膝关节时，半月板滑向后方，伸膝关节时，半月板滑向前方。在半屈膝旋转小腿时，一个半月板滑向前，另一个半月板滑向后。由于半月板随膝关节运动而移动，膝关节在负重状态下作急剧强烈运动常造成半月板损伤。由于内侧半月板与关节囊及胫侧副韧带紧密相连，因而内侧半月板损伤概率较大。

膝关节的运动，主要沿两个运动轴进行运动。在冠状轴上做屈、伸运动，屈可达 130°。在垂直轴上，小腿可做旋内、旋外运动，在屈膝 90° 状态，运动范围最大。膝关节运动，髌骨也随着运动。膝关节半屈位时，髌骨与股骨髌面相对，强度屈膝时，髌骨对着髁间窝，伸膝时，髌骨只有下份对着髌面。

3. **胫骨与腓骨连结**　胫骨与腓骨连结可分为胫腓关节、小腿骨间膜和胫腓连结（图 4-2-13，图 4-2-15，图 4-2-16）。上端为由胫骨外侧髁后下方的腓关节面与腓骨头关节面构成微动的胫腓关节（tibiofibular joint）。下端胫腓连结借胫腓前、后韧带构成坚强的韧带连结。小腿两骨间活动度较小。

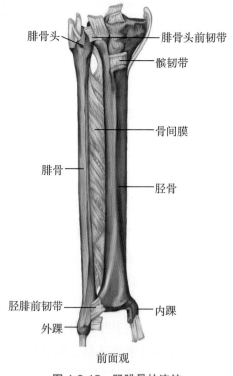

前面观

图 4-2-15　胫腓骨的连结

小腿骨间膜（crural interosseous membrane）为一坚韧的纤维膜，位于胫、腓两骨骨干之间，大部分纤维起于胫骨，斜向外下方，止于腓骨，小部分斜向外上，止于腓骨。骨间膜上端有一卵圆形的孔，有胫前动脉通过。

4. **足关节**（joint of foot） 包括踝关节、跗骨间关节、跗跖关节、跖骨间关节、跖趾关节和趾骨间关节。

（1）踝关节（ankle joint）：又称距小腿关节（talocrural joint）（图 4-2-15 ~ 图 4-2-17），属于屈戌关节，由胫、腓骨下端与距骨滑车构成。关节囊附于各关节面的周围，其前后壁薄而松弛。

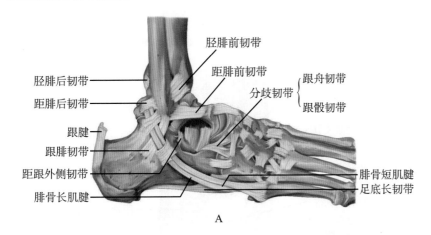

A

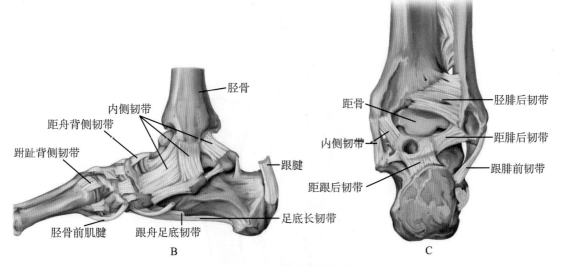

B

C

图 4-2-16 踝关节及其韧带

A. 外侧面观；B. 内侧面观；C. 后面观

关节囊两侧有韧带加强，主要韧带有：

内侧韧带（medial ligament）又称三角韧带，为强韧的三角形韧带，起自内踝的前、后缘及尖部，向下呈扇形展开，止于距骨内侧、跟骨距突、足舟骨。

外侧韧带（lateral ligament）由独立的三条韧带组成。前有距腓前韧带（anterior talofibular ligament），连于外踝和距骨颈之间；中间有跟腓韧带（calcaneofibular ligament），从外踝尖向下至跟骨的外侧面；后有距腓后韧带（posterior talofibular ligament），从外踝内侧至距骨后突。

踝关节连同足可做背屈（伸）和跖屈的运动。胫、腓骨下端的关节窝和距骨滑车都是前部较宽后部较窄，足背屈时，较宽的滑车前部进入关节窝，关节较稳固，关节不能做收、展运动；足跖屈时，由于较窄的滑车后部进入关节窝，踝关节松动，可做轻度收、展、旋转及侧方运动，此时关节不够稳定，容易发生损伤，踝关节多以内翻损伤常见。

（2）跗骨间关节（intertarsal joint）：是跗骨诸骨之间的连结，包括距跟关节、距跟舟关节、跟骰关节、楔舟关节、楔骨间关节、舟骰关节和楔骰关节（图 4-2-17）。以距跟关节（talocalcaneal joint）又称距下关节（subtalar joint）、距跟舟关节（talocalcaneonavicular joint）和跟骰关节（calcaneocuboid joint）较为重要。

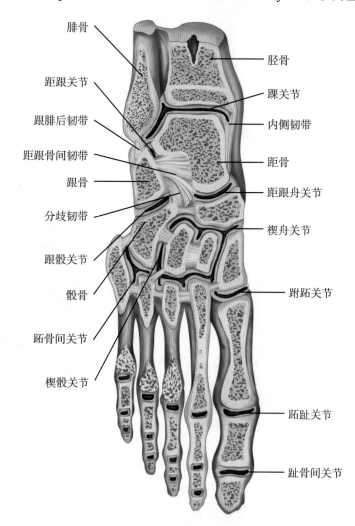

图 4-2-17　足关节（水平切面）

运动时，距跟关节和距跟舟关节在功能上是联合关节。跟骨与足舟骨连同其他的足骨一起相对距骨做内翻或外翻运动。内翻为足的内侧缘提起，足底转向内侧；外翻为足的外侧缘提起，足底转向外侧。内、外翻常伴有踝关节运动，一般情况下，内翻常伴有踝关节跖屈，外翻常伴有踝关节背屈。

跗横关节（transverse tarsal joint）又称 Chopart 关节，由距跟舟关节和跟骰关节联合构成。其关节线外侧部凸向后，内侧部凸向前，呈横"S"形，但两个关节的关节腔并不相通，实为两个独立的关节。临床常以此关节线进行足的离断手术。

跗骨之间借许多韧带相连结，主要韧带有：

分歧韧带（bifurcate ligament）为一"Y"形韧带，起自跟骨前面背部，向前分为两部，内侧部为跟舟韧带，外侧部为跟骰韧带，其尖端附着于跟骨背面，两脚分别附于足舟骨和骰骨的背面。

跟舟足底韧带（plantar calcaneonavicular ligament）强韧而肥厚，是一纤维软骨性的韧带，连于跟骨与足舟骨之间，参与足内侧纵弓的形成，因其弹性较大，又称弹性（跳跃）韧带。

足底长韧带（long plantar ligament）强韧而肥厚，是足底最长的韧带，后部起自跟骨的下面向前，分为浅、深两束纤维。浅束止于第 2 ~ 4 跖骨底，深束止于骰骨下面。

在足底还有一些其他韧带，对维持足弓都具有重要意义。

（3）跗跖关节（tarsometatarsal joint）：又称 Lisfrance 关节，属平面关节，由 3 块楔骨、骰骨的前端关节面和 5 块跖骨的底构成，可做轻微滑动及屈、伸运动。靠内侧及外侧的关节还可做轻微的内收和外展。

（4）跖骨间关节（intermetatarsal joint）：与掌骨间连结相似，由第 2 ~ 5 跖骨底相邻面构成，关节腔相通，常与跗跖关节相通，属平面关节，活动甚微。

（5）跖趾关节（metatarsophalangeal joint）：由跖骨头与近节趾骨底构成，关节囊松弛，两侧有侧副韧带加强，为椭圆关节，可做轻微的屈、伸和收、展运动。

（6）趾骨间关节（interphalangeal joint of foot）：共 9 个，由各趾相邻的两节趾骨的底和滑车构成，关节囊两侧有侧副韧带加强，属屈戌关节，可做屈、伸运动。

5. 足弓（arches of foot）（图 4-2-18）　足骨的跗骨和跖骨借其连结形成的凸向上方的弓，称足弓。足弓可分为纵弓和横弓。

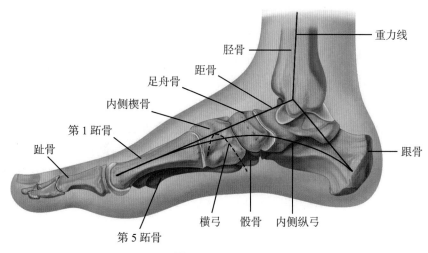

图 4-2-18　足弓

（1）纵弓：分为内、外侧纵弓。内侧纵弓由跟骨、距骨、足舟骨、3 块楔骨以及第 1 ~ 3 块跖骨借骨连结构成，弓的最高点为距骨头。直立时，有两个支点（负重点），前端的支点在第 1 跖骨头，后端的支点是跟骨的跟结节。外侧纵弓由跟骨、骰骨和第 4、5 跖骨构成，其最高点在骰骨，其前端的承重点在第 5 跖骨头。

内侧纵弓较外侧纵弓高，内侧弓曲度大，而且弹性强，有较好的缓冲作用。外侧弓曲度小，弹性差，主要参与维持身体的直立姿势。

（2）横弓：由骰骨、3 块楔骨和跖骨构成，最高点在中间楔骨。横弓主要由腓骨长肌等结构来维持。

足各骨的连结，足底的韧带以及足底的长短肌腱的牵引对足弓的维持均起着重要作用。足底的韧带虽然很强韧，但其没有主动收缩能力，如果维持足弓的组织先天性发育不良，过度劳损或者骨折损伤等，一旦被拉长或受到损伤，均可导致足弓塌陷，形成扁平足。

足的三个着力点即第 1 跖骨头、第 5 跖骨头和跟骨，三点支撑，从而保证直立时足底着地支撑的稳固性。足弓在行走和跳跃时发挥弹性和缓冲震荡的作用，可减少地面对身体的冲击，以保护体内器官，同时也可保护足底的血管和神经免受压迫。

（杨会营）

第三节　关节的临床联系

一、四肢检查

本部分主要叙述四肢检查，脊柱检查见中轴骨的临床联系。

四肢及关节的检查以视诊和触诊为主，两者互相配合进行，特殊情况下采用叩诊和听诊。检查时应观察肢体的位置、长度及周径（粗、细）、关节的形态、双侧是否对称、活动度及运动状况等。正常人的四肢与关节左右对称，比例及形态正常，活动自如，无肿胀、静脉显露及触痛等异常改变。四肢检查除大体形态和长度外，应以关节检查为主。

关节运动分主动和被动运动，主动运动是指被检查者用自主的力量活动关节，能达到的最大范围称为关节自主活动范围；反之用外力使关节活动的最大范围称关节被动活动范围。所以检查时让被检者进行主动和被动运动，以全面了解各关节的活动情况。

（一）上肢

1. 上肢形态异常

1）指甲异常：正常指甲表面光滑、有光泽、长大于宽，不同体型的人指甲形状也有不同，矮胖者指甲近乎方形，瘦长者指甲则更长。常见异常如下：

Note

（1）匙状甲（koilonychia）亦称反甲，表现为指甲中央凹陷、边缘翘起呈匙状（图4-3-1）。指甲变薄，表面粗糙而无光泽，常为组织缺铁或某些氨基酸代谢障碍之故。见于缺铁性贫血和高原疾病，偶见于风湿热、甲癣等。

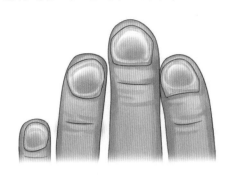

图 4-3-1 匙状甲

（2）指甲变厚起嵴，表现为指甲变厚，表面不平无光泽，有与长轴一致的突起。见于老年人、上肢动脉供血不足或上肢神经麻痹等患者。

（3）指甲 Beau 线，表现为指甲的表面出现一条深横沟。是因为局部供血不足等原因造成指甲生长缓慢或停滞造成的。见于重病之后，如热性传染病、中毒及接受化疗的患者等。

2）肢体异常种类很多，常见异常如下：

（1）杵状指（趾）（acropachy）表现为手指或足趾末端指节增生、肥厚呈现杵状（鼓槌状）膨大，指（趾）甲背面及甲根部亦膨胀呈拱形隆起（图4-3-2）。发生机制可能与肢体末端慢性缺氧、代谢障碍及中毒等损害有关，致使末梢毛细血管增生、扩张以及软组织增生造成。引起杵状指（趾）的病因较多。常见如下：①呼吸系统疾病，如支气管肺癌、慢性肺脓肿、脓胸、支气管扩张、慢性肺广泛性纤维化及肺性肥大性骨关节病等；②心血管疾病，如发绀型先天性心脏病、亚急性感染性心内膜炎等；③营养障碍性疾病，如肝硬化、慢性溃疡性结肠炎及吸收不良综合征等；④单侧性杵状指（趾）见于患侧动脉瘤及静脉血栓等。

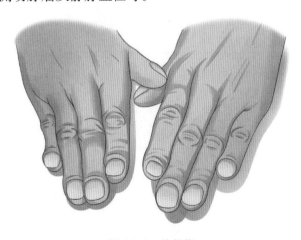

图 4-3-2 杵状指

（2）肢端肥大症（acromegaly）表现为末端骨骼、软组织及韧带等均增生、肥大，致使肢体末端部位异常粗大，尤以手、足、面部等部位表现更突出，同时皮肤亦出现异常增厚、粗糙、多毛等改变。见于垂体前叶嗜酸性粒细胞瘤或增生，致生长激素分泌过多所致。

（3）指尖萎缩表现为指尖掌侧（指腹）萎缩，手指变薄。见于雷诺病（Rayanud's disease）或雷诺现象，女性多见。

（4）猿手表现为鱼际肌瘫痪，拇指不能外展处于内收位，形如猿猴之手。见于正中神经麻痹、进行性肌萎缩及脊髓灰质炎等患者。

（5）蜘蛛指，表现为腕部与手掌狭长，五指长而尖细。见于马方综合征（Marfan's syndrome）和先天性性腺功能不全症患者。

2. 上肢关节检查

1）肩关节（shoulder joint）：

（1）外形：正常双肩对称，双肩呈弧形。异常形态包括：①肩胛骨位置过高：见于先天性肩胛骨高位畸形、前锯肌瘫痪侧、斜颈的患侧、脊柱侧凸畸形的凸侧等。②肩胛骨位置过低（亦称垂肩）：见于锁骨骨折、肩锁关节脱位、胸廓畸形的患侧、斜方肌瘫痪侧以及脊柱侧凸畸形的凹侧等。③翼状肩：表现为肩胛骨内侧缘向后翘起呈翼状，尤以双手用力推物时表现更为明显，示肩胛骨内移和上移。见于胸长神经麻痹、前锯肌或菱形肌麻痹、进行性肌营养不良及进行性肌萎缩等。④方肩：肩关节弧形轮廓消失肩峰突出。从正面看其轮廓形如直角故称方肩（图4-3-3）。见于三角肌萎缩、肩关节脱位及肱骨外科颈骨折等。

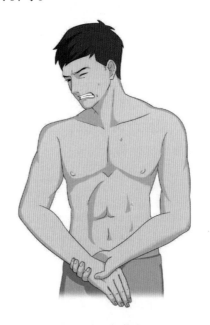

图4-3-3　方肩畸形

（2）运动：体侧前屈70°~90°，体侧前屈上举可达150°~170°，体侧后伸40°，水平位前屈135°，水平位后伸45°~50°；外展80°~90°，外展上举可达180°，内收20°~40°；体侧内旋45°~70°，体侧外旋40°~60°，水平位内旋约70°，水平位外旋约70°。

检查时嘱患者做自主运动，观察有无活动受限，或检查者固定肩胛骨，另一手持前臂进行多个方向的活动。应注意正常肩关节肩胛骨平贴于胸后壁上部，位置适中，两侧对称。同时还应注意双侧胸锁关节及肩锁关节应对称且无肿胀。

肩关节脱位检查法：正常人将手放在对侧肩上时，肘部可贴在胸壁上。而在肩关节脱位时，患侧手放在健侧肩上时，则表现肘部不能贴在胸壁上，呈杜加斯（Dugas）征阳性。

2）肘关节：

（1）外形：正常肘关节双侧对称，伸直时肘关节轻度外翻，称携物角，检查此角时嘱患者伸直两上肢，手掌向前，左右对比，正常约5°～15°。异常形态如下：①肘关节肿胀：正常人当伸肘时，鹰嘴外侧有凹窝是肘关节的最表浅处。肘关节肿胀时表现为肘部凹窝变浅或消失。见于肘关节创伤、炎症、结核及风湿病病变等。②鹰嘴周围肿块：此部位肿块特点是于屈肘时视诊肿块最明显。见于类风湿结节、风湿及类风湿关节炎皮下小结等。③肘后三角形态异常：正常肘关节伸直时，肱骨内、外上髁与尺骨鹰嘴位在一直线上。屈肘90°时，此三点呈一等腰三角形（以内、外上髁的连线为基底），临床称之为肘后三角。如此三角形异常见于肘关节脱位、肘关节骨折等骨性关系的破坏。④肘内翻及肘外翻：提携角＞15°为肘外翻畸形，见于肱骨外上髁破坏或骨折及肱骨外上髁脱位和炎症等；＜0°为肘内翻畸形。

（2）运动：肘关节只能做屈伸运动，屈位至前臂与上臂相贴且握拳，屈腕拇指可触及同侧肩部。肘关节活动正常时屈曲135°～150°，伸10°，旋前（手背向前转动）80°～90°，旋后（手背向后转动）80°～90°。

3）腕关节：

（1）外形：正常时手掌与前臂在同一直线上，如手掌朝前则前臂处于旋后位。异常形态：①腱鞘囊肿：多表现为腕关节周围圆形、无痛性、触之硬韧的包块，如推动包块可沿肌腱方向轻度移动，多见于肌腱劳损。②腱鞘滑膜炎：表现为在腕关节的背侧面或掌侧面的结节状隆起，触之柔软，可有压痛，此时可限制腕关节的活动。见于类风湿关节炎。③手镯征：表现为腕部双侧下端均匀增粗变大，似戴手镯状。见于佝偻病。④桡骨下段掌侧面凹陷消失：正常时桡骨下段掌侧面稍凹陷，以触诊时明显。如此凹陷消失，甚至隆起则为病态，常见于桡骨下端骨折且移位时。

（2）运动：中位：即手掌与前臂在同一直线上，以及前臂旋后位的标准体位。以此定运动方向。屈：即掌屈（前屈），约50°～60°。伸：即背伸，约40°。内收：即向小指方向偏斜，或称尺偏，约达30°。外展：即向拇指方向偏斜，或称桡偏，约为15°。

4）指关节（finger joint）：

（1）外形：指关节可伸直、屈曲及紧握成拳。异常形态：①梭形指：表现为指间关节呈梭形增生、肿胀性畸形。多为双手对称性改变。早期关节局部红、肿、痛，晚期则呈现强直性改变，活动受限且手腕及手指向尺侧偏斜。见于类风湿关节炎。②爪形手（claw hand）：表现为手指关节呈半屈曲位，形如鸟爪样或抓物样的畸形姿势。见于尺神经病变、脊髓空洞症、脊髓灰质炎、多发性神经炎及麻风。③骨关节炎：表现为远端指间关节两侧可见结节，坚硬不活动、时有触痛、进展缓慢，对手指功能无明显影响，晚期可使患指关节偏向一侧。

（2）运动：各指关节可伸直、屈曲及紧握成拳。最简单易行的检查方法是让患者做快速握拳和快速伸开手指动作。如完成则说明指关节运动正常。具体检查方法为取中位，即五指伸直并拢为0°。屈：即掌屈约90°。伸：即伸直位，正常可伸至0°，或可稍过伸。内收：及五指以中指为中心，并拢。外展：即五指以中指为中心分开。约30° ～ 40°

（二）下肢

下肢包括臀、大腿、小腿、踝及足。检查下肢时应充分暴露以上部位，双侧对比是否对称，如双下肢长度是否相等，一侧肢体缩短可见于先天性短肢畸形、骨折或关节脱位；并观察双下肢外形是否一致，有无静脉曲张和肿胀。一侧肢体肿胀见于深静脉血栓形成、淋巴管阻塞等。肿胀伴皮肤发红、灼热，见于蜂窝组织炎或血管炎。还需要观察双下肢皮肤有无出血点、溃疡及色素沉着，皮肤色素沉着见于下肢慢性溃疡、慢性皮炎等。

注意对比双侧肢体皮温情况，危重疾病、休克患者常有四肢厥冷。对比双侧足背动脉、胫后动脉、腘动脉的搏动强度及皮温是否对称，协助判断肢体动脉的血供情况。

肌肉收缩强度和力量不足时，患者可感觉无力。肌力分为6级（0- Ⅴ级）：肌肉完全瘫痪为0级；肌肉稍有收缩，但关节无活动为Ⅰ级；能带动肢体活动，但不能对抗自身重力为Ⅱ级；能带动肢体活动，并对抗重力活动为Ⅲ级；可对抗重力和轻微阻力为Ⅳ级；完全正常者为Ⅴ级。

1.髋关节

1）形态异常：

（1）臀部肿胀：表现为一侧臀部肿胀，可伴有活动受限。见于髋关节后脱位、坐骨结节滑囊炎、髋关节慢性化脓性关节炎及臀大肌深部脓肿等患者。

（2）臀部萎缩：表现为一侧臀肌缩小。见于髋关节结核及脊髓灰质炎等患者。

（3）股部（股三角）深部肿块：表现为局部饱满，触之可及肿块。见于髋关节前脱位的股骨头、髂腰肌寒性脓肿或滑囊炎等。

（4）畸形：仰卧位，髂前上棘连线垂直于躯干正中线。包括内收畸形、外展畸形、旋转畸形，多见于髋关节脱位、股骨干及股骨头骨折错位。①内收畸形：正常时双下肢可伸直并拢，如一侧下肢超越躯干中线向对侧偏移，且不能外展，则为内收畸形；②外展畸形：下肢离开中线，向外侧偏移，不能内收，为外展畸形；③旋转畸形：仰卧位时，正常髌骨及踇趾轻度外旋，若向内侧偏斜或向外侧偏斜大于20度，为髋关节内外旋转畸形。

2）步态异常：

（1）跛行：①疼痛性跛行：髋关节疼痛，难以负重行走，见于髋关节结核、股骨头坏死、髋关节滑膜炎、髋臼发育不良骨关节炎期；②短肢跛行：一侧下肢缩短3cm以上可出现跛行，见于小儿麻痹后遗症、单侧髋关节高度脱位。

（2）鸭步：走路时双腿分开的距离较宽，左右摇摆，见于先天性双髋关节脱位、髋内翻及小儿麻痹症。

（3）呆步：步行时下肢向前甩出，并转动躯干，步态呆板，见于髋关节强直、化脓性髋关节炎。

（4）压痛：髋关节位置深，一般只能触诊其体表位置，腹股沟韧带中点后下1cm，再向外1cm，触诊此处有无压痛及波动感。髋关节积液时可有波动感，如此处硬韧饱满，可能为髋关节前脱位，若此处空虚，可能为后脱位。

（5）髋关节活动度（表4-3-1）

表4-3-1　髋关节活动度

检查内容	检查方法	活动度
屈曲	患者仰卧，医师一手按压髂嵴，另一手将屈曲膝关节推向前胸	130° ~ 140°
后伸	患者俯卧，医师一手按压臀部，另一手握小腿下端，屈膝90°后上提	15° ~ 30°
内收	患者仰卧，两腿伸直，双手握其两足，使双腿充分分离	20° ~ 30°
外展	患者仰卧，两腿伸直，双手握其两足，使两腿充分交叉	35° ~ 45°
旋转	患者仰卧，屈髋屈膝，两膝并拢，两足充分分离为内旋；患者仰卧，屈髋屈膝，两足跟并拢，两膝充分分离为外旋	45°

2. 膝关节

1）形态异常

（1）膝内翻：若双足内踝部靠拢时，而双膝因两侧胫骨的向外侧弯曲，呈现"O"形时称为膝内翻（O形腿）（图4-3-4），见于佝偻病，膝关节骨关节炎等。

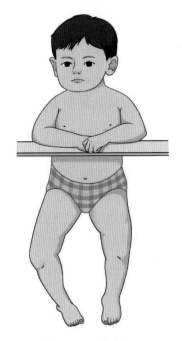

图4-3-4　膝内翻

（2）膝外翻：当双侧膝关节靠拢时，双侧小腿部却斜向外方，双踝分开，呈现"X"形分离称为膝外翻（X形腿）（图4-3-5）。见于小儿佝偻病，膝关节类风湿性关节炎等。

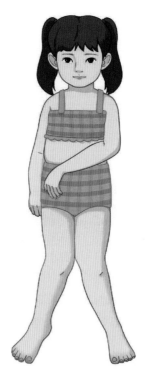

图 4-3-5　膝外翻

（3）膝反张：膝关节过度后伸形成向前的反屈状，见于小儿麻痹后遗症及膝关节结核。

（4）肿胀：①表现多为一侧的膝关节红、肿、热、痛，并影响活动功能。见于类风湿关节炎活动期、痛风性关节炎急性发作期等；②表现为反复受外力后关节腔或皮下出血，关节增生、肿胀，见于血友病患者；③表现为关节腔内有过多液体积聚，关节明显肿胀，于触诊时出现浮髌现象。

（5）肌萎缩：膝关节病变时，因疼痛影响步行，常导致相关肌肉的失肌肉萎缩，常见为股四头肌及内侧肌萎缩。

2）压痛：膝关节炎症时双膝眼处压痛；髌骨软骨炎时髌骨两侧有压痛；膝关节间隙压痛提示半月板损伤；侧韧带损伤，压痛点多位于韧带上下两端的附着处；胫骨结节骨骺炎时，压痛点位于髌韧带在胫骨的止点处。

3）肿块：应注意大小、硬度、活动度，有无压痛、波动感。髌骨前方肿块，伴可触及囊性感，见于髌前滑囊炎；膝关节间隙处可触及肿块，且伸膝时明显，屈膝后消失，见于半月板囊肿；胫前上端或股骨下端有局限性隆起，无压痛，多为骨软骨瘤；腘窝处出现肿块，有囊肿感，多为腘窝囊肿，如伴有与动脉同步的搏动，见于动脉瘤。

4）摩擦感：一手置于患膝前方，一手握住患者小腿，左膝关节屈伸动作，感觉膝部摩擦感。

5）活动度：膝关节屈曲可达 130°～140°，伸 0°，过伸 5°～10°。

6）浮髌试验（floating patella test）：嘱被检查者取仰卧位，下肢伸直放松，医师一手压迫髌上囊，使关节液集于关节腔内，另一手示指垂直按压髌骨并迅速抬起，按压时髌骨与关节面有碰触感，松手时髌骨浮起，为阳性。提示中等量（50 ml）以上关

Note

节积液（图 4-3-6）。

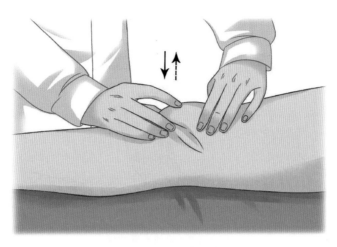

图 4-3-6　浮髌试验

3. 踝关节及足

1）肿胀：

（1）匀称性肿胀：正常踝关节两侧可见内外踝轮廓，跟腱两侧各有一凹陷区，踝关节背伸时，可见伸肌腱在皮下行走，踝关节肿胀时以上结构消失，见于踝关节扭伤、结核、化脓性关节炎、类风湿关节炎等。

（2）局限性肿胀：足背或内、外踝下方局限肿胀见于腱鞘炎、腱鞘囊肿；跟骨结节处肿胀见于止点性跟腱炎，第二、三跖趾关节背侧或跖骨干局限性肿胀，可能为趾骨头无菌性坏死、骨折引起，足趾皮肤温度变冷、肿胀，皮肤呈乌黑色，见于缺血性坏死。

2）局限性隆起：常见于骨质增生、外伤、或先天异常。

3）畸形：足部畸形常见的有如下几种（图 4-3-7）：

（1）平跖足：亦称扁平足，正常人站立时足底与足跟间的内侧有高约 1 cm 的空隙称足弓。若足底变平，站立时足底内侧空隙消失，故足心落地称平足，见于先天异常、足底韧带松弛及下肢肌力无力者。平足者不能持久站立且行走的耐力及速度均受影响。

（2）弓形足：亦称高足弓，表现足纵弓过高、跖骨头下垂、足底软组织异常缩短，站立时足底中部不能着地。见于脊髓灰质炎、脊椎裂、偏瘫及胫神经麻痹等患者。

（3）马蹄足：表现为足前部不能提起，跟腱挛缩于站立时足跟悬空，只能以前足着地。主因胫前肌瘫痪。见于脊髓灰质炎、脊柱裂患者。

（4）跟足畸形：是由小腿三头肌瘫痪所引起。小腿三头肌瘫痪使得患足难以发挥正常的站立行走功能，足跟增宽、增大，行走时仅以足跟一点负重，但是足背伸肌多保持一定的肌力。

（5）足内翻、足外翻：正常人在膝关节固定时，足可向内、外翻各约 35°。如若足呈固定性内翻、内收的畸形位，而外踝异常隆起，且比健侧足位置低时称为足内翻；若足呈固定性外翻、外展的畸形位，而内踝异常隆起且比外踝低（正常人外踝比内踝低）时称为足外翻。足内、外翻畸形多见于先天性畸形、脊髓灰质炎后遗症及脊柱裂患者。

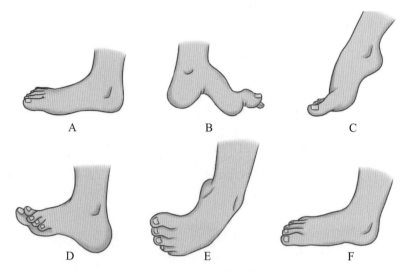

图 4-3-7　足部常见畸形

A. 扁平足；B. 弓形足；C. 马蹄足；D. 跟足畸形；E. 足内翻；F. 足外翻

4）压痛点：内外侧踝骨折，跟骨骨折，韧带损伤局部均可出现压痛，第二、三跖骨头处压痛，见于跖骨头无菌性坏死；第二、三跖骨干压痛，见于疲劳骨折；跟腱压痛，见于跟腱炎；足跟内侧压痛，见于跟骨骨棘或跖筋膜炎。

5）活动度：正常直立时足与小腿呈直角位。踝关节运动背屈约 25°～30°，屈（跖屈）约 45°～60°，内翻约 45°，外翻约 15°。

二、中轴骨连结的临床联系

（一）先天性寰枢椎脱位（congenital atlantoaxial dislocation）

患者女，45 岁，因"双手麻木 2 年，加重伴双下肢无力 1 个月"入院。体格检查：双手皮肤感觉麻木，C_3 棘突压痛（－），颈部活动受限，四肢肌张力增高，双侧桡骨膜反射、肱二、三头肌腱反射活跃，双侧膝腱反射亢进，双侧跟腱反射正常引出，双侧 Hoffmann 征（－），双侧 Babinski 征（－），双侧踝阵挛（－）。颈椎正侧位、颈椎过伸过屈侧位 X 线片表现：后伸位颈椎曲度加大，序列欠规整，后伸位示 C_3 椎体轻度后移。寰椎前结节与齿状突间隙加大，前屈位宽约 0.8 cm，后伸位宽约 0.4 cm。X 线片示寰椎与枕骨间分界不清（图 4-3-8、图 4-3-9）。诊断：①齿状突发育不良；②寰枢椎脱位；③继发性颈椎管狭窄症；④高位颈脊髓病。

先天性寰枢椎脱位是由于枢椎齿状突发育不全和（或）寰椎横韧带不健全，寰椎在枢椎上不稳定，使寰椎向前、枢椎向后脱位，形成该处椎管变窄。

临床表现：枕部及颈项部疼痛，偶有放射至肩部，颈部肌肉痉挛可出现斜颈及颈部运动受限。持物不稳或无力，握持物品易脱落；行走无力，容易跌倒；大小便无力；四肢肌肉萎缩、眩晕、耳鸣、视物模糊、胸闷、心悸和血压升高等，严重者可出现全身瘫痪，甚至危及生命。

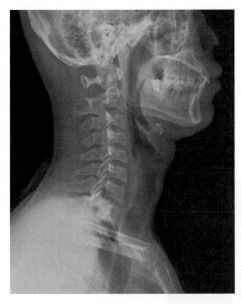
图 4-3-8　正常颈椎 X 线表现

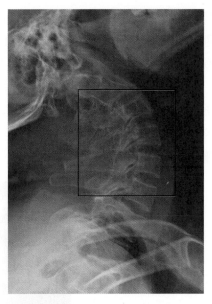
图 4-3-9　先天性寰枢椎脱位颈椎过伸侧位 X 线表现

影像学检查：

1. X 线检查　寰齿前间隙 5 ～ 10 mm 有横韧带断裂和部分辅助韧带断裂，10 ～ 12 mm 则表明全部韧带断裂。寰枢椎管储备间隙 14 mm 以下时，发生脊髓受压症状，15 ～ 17 mm 者有脊髓受压可能，18 mm 以上者不产生脊髓受压症状。寰枢椎不稳定指数大于 30% 有脊髓压迫症状，大于 40% 时有手术指征。

2. CT 检查　可清楚观察寰枢椎结构变化及脊髓受压程度。

3. MRI 检查　可更清楚地观察脊髓受压形态、位置、程度、范围及脊髓信号异常与否。

诊断：临床表现结合影像学检查可明确诊断。

治疗方法如下。

1. 非手术治疗　对于自发性寰枢椎脱位可行颌枕牵引，一般需 3 周，至复位稳定后，再用头颈胸的石膏背心固定 6 ～ 8 周。如单侧脱位可手术复位后石膏固定。对于先天性齿状突分离、齿状突发育不全及寰椎横韧带发育不全等所致的寰椎前脱位，可行颅骨牵引，直到复位和症状改善后，在局部麻醉下行自体髂骨片、枕骨和第 1 ～ 3 颈椎融合术，或钢丝枕骨和第 1 ～ 3 颈椎固定。

2. 手术治疗　治疗目的是解除脊髓压迫，加固并稳定关节活动，防止再脱位。

手术选择原则：如能牵引复位者，可行后减压和背侧枕颈融合术；牵引无效者，需做腹或侧腹方减压 + 背侧固定术。

寰枢椎脱位可能因头颈部轻微伤或颈椎过度屈伸而压迫上颈髓，患者可突然出现硬瘫，甚至呼吸肌瘫痪而死亡，需及时诊断治疗。

（二）颈椎病（cervical spondylosis）

患者女，52 岁。因"颈部、左上肢疼痛 1 年，加重伴左手麻木 2 个月"入院。体格检查：颈椎生理曲度消失，前屈、后伸及左右旋转无明显受限，颈椎棘突及椎旁

Note

轻压痛，下颈部为重，无叩痛，左前臂外侧、手背桡侧及拇指感觉减退。左侧肱二头肌肌力和肱二头肌反射减弱，左侧 Eaton 征（＋），左侧 Spurling 征（＋）。颈椎 MRI 示颈椎曲度变直，椎体序列规整，椎缘线连续，椎体边缘骨质增生（图 4-3-10）。$C_{2\sim3}\sim C_{6\sim7}$ 椎间盘向后突出，相应水平硬膜囊前缘受压，以 $C_{5\sim6}$ 水平为著，椎管有效容积略减小，脊髓内未见明显异常信号。符合颈椎退行性变，$C_{2\sim3}$ 和 $C_{6\sim7}$ 椎间盘突出并轻度椎管狭窄。诊断：神经根型颈椎病、颈椎间盘突出症（$C_{2\sim3}\sim C_{6\sim7}$）、颈椎退行性变。

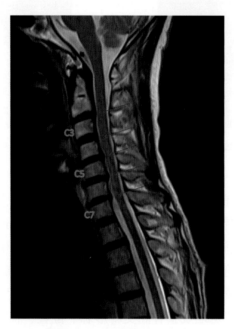

图 4-3-10　颈椎病 MRI 表现

颈椎病是指因颈椎间盘退变继发性改变，刺激或压迫邻近脊髓、神经、血管和食管等组织，进而引起相关症状或体征。

临床表现：依据累及组织所产生的病理改变，临床分型如下：

1. **神经根型颈椎病**　此型发病率最高，病变累及脊神经根或被动牵拉产生神经根性症状所致。表现为与受累神经一致的神经干性痛或神经丛性痛，同时伴有感觉障碍、感觉减弱和感觉过敏等。神经支配区肌力减退、肌肉萎缩。上肢腱反射减弱或消失。颈项痛、颈肩痛或上肢痛。压颈试验阳性，表现为诱发根性疼痛。

2. **脊髓型颈椎病**　占 10%～15%，由颈椎退变结构压迫脊髓所致，该型症状最严重。分为三型：①中央型（以上肢症状为主），锥体束深部邻近中央管处受累，先出现上肢症状，而后出现下肢症状。②周围型（下肢症状为主），锥体束受累，先出现下肢症状，病情进展累及其深部则出现上肢症状，以下肢为重。③前中央血管型（四肢症状为主），脊髓前中央动脉受累，上下肢同时出现症状。表现为上肢或下肢麻木无力、僵硬、双足踩棉花感，足尖不能离地，感觉障碍，双手精细动作完成受限，写字颤抖，夹持无力，持物不稳时常掉落。后期出现大小便功能障碍。

3. **椎动脉型颈椎病**　颈椎退行性变所致椎动脉受压或刺激，使其狭窄、折曲或痉挛造成椎 - 基底动脉供血不全，出现偏头痛、听力减退或耳鸣、视力障碍、发音不清、突发性眩晕而猝倒。此外，若累及椎动脉周围交感神经节后纤维，可出现心慌、心悸、心律失常、胃肠功能减退等自主神经症状。

4. **交感型颈椎病**　多见于中年妇女，或职业多与长期低头、伏案工作有关。表现为主观症状多，客观体征少。自感颈项痛，头痛、头晕，面部或躯干麻木发凉，感觉迟钝。易出汗或无汗，心悸、心动过速或过缓，心律不齐。耳鸣、听力减弱、视力障碍、眼球干涩或流泪、记忆力减退、失眠等症状。

影像学检查：

1. **X 线检查**　可示颈椎曲度改变，生理前凸减小、消失或反常，椎间隙狭窄，椎体后缘骨赘形成，椎间孔狭窄等。

2. **CT 检查**　可示颈椎间盘突出，颈椎管矢状径变小，黄韧带骨化，硬膜间隙脂肪消失，脊髓受压。

3. **MRI 检查**　T1 示椎间盘向椎管内突入程度；T2 示硬膜囊间隙消失，椎间盘呈低信号，脊髓受压或脊髓内出现高信号区。

诊断：依据临床表现结合影像学检查。

治疗：分非手术治疗和手术治疗。

非手术治疗适于神经根型、椎动脉型和交感型颈椎病，包括颈椎牵引、理疗、改善不良工作体位和睡眠姿势。牵引取端坐位颌枕带牵引，重量 3 ~ 5 kg，2 次 / 天，每次 20 ~ 30 分钟，2 周为 1 个疗程。可配合肌松药和非甾体类抗炎药。经保守治疗 4 ~ 6 周未见好转或症状加重，应采取手术治疗。

脊髓型颈椎病症状逐渐发展加重，明确诊断后及时手术治疗。手术方式分前路和后路。通过对脊髓、神经构成致压的组织、骨赘、椎间盘和韧带切除或椎管扩大成形，使其得到充分减压；通过植骨或内固定行颈椎融合，获得颈椎稳定性。

（三）胸廓出口综合征（thoracic outlet syndrome）

患者女，22 岁，因"双上肢麻木、无力 1 年，加重 2 个月"入院。体格检查：双手手大、小鱼际肌萎缩，骨间肌萎缩，夹纸试验阳性，双侧前臂内侧皮肤感觉减退。CT 示双侧锁骨下动脉穿行于前斜角肌内，相应区域管腔受压变形，左侧局部管腔未见显影，右侧局部管腔变扁，管腔内未见明显充盈缺损（图 4-3-11）。诊断：胸廓出口综合征。

胸廓出口综合征是指在左右第 1 肋骨所包围的胸廓出口处，臂丛神经和锁骨下血管受压所引起的一系列症候群。根据病因不同可分为五类：颈肋综合征、前斜角肌综合征、肋锁综合征、第 1 肋骨综合征、过度外展综合征，其中以颈肋和前斜角肌综合征最为常见。

临床表现：分为神经受压和血管受压，以神经受压较多见，也可两者同时受压。

1. **神经受压表现**　自觉患侧颈肩部疼痛、酸胀无力、感觉异常与麻木。骨间肌、鱼际肌瘫痪，并有不同程度的肌肉萎缩，少数可有肌力减退。前斜角肌紧张试验阳性（头转向健侧，颈部过伸，同时将患侧手臂向下牵拉，出现麻痛加重并向远侧放射即为阳性）。

2. **血管受压表现** 动脉受压表现为臂和手变冷、无力、易疲乏、弥漫性疼痛等。可有上肢高举试验阳性（高举双上肢患侧出现手变白、温度下降、桡动脉搏动细弱或摸不到，双手放下，可明显充血）、Adson 试验阳性（端坐位，双手置于膝上，头转向患侧，下颌抬起颈伸直，深吸气后屏气，此时若桡动脉搏动减弱或消失，则为阳性），约 7.5% 有雷诺现象（一指或多指突然变冷和苍白，而后逐渐青紫并将持续发红）。

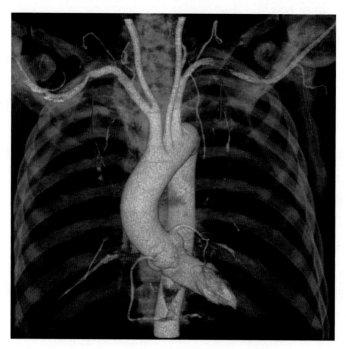

图 4-3-11　胸廓出口综合征三维 CT 图像

3. **局部表现** 患侧锁骨上区饱满，可触及前斜角肌紧张增厚，有肋颈者可触及骨性隆起，并有局部压痛和向患侧放射痛。

影像学检查：X 线检查可发现颈部骨性畸形或骨赘及椎间隙狭窄骨性改变，特别是颈肋和骨性退行性改变。CT 检查可明确椎管和椎间孔是否狭窄及骨性压迫。

诊断：依据临床表现，对症状、体征和影像学检查进行全面分析不难作出诊断。

治疗：包括保守治疗和手术治疗。

1）保守治疗：对于症状轻，无神经损伤症状，可保守治疗。适当休息、悬吊上臂、不提重物，前臂可做搭肩运动。局部理疗、按摩，前斜角肌内封闭治疗。试行 1～3 个月，如症状没有缓解或加重，影响生活与工作者，应手术治疗。

2）手术治疗：手术目的是解除对血管神经的压迫，切断前斜角肌、切除颈肋及纤维束带，有时还需切断中斜角肌，必要时可做神经外松解术。手术入路不同可分为腋下入路和肩胛旁入路。

（四）漏斗胸（pectus excavatum）

患儿男，15 岁，因"活动后胸闷、气促 1 个月"入院。体格检查：胸骨凹陷，胸廓正中呈漏斗状畸形（图 4-3-12）。

漏斗胸又称胸骨凹陷畸形，是小儿最常见的一种先天性胸壁畸形，发病率为新生儿的 1/300 ~ 1/400，男性多于女性。表现为胸骨中下部向后凹陷畸形，常以胸骨剑突根部为最深处，同时附着于凹陷部胸骨两侧的肋软骨亦随之下陷弯曲（最常累及第3 ~ 7 肋软骨），构成畸形的两侧壁，呈漏斗状。

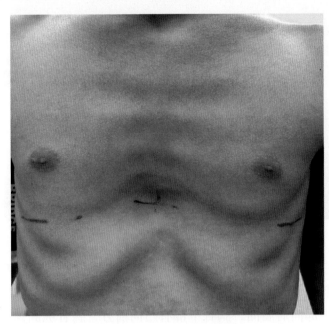

图 4-3-12 漏斗胸临床表现

病因尚不清楚，目前有两者观点，一种认为是由肋软骨生长不协调，胸骨中下部的两侧肋骨生长过快，将胸骨向后挤压所致；另一种认为是膈肌中心腱发育过短，膈肌纤维附着于胸骨下端及剑突部将其向后牵拉所致，但后者缺乏解剖学依据。

临床表现：轻度漏斗胸无明显症状。临床上常因胸廓畸形影响美观而就诊。凹陷畸形逐渐加重，常易反复呼吸道感染，甚至肺炎，呼吸增快、活动后气促，剧烈活动时耐受量降低。肋骨走行斜度较正常人大，肋骨由后方向前下方凹陷，使前后径短，严重时凹陷最深处可达脊柱。脊柱侧弯早期较轻或不出现，后随年龄逐渐加重，青春期后较为明显。

诊断：依据体格检查发现前胸壁胸骨向内凹陷、凸腹及轻度驼背即可诊断。

治疗：以手术为主。手术矫正根据其严重程度，对心肺功能影响及畸形的发展趋势而定。手术年龄 3 ~ 5 岁，但重度凹陷畸形，反复呼吸道感染症状和心电图检查已有心肌损害者手术年龄可在 3 岁以内。传统的手术方法有肋骨成形术、胸骨抬举术和胸骨翻转术。1998 年，Nuss 医生开创的无须切除肋软骨和胸骨治疗漏斗胸的微创技术，称为 Nuss 手术，方法简单、创伤小、效果确切，现被广泛应用于临床。

术后坚持规范化的康复训练十分重要。

（五）鸡胸（pectus carinatum）

患者男，17 岁，发现胸廓畸形 10 余年，活动后胸闷、气促 1 年。

鸡胸又称鸽胸（pigeon breast）或称为胸骨前突畸形（图 4-3-13），是胸前壁呈楔状凸起畸形，形似鸡胸故而得名。

病因不明，有明显家族史，与遗传因素有关，多数是佝偻病所致。畸形往往在 1 岁左右形成，常伴有其他畸形，如方颅、"X"形腿、"O"形腿等。

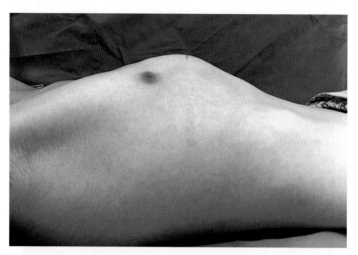

图 4-3-13　鸡胸的临床表现

临床上分为三型：Ⅰ型为对称型，最为常见，胸骨向前突出，两侧肋软骨呈对称性凹陷，胸骨纵断面呈弓形；Ⅱ型又称复合型，胸骨柄、胸骨体上部及肋软骨向上向前突出，胸骨体中部向后屈曲，胸骨下部有凸向前方，胸骨纵断面呈"Z"形；Ⅲ型又称不对称型，胸骨位置正常，一侧肋软骨前突而对侧正常或凹陷。

轻度鸡胸畸形不需要手术，重度鸡胸可手术矫正，传统手术有上、下带血管蒂胸骨翻转术、无蒂胸骨翻转术、胸肋沉降术等，目前一种反 Nuss 微创手术矫治鸡胸，近期效果良好，且创伤小，术后胸廓更美观。

（六）连枷胸（flail chest）

患者男，48 岁。因"车祸伤致胸部疼痛伴呼吸困难 3 小时"入院。体格检查：呼吸急促并胸壁浮动，呈反常呼吸。胸部 CT 示左侧胸廓塌陷，左侧第 2～7 肋骨多发骨质中断，断端变形移位，部分肋骨突入胸腔（图 4-3-14）。考虑为多根、多处肋骨骨折（连枷胸）。

多根、多处肋骨骨折将使局部胸壁失去完整肋骨支撑而软化，出现反常呼吸运动，即吸气时软化区胸壁凹陷，呼气时外凸，进而导致两侧胸腔压力不均衡使纵隔左右移动，称为纵隔扑动。单纯连枷胸不致伤者死亡，若合并严重广泛肺挫伤死亡率可达 40% 以上。

临床表现：受累肋骨多，软化胸壁面积较大者，患者出现反常呼吸，导致严重的氧合异常，血流动力学紊乱。加之其常合并肺挫伤、内脏器官及脑等复合外伤、诱发急性呼吸窘迫综合征或者多器官功能衰竭等危急临床病症，治疗困难，且死亡率高。

诊断：根据病史、临床表现并结合体格检查及影像学检查即可诊断。

治疗原则：尽快消除浮动胸壁造成的反常呼吸运动，阻断恶性循环，纠正呼吸、循环功能不全。方法包括：加压包扎固定胸壁软化区；机械通气或呼吸内固定；巾钳重力牵引、胸壁外固定架牵引等。对症处理呼吸、循环系统病症。此外，给氧、止痛

Note

和抗生素应用防止感染均是有效治疗。

　　紧急情况下是否要进行开胸手术处理，应慎重考虑。因为大多数患者病情危重，除非胸腔内有急需开胸处理的损伤，一般多在患者病情稳定后再开胸处理。

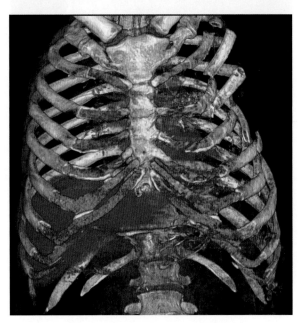

图 4-3-14　连枷胸三维 CT 图像

（七）腰椎间盘突出症（lumbar intervertebral disc herniation）

　　患者男，58 岁。因"左侧腰腿部疼痛半年余"入院。体格检查：脊柱生理曲度变直，L_4 椎旁有压痛、叩痛，左下肢直腿抬高试验 50°（＋），右下肢直腿抬高试验 45°（＋），双下肢肌力 5 级，会阴区感觉正常，反射正常，否认大小便改变，VAS 评分 7 分。腰椎 X 线：腰椎退行性改变，生理曲度变直。腰椎 MRI：腰椎生理曲度变直，部分椎体边缘见轻度骨质增生（图 4-3-15）。$L_{3～4}$，$L_5～S_1$ 椎间盘向后突出，相应水平硬膜囊前缘受压，椎管有效矢状径减小，$L_{4～5}$ 水平双侧椎间孔、$L_5～S_1$ 水平左侧侧隐窝变窄。诊断：腰椎间盘突出症（$L_{3～4}$，$L_5～S_1$）；腰椎退行性变；$L_{4～5}$ 终板变性。

　　腰椎间盘突出症又称腰椎椎间盘纤维环破裂症或腰椎间盘髓核突出症，是腰部最常见的疾病。以 30～50 岁青壮年好发，男性多于女性，左侧多于右侧。根据病理不同分四种类型：椎间盘膨出、椎间盘突出、椎间盘脱出和游离型椎间盘。

　　临床表现主要包括以下几点。

　　1. **腰腿痛**　为腰间盘突出最常见症状。可表现为早期腰痛，进而发展为腿痛，亦可一次外伤立即产生腰痛及腿痛。重者卧床不起，弯腰、咳嗽、打喷嚏、排便时疼痛加重。症状以单侧为多，有时会转向对侧即双侧均有症状，严重者可出现排尿困难及鞍区感觉障碍，双足麻木，症状可在休息后缓解，时轻时重，但呈现逐渐加剧的趋势。

　　2. **腰部活动受限**　腰肌保护性痉挛，腰部僵硬，各个方向活动不便，上下床和起坐困难。

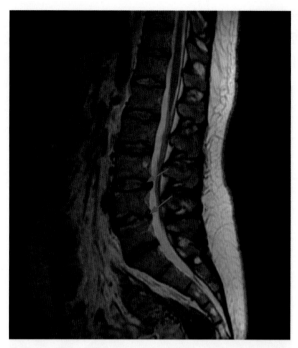

图 4-3-15　腰椎间盘突出症 MRI 表现

箭头所示 $L_{3\sim4}$ 和 $L_{4\sim5}$ 椎间盘突出

3. **脊柱侧弯**　称为"坐骨神经痛性侧弯"，多数患者偏向健侧（突出物在神经根内侧），少数偏向患侧（突出物在神经根外侧）。

4. **间歇性跛行**　患者行走时，随距离增加而出现腰背部痛或患侧下肢放射性疼痛或麻木加重，蹲坐或坐位休息后症状可缓解，再行走则症状又出现，故称间歇性跛行。

5. **腰部压痛及放射痛**　压痛点常在中线两旁，其特点不但有压痛还会向下肢放射。

6. **特殊体征**

（1）直腿抬高试验：将患肢置于轻度内收、内旋位，保持膝关节完全伸直位，一手扶住足抬高患肢，出现坐骨神经痛者视为阳性。

（2）健肢抬高试验：直腿抬高健侧肢体时，健侧神经根袖牵拉硬膜囊向远端移动，患侧也随之向下移动。此时若出现坐骨神经疼痛者视为阳性。

（3）直腿抬高加强试验：取仰卧位，将患肢直腿抬高到一定程度而出现坐骨神经痛，然后将抬高的患肢降低至坐骨神经痛消失，再将踝关节被动屈曲，症状又出现者视为阳性。

（4）仰卧挺腹试验：取仰卧位，做挺腹抬臀动作，臀和背部离开床面出现患肢坐骨神经痛者视为阳性。

（5）股神经牵拉试验：取俯卧位，患肢膝关节完全伸直，上提伸直的下肢髋关节使其过伸，出现大腿前方股神经分布区疼痛者视为阳性。

（6）屈颈试验：取坐位或半坐位，双下肢伸直，向前屈颈而出现患肢放射性疼痛者视为阳性。

影像学检查：

1. **X 线检查**　由于椎间盘不显影，故平片不能诊断椎间盘及髓核是否突出。

2. CT 检查　主要观察椎管不同组织密度变化，除观察椎间盘对神经的影响外，亦可了解骨性结构及韧带的改变。清晰了解腰椎管的容积，关节突退变、内聚、侧隐窝及黄韧带肥厚与后韧带骨化等。

3. MRI 检查　通过不同层面的矢状像及所累及椎间盘的轴位像可以观察椎间盘突出形态及其所占椎管内位置。

诊断：结合临床表现与影像学检查作出诊断。

治疗方法如下。

1. 非手术治疗　对于初次发作病程较短及休息后症状明显缓解，且影像学检查无严重突出者，适于非手术治疗。

绝对卧床休息：最简单有效的疗法，进食及排便均不应离开床，同时髋和膝关节屈曲以减少椎间盘的压力，缓解突出椎间盘组织对神经根局限性的压迫，达到症状减轻或消除。初发者一般卧床 3 ~ 4 周症状大多能缓解。骨盆牵引可使椎间隙增大，利于突出的髓核还纳。结合适当的推拿、按摩可缓解肌肉痉挛，松解神经根粘连，或改变突出髓核与神经根的相对关系，以减轻对神经根的压迫。硬膜外注射类固醇可减轻局部炎症反应，改善血运，阻断疼痛的恶性循环，达到止痛目的。

2. 手术治疗　非手术治疗无效或发作频繁影响生活及工作；症状严重，止痛药不能缓解；出现鞍区感觉障碍、排尿困难。上述情况下可选择手术治疗。

（1）化学髓核溶解治疗：经皮穿刺将软骨溶解酶注入椎间盘内，溶解髓核组织，消除髓核对神经根的压迫。该操作危险性大、并发症多，目前已经较少使用。

（2）手术治疗：传统手术为后路经椎板间开窗髓核切除术。目前临床上广泛开展的微创手术：经皮穿刺腰椎间盘切吸术、内镜下腰椎间盘切除术、显微镜下腰椎间盘切除术。对于腰椎间盘突出症并有腰椎不稳或退行性滑脱者可并行腰椎内固定植骨融合术。

三、附肢骨连结

（一）关节脱位

1. 先天性髋关节脱位（congenital dislocation of hip joint）　患儿男，5 岁，发现步态异常 1 年余。体格检查：脊柱生理曲度存在，无明显侧弯畸形，活动可。左下肢较对侧短缩约 2.0 cm，左髋部无红肿，左侧股骨大粗隆上移，左臀部可扪及脱出的股骨头，髋关节屈伸活动尚可，4 字试验阳性，Allis 征阳性，左下肢单腿站立试验阳性。X 线示左侧先天性髋关节脱位，股骨头上移至髂骨水平（图 4-3-16）。诊断：左侧先天性髋关节脱位 2 度。

先天性髋关节脱位，又称为发育性髋关节脱位或发育性髋关节发育不良，是小儿最常见的先天性畸形之一，以后脱位多见，出生时即已存在，病变累及髋臼、股骨头、关节囊、韧带和附近的肌肉，导致关节松弛、半脱位或脱位。有时可合并其他畸形，如先天性斜颈、脑积水、脑脊膜膨出，其他关节先天性脱位或挛缩等。

临床表现：女婴较男婴多发。患侧会阴部增宽，双侧脱位者更明显。患侧内收肌紧张，患髋外展活动受限，且处于屈曲位，蹬踩力量低于另一侧；双侧大腿内侧皮肤皱纹不对称，患侧皮纹皱褶增多、加深，但有假阳性、假阴性。患侧肢体较健侧短缩，牵动患侧下肢时，有弹响声或弹响感。

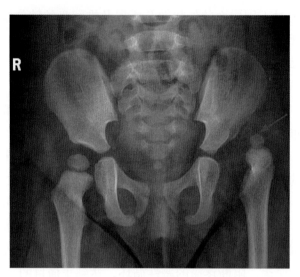

图 4-3-16　先天性髋关节脱位 X 线表现

　　诊断：主要依靠体格检查、X 线检查和测量。

　　治疗：治疗应强调早期诊断，早期治疗。婴儿期的治疗效果最佳，年龄越大效果越差，在 3 岁以内治疗的患儿有很高的治愈率。随着年龄的增长，病情加重，疗效变差。治疗方法应根据不同年龄和病理情况来决定。

　　2. **肩锁关节脱位**（acromioclavicular joint dislocation）　　患者男，48 岁。因"跌伤致左肩部疼痛、活动受限 2 天"入院。体格检查：左肩锁关节压痛，琴键征阳性，喙突处压痛明显，肩关节活动受限。X 线片示左侧肩锁关节对位关系欠佳，锁骨肩峰端上翘（图 4-3-17）。诊断：左肩锁关节脱位。

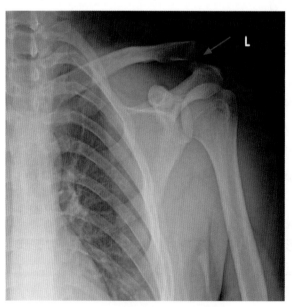

图 4-3-17　肩锁关节脱位 X 线表现

　　肩锁关节的损伤通常是直接暴力由上向下冲击肩峰而发生脱位，或间接暴力过度牵引肩关节向下而引起脱位，或上肢贴于胸壁跌倒，肩端撞击地面。

　　临床表现：逐渐加重的疼痛，上肢无法下垂，外展、上举疼痛，肩锁关节处肿胀，锁骨上翘畸形，压痛明显等。损伤轻者可能只有关节囊撕裂，外观无畸形；较严重者会有肩锁韧带撕裂，伴肩锁关节半脱位；如同时出现喙锁韧带完全断裂的肩锁关节完全脱位，则在肩部重力和肌的牵引下出现肩胛骨向下、向内移位，锁骨向上、向外移位的"台阶样"畸形。

　　诊断：通过体格检查、X线检查即可判断。

　　治疗：半脱位用胶布压迫固定，即肘部上抬，锁骨外侧端下压，或用石膏也可，肘部要垫好以避免尺神经受压麻痹。若复位不佳可切开复位，对半脱位用克氏针固定肩锁关节，修补肩锁韧带关节和喙锁韧带。

　　3. 肘关节脱位（elbow dislocation）　患者女，58岁。因"摔倒后左肘关节疼痛伴活动障碍2小时"入院。体格检查：左肘关节肿胀，弹性固定，压痛（＋），肘关节后方有空虚感，左手运动正常。X线示肱骨远端和尺骨鹰嘴失去正常解剖关系，尺骨鹰嘴向左方移位（图4-3-18）。诊断：肘关节后脱位。

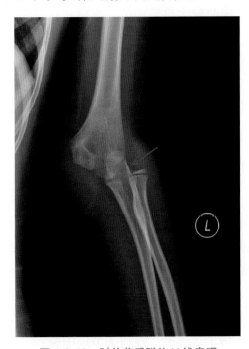

图 4-3-18　肘关节后脱位 X 线表现

　　肘关节脱位指构成肘关节的骨骼在外力作用下，关节面的相对关系被破坏超出正常范围。发生率比盂肱关节脱位低，约占脱位总发病率的1/5。肘关节脱位常发生于年轻人，发病高峰期为5～25岁。根据脱位后关节远端的位置，可分为前脱位、后脱位与侧方脱位，其中以后脱位多见。多由间接暴力所致。肘关节从后方受到直接暴力作用，可产生尺骨鹰嘴骨折和肘关节前脱位。

　　临床表现：肘关节后脱位后，肘部明显肿胀、局部疼痛、关节远端向后侧凸畸形，关节常呈半屈曲位，关节功能障碍。特殊体征包括肘后三角关系失常、肘窝前方可触及肱骨下端、肘后方空虚感、前臂弹性固定等，对肘关节脱位有特殊诊断价值。合并尺骨鹰嘴骨折时，局部触诊可触及骨折端和骨擦音。

肘关节前脱位后肘前肿胀、疼痛，关节弹性固定，不能自主活动。前臂外观似伸长，后方凹陷，关节周围触痛明显。尺神经牵拉损伤时，尺侧手指发麻，屈指功能障碍。肱动脉、肱静脉损伤时，远端手指发白，血管搏动减弱或者消失。并发正中神经、桡神经损伤时，出现相应的神经功能障碍表现。

诊断：通过体格检查、X 线检查即可判断。

治疗：治疗以手法复位为主，若内上髁骨折块嵌顿在关节间隙内，或并有神经血管损伤的新鲜脱位，闭合复位不成功可行切开复位。

4. **桡骨头半脱位**（subluxation of the radial head）　患儿男，2 岁。因"右肘部牵拉后患儿哭闹，拒绝活动 2 小时"就诊。体格检查：右肘呈半屈曲状态，旋后功能明显受限，且桡骨头前外侧有明显拒按。诊断：右侧桡骨头半脱位。

桡骨头半脱位是小儿多见的日常损伤，俗称牵拉肘。多发生在 5 岁以内，以 2～3 岁最常见。

临床表现：患儿被牵拉受伤后，因疼痛而哭闹，并且不让触动患部，不肯使用患肢，特别是举起前臂。检查发现前臂多呈旋前位，半屈；桡骨头处可有压痛，但无肿胀和畸形；肘关节活动受限，如能合作，可发现旋后受限明显。X 线检查无阳性发现。

诊断：主要依靠牵拉病史、症状和体征，无牵拉病中的其他损伤，一般不考虑桡骨头半脱位。

治疗：一般手法复位即可，复位后无需特殊固定，用三角巾或布带悬吊患肢于功能位 1 周即可。

（二）肩关节周围炎（scapulohumeral periarthritis）

患者男，54 岁。因"反复肩颈部胀痛一年，加重 3 天"入院。体格检查：颈曲生理曲度变直，颈椎棘突压痛，头颈活动度：前屈 20°，后伸 10°，左侧屈 15°，右侧屈 10°，左右旋转 20°。头颈后仰试验（+），叩顶试验（+），颈椎间孔挤压试验（+），颈椎分离实验（+），颈位置性旋转实验（+），闭目直立试验（+），臂丛神经牵拉实验左（+），右（−）；左侧肩关节局部压痛，局部皮肤无红肿，左侧肩关节活动度：外展 25°，上举 30°，背伸不能触及背部。MRI 示左侧肩关节粘连性关节囊炎、左肩袖损伤 MRI 表现（图 4-3-19）。诊断：左肩关节周围炎。

肩关节周围炎，简称肩周炎，又称冰冻肩、粘连性关节囊炎，好发于 40～60 岁的中老年患者，50 岁左右为高发，俗称"五十肩"，是指肩关节疼痛和活动受限，但并无结构上改变的病变。症状进展缓慢，发展至一定程度后又自行逐渐消失，最后完全恢复。

临床表现：本病女性多于男性，左侧多于右侧，亦可两侧先后发病。临床以其活动时疼痛、功能受限为其临床特点，临床检查发现肩关节主被动活动明显受限，最先受限的动作为内旋，患肢不能够到与对侧相同高度。

诊断：通过体格检查、影像学检查即可判断。

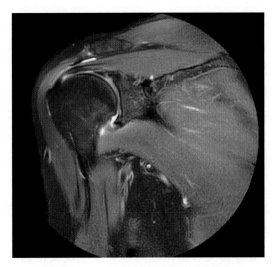

图 4-3-19　左肩关节周围炎 MRI 表现

治疗：肩周炎有其自然病程，但若不配合治疗和功能锻炼，即使自愈也将遗留不同程度的功能障碍。根据疾病的不同时期治疗方法侧重不同，多采用非手术治疗。

（三）膝关节韧带损伤（injuried ligaments of knee joints）

患者男，27 岁。因"车祸致右膝关节疼痛伴活动受限"入院。体格检查：右膝关节屈曲活动轻度受限，目前主被动活动均可达到 120°，活动范围在 0°～120°。屈曲时存在腘窝处及腓骨小头上缘区域疼痛。右膝关节髌韧带、外侧副韧带区域以及腘窝处存在按压痛，其余地方未见明显疼痛及按压痛。肌力右侧股四头肌、腘绳肌、胫前肌、腓骨长短肌肌力 4 级。髌骨活动度良好、浮髌试验（－）。右下肢皮肤感觉及末梢血运情况未见异常。后抽屉试验（＋），反 Lachman 试验（＋），外侧应力试验（＋）。膝关节 MRI 成像示后交叉韧带迂曲增粗（图 4-3-20）。诊断：右侧后交叉韧带损伤。

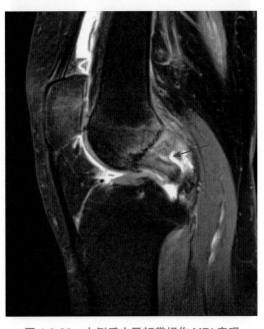

图 4-3-20　右侧后交叉韧带损伤 MRI 表现

　　膝关节的关节囊松弛薄弱，关节的稳定性主要依靠韧带和肌肉维持。主要的韧带结构包括内侧副韧带、外侧副韧带、前交叉韧带、后交叉韧带以及其他一些辅助韧带。其中，以内侧副韧带最为重要。

　　临床表现：都有外伤病史。以青少年多见，男性多于女性，以运动员最为多见。受伤时有时可以听到韧带断裂的响声，很快便因为剧烈疼痛而不能再继续运动或工作。膝关节出现剧烈疼痛，出现肿胀、压痛与积液（血），膝部肌肉痉挛，膝关节处于强迫体位，或伸直，或屈曲。膝关节侧副韧带的断裂处有明显的压痛点，有时还会摸到蜷缩的韧带断端。

　　诊断：仔细询问膝关节损伤史和体格检查十分重要，尽可能问清受伤机制，以判断不稳定类型。常用的检查方法有侧方应力试验、抽屉试验、Lachman 试验、轴移试验和旋转试验。影像学检查和关节镜检查可进一步明确受伤程度。

　　治疗：目的是恢复韧带的正常力学功能，保持膝关节的稳定性。仅有少数韧带不完全断裂，无急性期不稳定者可行非手术治疗外，其余均应采取手术治疗。有些韧带完全断裂，但未出现急性期不稳定者，仍需手术治疗。

（四）半月板损伤（meniscal injury）

　　患者男，37 岁。因"摔伤后右膝关节疼痛，活动受限"入院。体格检查：脊柱生理曲度正常，无压痛及叩击痛，骨盆分离挤压试验阴性，右膝关节高度肿胀，右膝关节前方压痛（＋），浮髌试验（＋），内外侧应力试验（－），抽屉试验（－），研磨实验（＋），右膝关节屈伸受限，双下肢肌力及感觉无明显异常。右膝关节 MRI 示内侧半月板后角见条状 FS-T2 高信号，累及关节面（图 4-3-21）。诊断：右膝关节半月板损伤。

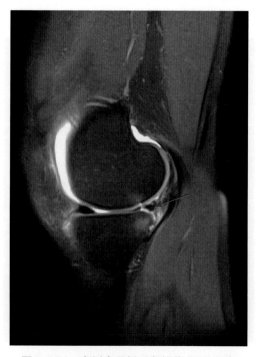

图 4-3-21　右侧半月板后角损伤 MRI 图像

　　半月板是一种月牙状纤维软骨，充填在股骨与胫骨关节间隙内，每个膝关节有两个半月板：内侧半月板与外侧半月板。它们的周围部分较厚，附着于胫骨平台的边缘，而中央部分则较薄；其接触股骨髁的上面略凹陷，而接触胫骨髁的下面则平坦。半月板的中内部分无血液供应，其营养主要来自滑液，只有与胫骨缘连接的边缘部分（即外围的 10%～30%），能从滑膜得到血液供应。因此除了近边缘部的撕裂外，其他撕裂很难愈合。

　　临床表现：多见于运动员与体力劳动者。急性受伤时患者有时能听到关节内响声，慢性损伤者无明确外伤病史。受伤后膝关节剧痛，伸直受限，往往同时伴有关节囊内壁滑膜损伤，引起关节内积血、渗液，并迅速出现肿胀。有时破裂的半月板嵌于关节内不能解脱，造成伸膝时突然发生伸直障碍，协助患肢旋转摇摆后，突然弹响后关节又可伸直。膝关节不稳定以及股四头肌肌力弱引起，尤其是上下台阶，走不平的道路，有突然要跪倒的趋势。慢性阶段的体征有关节间隙压痛、行走弹跳、股四头肌萎缩等。根据压痛点部位，可以大致判断出是前角、体部或后角撕裂。

　　诊断：通过特殊的体格检查（如过伸试验、过屈试验、旋转挤压试验、研磨试验、蹲走试验）结合影像学检查和关节镜检查可诊断。X 线平片检查不能显示半月板形态，主要是用来排除膝关节其他病变与损伤。关节空气造影、碘溶液造影或空气 - 碘溶液对比造影一度是有效的辅助诊断方法，但目前已被 MRI 检查所替代。关节镜检查不仅可以发现影像学检查难以察觉的半月板损伤，还可以同时发现有无交叉韧带、关节软骨和滑膜病变。

　　治疗：急性半月板损伤时可用长腿石膏托固定 4 周。有积血者可于局部麻醉下抽尽后加压包扎。急性期过后疼痛减轻，可以开始进行股四头肌锻炼，以免发生肌萎缩。症状不能消除者考虑手术治疗。目前主张在关节镜下进行手术，边缘分离的半月板可以缝合，容易交锁的撕裂的半月板瓣片可以局部切除，有条件缝合的亦可予以修复，严重破碎者亦可在镜下全部摘除。

（王本亮　陈　超　吴国君　祁　磊）

第五章 肌 学

第一节 总 论

　　肌（muscle）根据结构和功能可分为平滑肌、心肌和骨骼肌。平滑肌（smooth muscle）主要分布于内脏的中空性器官与血管的壁，舒缩缓慢而持久；心肌（cardiac muscle）是构成心壁的主要部分。平滑肌和心肌不直接受人的意志支配，属于不随意肌。

　　骨骼肌（skeletal muscle）一般附着于骨骼，收缩时带动骨骼完成运动，常随人的意志而收缩，所以又称随意肌，是运动系统的动力部分。但有少数骨骼肌附着于皮肤，称为皮肌，如面部的表情肌，颈部的颈阔肌等。骨骼肌主要存在于躯干和四肢，收缩迅速有力，大多数易疲劳。骨骼肌有运动关节、维持姿势、产热等功能。

　　骨骼肌分布于身体各部，有 600 多块，约占体重的 40%。每块肌均有一定的形态、结构、位置和辅助装置，能执行一定的功能，且有丰富的血管和淋巴管分布，并接受神经的支配，因此每块肌都可视为一个器官。

一、肌的构造和形态

　　骨骼肌一般都由肌腹和肌腱两部分构成。肌腹（muscle belly）为肌性部分，主要由肌纤维（肌细胞）组成，色红、柔软，具有一定的收缩和舒张能力。整个肌的外面包被有结缔组织形成的肌外膜，由肌外膜发出若干纤维隔深入肌腹将其分割为较小的肌束；包被肌束的结缔组织称为肌束膜；肌束内每条肌纤维包被有一层薄的结缔组织膜，称为肌内膜。供应肌的血管、神经和淋巴管等沿着这些结缔组织深入肌内。肌腱（tendon）主要由平行致密的胶原纤维束构成，色白、较坚韧而无收缩功能，但能抵抗较大张力，其抗张强度为肌腹的 100 多倍。肌腱大多数位于肌腹的两端，附着于骨骼。扁肌的肌腱均呈薄膜状，称腱膜（aponeurosis）。

　　肌的形态多样，按其外形大致可分为长肌、短肌、扁肌和轮匝肌四种（图 5-1-1）。长肌（long muscle）多见于四肢，肌束通常与肌的长轴平行，肌腹呈梭形，收缩时肌

Note

显著缩短，故引起大幅度的运动。有些长肌的起端有两个以上的头，以后再汇成一个肌腹，这些肌称为二头肌、三头肌或四头肌；有些长肌肌腹被中间腱划分成两个肌腹，称二腹肌；有的由多个肌腹融合而成，中间隔以腱划，如腹直肌。短肌（short muscle）多见于躯干部的深层，短小，具有明显的节段性，收缩幅度较小。扁肌（flat muscle）多见于体壁（如胸腹壁等），宽扁呈薄片状，除运动功能外还兼有保护内脏的作用。轮匝肌（orbicular muscle）位于孔裂的周围，由环形的肌纤维构成，收缩时可以关闭孔裂。

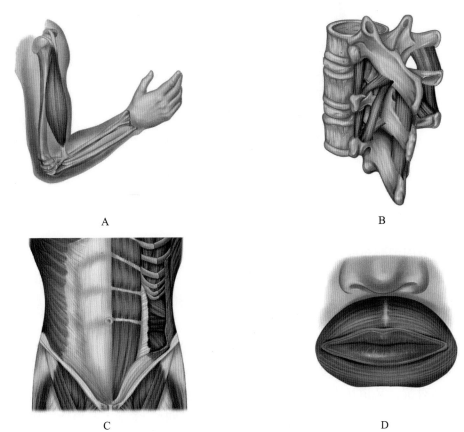

图 5-1-1 肌的各种形态

A.长肌；B.短肌；C.扁肌；D.轮匝肌

二、肌的起止、配布和作用

骨骼肌的两端通常附着于两块或两块以上的骨，中间跨过一个或多个关节。肌收缩时，使两骨彼此靠近而使关节产生运动。一般来说，运动时其中一骨的位置相对固定，另一骨相对移动。肌在固定骨上的附着点称为定点（fixed attachment），也称起点（origin）；而在移动骨上的附着点称为动点（movable attachment），也称止点（insertion）。多数情况下，把接近身体正中矢状面或四肢部靠近近侧的附着点看作为肌肉的起点；另一端的附着点则看作为止点（图 5-1-2）。由于运动复杂多样化，肌的定点和动点在一定条件下，可以相互转换。例如，胸大肌起于胸廓，止于肱骨，通常收缩时使上肢向胸廓靠拢，但在做引体向上动作时，胸大肌的动、定点易位，止于肱骨的一端被固定，而附着于胸廓的一端作为动点，收缩时使胸廓向上肢靠拢，故能引体向上。

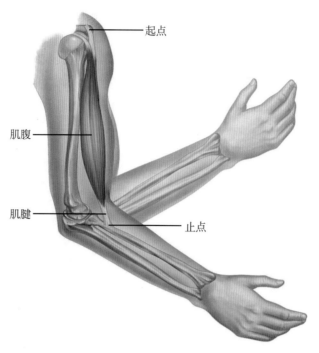

图 5-1-2 肌的起止点

　　肌在关节周围配布的方式和多少与关节的运动轴密切相关。单轴关节通常配备两组肌，如肘关节的肌配布，前方有屈肌，后方有伸肌，从而使肘关节完成屈和伸的运动。双轴关节通常有四组肌配布，如桡腕关节除有屈肌和伸肌外，还配布有内收肌和外展肌。三轴关节的周围配布有六组肌，如肩关节除屈、伸、内收和外展肌外，还配布有旋内和旋外两组肌。因此，每个关节至少于运动轴的相对侧配布两组运动方向完全相反的肌，这两组在作用上相互对抗的肌称为拮抗肌（antagonist muscle）。拮抗肌在功能上既相互对抗，又相互协调和依存。如果拮抗肌中的一组肌功能丧失，则该关节的有关运动也随之丧失。此外，关节在完成某一种运动时，常常不是单独一块肌收缩的结果，而是有赖于若干成群的肌配合，如屈桡腕关节时，经过该关节前方的肌同时收缩，这些功能相同的肌称为协同肌（synergist muscle），协同肌配布于运动轴的同侧。一块肌往往和两个以上的关节运动有关，可产生两个以上的动作，如前臂的尺侧腕屈肌能屈桡腕关节，也可使桡腕关节内收，所以屈腕时，它属屈肌组；腕内收时，又属于收肌组。

　　肌的配布与人类直立和从事劳动的特点相关，由于身体的重力线是通过枢椎齿突、脊柱胸段的前方、髋关节中心的后方、膝关节和踝关节的前方，落在足弓上。因此为适应人体的直立姿势，项背部、臀部和小腿后面以及维持足弓的肌都特别发达，以克服重力的影响，保持人体的直立平衡。上、下肢的肌由于分工和劳动的影响，下肢肌比上肢肌强大，上肢的屈肌比伸肌强大，下肢的伸肌比屈肌强大，手肌比足肌分化程度高。此外，由于人类的语言和思维活动，舌肌、喉肌和面肌也得到高度的分化。

　　肌的运动范围和肌纤维的长度密切相关。长期固定姿势训练可使相关部位的肌纤

Note

维变长；反之，长期不充分运动，肌纤维可变短。因此，在身体某一部位受伤后，应尽可能早日使该部肌肉作全幅度运动，以免发生运动障碍。

三、肌的命名

肌的命名有多种方法，主要根据其形状、大小、位置、起止点、纤维方向和作用等命名。依形态命名，如斜方肌、菱形肌、三角肌等；依位置命名，如肩胛下肌、冈上肌、冈下肌等；依位置和大小综合命名，如胸大肌、胸小肌、臀大肌、臀小肌等；依位置和形态综合命名，如肱三头肌、股二头肌等；依起止点命名，如胸锁乳突肌、肩胛舌骨肌等；依纤维方向和部位综合命名，如腹外斜肌、肋间外肌等；依作用命名，如旋后肌、咬肌等；依作用结合其他因素综合命名，如旋前圆肌、指浅屈肌等。了解肌的命名原则有助于对肌的学习和记忆。

四、肌的辅助装置

在骨骼肌的周围有肌的辅助装置，具有保持肌的位置、协助肌的活动、减少运动时的摩擦和保护等功能，它们包括筋膜、滑膜囊和腱鞘。

（一）筋膜

筋膜（fascia）由结缔组织构成，分为浅筋膜和深筋膜两种，遍布全身（图 5-1-3）。

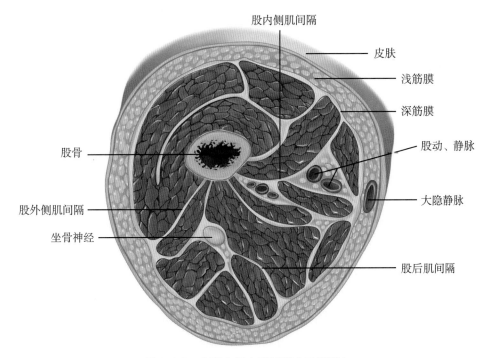

图 5-1-3　大腿中部水平切面（示筋膜）

1. **浅筋膜**（superficial fascia）　又称皮下筋膜（subcutaneous fascia）、皮下组织或皮下脂肪，位于真皮之下，包被全身各部，由疏松结缔组织构成，富有脂肪，但脂肪在身体各部位厚薄不一，不同体质的人相差也很大，对保持体温有一定的作用。浅筋膜内含浅动脉、浅静脉、皮神经、淋巴管等，有些局部还可有乳腺和皮肌。浅筋膜对位于它深部的肌、血管和神经有一定的保护作用，如手掌和足底的浅筋膜均较发达，能起到缓冲压力的作用。某些部位浅筋膜可分为典型的浅、深两层，浅层是脂肪层，深层为膜性层，如下腹部及会阴部。

2. 深筋膜（deep fascia）　又称固有筋膜（proper fascia），位于浅筋膜的深面，由致密结缔组织构成，包被体壁、四肢的肌和血管神经等。深筋膜与肌的关系非常密切，随肌的分层而分层；在四肢，深筋膜插入肌群之间，并附着于骨，构成肌间隔（intermuscular septum），肌间隔与包绕肌群的深筋膜构成筋膜鞘，可保证肌群单独活动；深筋膜还包绕血管、神经形成血管神经鞘；在肌数目众多而骨面不够广阔的部位，它可供肌的附着或作为肌的起点；在腕部和踝部，深筋膜增厚形成支持带（retinaculum），对经过其深部的肌腱有支持和约束作用，并能改变肌的牵引方向，以调节肌的作用。筋膜的厚薄与肌的强弱有关，如大腿肌较发达，大腿的深筋膜就显得特别强厚、坚韧。由于血管和神经都沿着肌间或肌群之间的筋膜间隙行走，所以掌握筋膜的知识有助于寻找血管、神经。在病理的情况下，筋膜可潴留脓液、限制炎症的扩散，临床上可根据筋膜的间隙通向推测积液的蔓延方向。

（二）滑膜囊

滑膜囊为封闭的结缔组织小囊，壁薄，内有滑液，多位于肌腱与骨面相接触处，以减少两者之间的摩擦。有的滑膜囊在关节附近和关节腔相通。滑膜囊炎症可影响肢体局部的运动功能。

（三）腱鞘

腱鞘（tendinous sheath）是套在长肌腱外面的鞘管（图 5-1-4），存在于腕、踝、手指和足趾等活动性较大的部位，它使肌腱固定于一定的位置，减少肌腱与骨面的摩擦。腱鞘可分纤维层和滑膜层两部分。腱鞘的纤维层（fibrous layer）又称腱纤维鞘（fibrous sheath of tendon），位于外层，为深筋膜增厚所形成的骨性纤维性管道，它对肌腱起滑车和约束作用；腱鞘的滑膜层（synovial layer）又称腱滑膜鞘（synovial sheath of tendon），位于腱纤维鞘内，由滑膜构成，呈双层圆筒形，其内层包在肌腱的表面称为脏层；外层贴在腱纤维层的内面和骨面称为壁层。脏、壁两层相互移行形成的腔隙内含少量滑液，故肌腱能在这个鞘内自由滑动。腱滑膜鞘从骨面移行到肌腱的脏、壁两层移行部分，称为腱系膜（mesotendon），其中有供应肌腱的血管通过。由于肌腱经常运动，腱系膜大部分消失，仅保留供应肌腱的血管、神经通过的部分，称为腱纽（vincula tendinum）。手指不恰当地做长期、过度而快速的活动可导致腱鞘损伤，产生疼痛并影响肌腱的滑动，临床上称为腱鞘炎，为常见多发病之一。

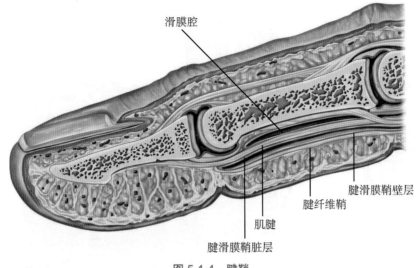

图 5-1-4　腱鞘

（滑膜腔）
（腱滑膜鞘壁层）
（腱纤维鞘）
（肌腱）
（腱滑膜鞘脏层）

（武志兵）

第二节　骨骼肌的组织结构和收缩原理

一、骨骼肌的组织结构

骨骼肌一般指借肌腱附于骨骼的一种肌组织，主要由具有收缩功能的肌细胞及肌细胞间少量结缔组织、血管、淋巴管及神经构成。肌细胞因呈细长纤维形，又称肌纤维（muscle fiber），细胞膜称肌膜（sarcolemma），细胞质称肌质（sarcoplasm）。对于一块完整的骨骼肌而言，由致密结缔组织形成的肌外膜（epimysium）包裹在外表面，肌外膜向内部伸入，将其分隔成若干条肌束，包裹每条肌束的结缔组织称肌束膜（perimysium），肌束膜继续深入以分隔每条肌纤维，包裹在肌纤维外表面的薄层结缔组织称肌内膜（endomysium）（图 5-2-1）。结缔组织对骨骼肌有支持、连接、营养和功能调整等作用。肌卫星细胞（muscle satellite cell）是骨骼肌的干细胞。

（一）骨骼肌纤维的光镜结构

骨骼肌纤维长圆柱状，直径 10 ~ 100 μm，长度一般 1 ~ 40 μm，极少分支。肌膜外面贴附基膜。一条骨骼肌纤维内可含几十个至几百个扁椭圆形的细胞核，均位于细胞周边，核的长轴与胞体一致（图 5-2-2）。肌质含沿肌纤维长轴平行排列的细丝样肌原纤维（myofibril）。骨骼肌属于横纹肌（striated muscle），因为每条肌原纤维都有明暗相间的带，且所有肌原纤维的明带和暗带都准确地排列在同一平面上，因而构成

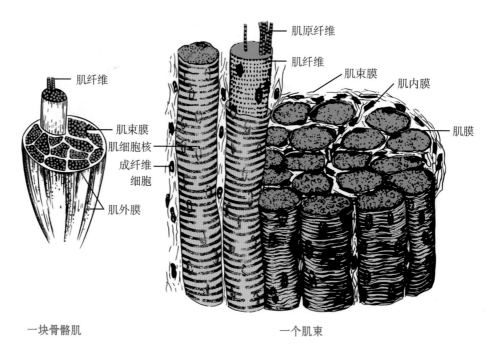

一块骨骼肌　　　　　　　　　　　　　一个肌束

图 5-2-1　骨骼肌组织结构模式图

了肌纤维明暗相间的周期性横纹（cross striation）。明带（light band）又称 I 带，暗带（dark band）又称 A 带。油镜可见暗带中央有浅色的 H 带，H 带中央有深色的 M 线；明带中央有深色的 Z 线。相邻两条 Z 线之间的一段肌原纤维称为肌节（sarcomere）。整条肌原纤维由肌节递次排列构成，故肌节是骨骼肌纤维结构和功能的基本单位。

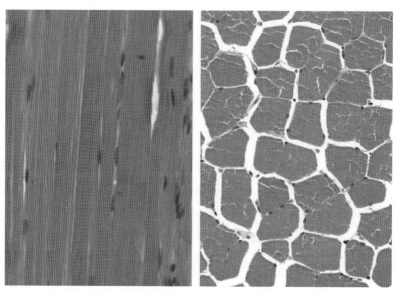

纵切面（HE 染色）　　　　　　　　横切面（HE 染色）

图 5-2-2　骨骼肌纤维光镜图

（二）骨骼肌纤维的超微结构

1. 肌原纤维　肌原纤维由直径和结构均不同的两种肌丝平行排列构成。粗肌丝

（thick filament）两端游离，中央借 M 线固定于肌节中部。细肌丝（thin filament）一端附着于 Z 线，另一端平行游离于粗肌丝之间，止于 H 带外侧（图 5-2-3）。

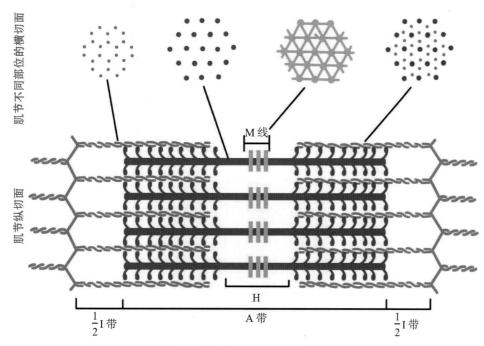

图 5-2-3 肌节结构模式图

蓝色：细肌丝及 Z 线；红色：粗肌丝；黄色：M 线

粗肌丝大致呈圆柱状，直径 15 nm，长度约 1.5 μm，由肌球蛋白（myosin）分子组成。肌球蛋白分子由头和杆两部分构成，杆上和头、杆连接处有两个可以屈动的关节。分子尾端朝向 M 线，头部朝向 Z 线，并突出于粗肌丝表面，形成电镜下可见的横桥（cross bridge），具有 ATP 酶活性。大量肌球蛋白分子平行排列，组成一条粗肌丝（图 5-2-4）。

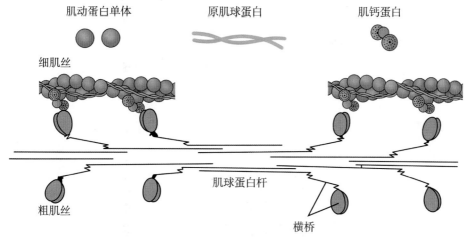

图 5-2-4 肌节结构模式图

细肌丝为双股螺旋细丝状，直径 5 nm，长约 1 μm，由肌动蛋白（actin）、原肌球蛋白（tropomyosin）和肌钙蛋白（troponin）组成。每个球形肌动蛋白单体上都有一个位点可与肌球蛋白头部结合，两条由肌动蛋白单体连接成的串珠链缠绕形成双股螺旋状的肌动蛋白。原肌球蛋白也呈双股螺旋状，由两条首尾相连的多肽链相互缠绕而成。原肌球蛋白嵌于肌动蛋白双股螺旋链的浅沟内，可于肌纤维非收缩状态时掩盖肌动蛋白的结合位点。肌钙蛋白包含 TnC、TnT 和 TnI 三个球形亚单位。肌钙蛋白的分子构象可因 TnC 亚单位与 Ca^{2+} 结合而改变，并从此启动肌纤维的收缩过程；TnT 亚单位是肌钙蛋白与原肌球蛋白的固定附着部位；TnI 亚单位可抑制肌动蛋白和肌球蛋白之间的相互作用。

2. **横小管**　横小管（transverse tubule）是指肌膜向肌质内凹陷形成的管状结构。横小管与肌纤维长轴呈垂直走行，位于明、暗带交界处。同水平的横小管分支相互吻合，环绕每条肌原纤维，其功能是将肌膜的兴奋信号迅速传导至内部（图 5-2-5）。

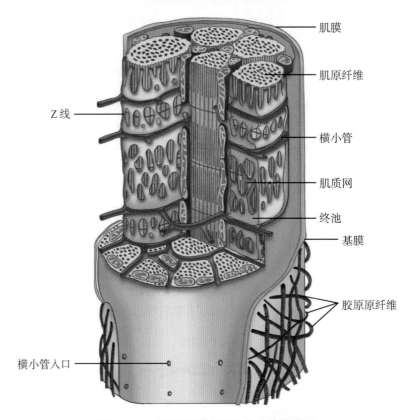

图 5-2-5　骨骼肌纤维超微结构立体模式图

3. **肌质网**　肌质网（sarcoplasmic reticulum，SR）是指肌纤维中特化的滑面内质网，位于横小管之间。肌质网中段呈纵行包绕肌原纤维，称为纵小管（longitudinal tubule）；两端扩大形成扁囊样结构为终池（terminal cistena）。每条横小管及其两侧的终池组成三联体（triad），是将兴奋从肌膜传递到肌质网膜的部位。肌质网膜上有钙泵和钙通道。钙泵可将肌质中的 Ca^{2+} 逆浓度差泵入肌质网内贮存，使肌质网内的 Ca^{2+} 浓度为肌质中的千倍以上。肌质网膜接受兴奋后，钙通道打开，Ca^{2+} 大量涌入肌质。

二、骨骼肌纤维的收缩原理

骨骼肌纤维的收缩机制目前被称为肌丝滑动原理，其过程可以简要概括为：①肌膜接受运动神经末梢传递来的神经冲动。②兴奋经横小管传到肌质网，Ca^{2+} 大量涌入肌质。③Ca^{2+} 与细肌丝肌钙蛋白结合，肌钙蛋白、原肌球蛋白发生构型或位置变化，暴露肌动蛋白上的结合位点，细肌丝肌动蛋白与粗肌丝肌球蛋白迅速结合。④ATP 被分解并释放能量，粗肌丝肌球蛋白分子的关节屈动，将细肌丝牵向 M 线方向。⑤细肌丝在粗肌丝之间向 M 线滑动，明带缩短，肌节缩短，肌纤维收缩，H 带变窄，暗带长度不变。⑥收缩结束后，肌质网钙泵将 Ca^{2+} 泵回肌质网，粗、细肌丝各种分子恢复原状，肌纤维舒张（图 5-2-6）。

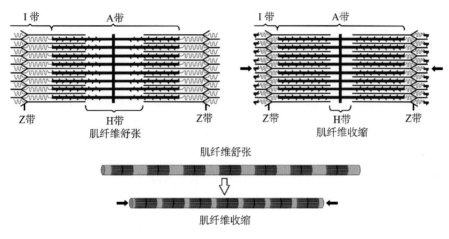

图 5-2-6　肌丝滑动原理示意图

（郭　岩）

第六章 骨骼肌配布

第一节 头部诸肌及其筋膜

头部诸肌简称头肌（muscles of head），由面肌和咀嚼肌组成，面肌位于浅层，而咀嚼肌位于深层（图 6-1-1，表 6-1-1）。头部筋膜欠发达，多为浅筋膜。

一、面肌

面肌（facial muscles）位置浅表，为扁薄的皮肌，由面神经支配。其大多起于颅骨止于面部皮肤，主要分布于面部的眼、耳、鼻、口周围，可分为环形肌和辐射状肌两种，分别具有括约闭合和开大作用。面肌收缩时，可使面部皮肤拉紧，改变其形状和外观，从而产生喜、怒、哀、乐等各种表情；当面肌松弛时，有弹性的皮肤会自动返回原来的状态，故面肌又称表情肌。

Note

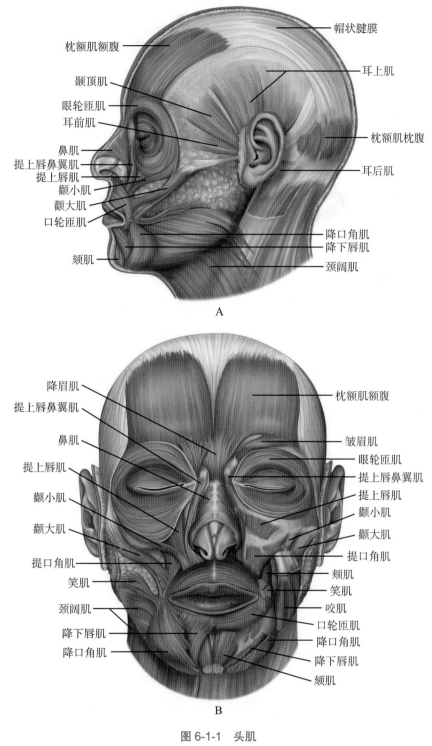

图 6-1-1 头肌

A. 左侧面观；B. 前面观

（一）颅顶肌

颅顶肌（epicranius）位于颅顶部皮下，宽阔而薄，与颅部的皮肤和皮下组织共同组成头皮，头皮与颅顶的骨膜之间有一层疏松组织，故颅顶肌收缩时可牵动头皮前后运动。颅顶肌由左右各一的枕额肌构成。

表 6-1-1　头部诸肌的起止点、功能及神经支配

肌群	名称		起点	止点	功能	神经支配
面肌	枕额肌	额腹	帽状腱膜	眉部皮肤	提眉及上睑	面神经
		枕腹	枕骨	帽状腱膜	向后方牵拉帽状腱膜	
	眼轮匝肌		眼裂周围	眼裂周围	闭合眼裂	
	口轮匝肌		口裂周围	口裂周围	闭合口裂	
	提上唇肌		上唇上方的骨面	口角或唇的皮肤等	上提上唇	
	提口角肌				上提口角	
	颧肌				提上唇与口角	
	降口角肌		下唇下方的骨面		下降口角	
	降下唇肌				下降下唇	
	颊肌		面颊深层		使唇、颊紧贴牙齿,辅助咀嚼和吸吮,牵拉口角向外侧	
	鼻肌		鼻孔周围	鼻孔周围	开大或缩小鼻孔	
咀嚼肌	咬肌		颧弓	下颌支外侧面的咬肌粗隆	上提下颌骨(闭口)	下颌神经
	颞肌		颞窝	下颌骨冠突	前部:上提下颌骨(闭口) 后部:向后拉下颌骨	
	翼内肌		翼窝	下颌支内侧面翼肌粗隆	两侧同时收缩上提下颌骨,使下颌骨向前运动,一侧收缩时使下颌移向对侧	
	翼外肌		颞下窝、翼突外侧面	下颌颈	两侧同时收缩作张口运动,一侧收缩时使下颌移向对侧	

1. **枕额肌**(occipitofrontalis)　肌腹由前部的额腹(frontal belly)和后部的枕腹(occipital belly)构成,二肌腹连以帽状腱膜。额腹居额部皮下,宽阔而薄,起于帽状腱膜,向前下方止于额部皮肤,较枕腹发达,两侧额肌同时收缩时可使头皮向前,使额部皮肤产生皱纹。额腹受面神经颞支支配。枕腹居枕部皮下,为长方形的扁肌,起自枕骨,止于帽状腱膜,可向下牵拉腱膜较额腹弱小,枕腹与额腹共同作用时,使睑裂开大。枕腹受面神经的耳后神经支配。

2. **颞顶肌**(temporoparietal muscle)　位于枕额肌与耳前肌和耳上肌之间,止于帽状腱膜,是一块发育不定的薄肌片。

（二）眼轮匝肌

眼轮匝肌(orbicularis oculi)呈椭圆形,围绕睑裂周围分布,分为眶部(orbital

Note

part）、睑部（palpebral part）和泪囊部（lacrimal part）。眶部是三部中最大的部分，位于眼轮匝肌的最外围，其收缩时使眶部周围产生皱纹，使眉下降、睑裂闭合；睑部位于眼睑皮下，肌束很薄，收缩时可眨眼，与眶部肌纤维共同收缩促使睑裂闭合；泪囊部位于睑部深面，使眼睑紧贴于眼球上，防止外来异物侵入，同时有扩大泪囊的作用，使囊内产生负压，以利泪液的引流。

（三）鼻肌

鼻肌（nasalis）由三块不发达的扁薄小肌构成，分布在鼻孔周围，分为横部（transverse part）、翼部（alar part）和降鼻中隔肌（depressor septi）。横部起自上颌骨鼻切迹外侧，又称压鼻肌，其肌纤维行向上内，在鼻背与对侧横部借腱膜相连，此肌收缩可缩小鼻孔。翼部位于横部的下内侧，又称鼻孔开大肌，起于上颌骨侧切牙和尖牙上方、鼻肌横部的下内侧，并部分与之融合，止于鼻翼软骨的外侧面，可将鼻翼向下外拉，从而使鼻前孔开大。降鼻中隔肌分深浅两部，浅部起于口轮匝肌；深部起于中切牙上方的上颌骨骨面，两部都止于鼻中隔软骨的下面。降鼻中隔肌能牵引鼻中隔下降。鼻肌由面神经颊支支配。

（四）口周围肌

由于人类语言行为的极度复杂，口周围肌在结构上高度分化，形成一复杂的肌群，按肌纤维的排列形式，包括环形肌和辐射肌，位于口裂周围浅层的椭圆形环形扁肌称口轮匝肌（orbicularis oris），收缩时可使口裂紧闭，可做努嘴、吹口哨等动作，还可使上、下唇与牙面贴紧。口轮匝肌由面神经的颊支和下颌缘支支配。辐射状肌（图6-1-1）分别位于口唇的上、下方，能上提上唇、下降下唇或向上、向下或向外侧拉口角。辐射状肌中较重要的是起于面颊深层的颊肌（buccinator），位于面颊的深处，为一长方形肌，参与构成口腔的侧壁，收缩时可与口轮匝肌共同作用，能做吸吮、吹喇叭和吹口哨动作，故又名吹奏肌。颊肌还可辅助咀嚼，当该肌瘫痪时，可见食物堆积于口腔前庭。

二、咀嚼肌

咀嚼肌（masticatory muscle）共有四对，包括咬肌、颞肌、翼内肌和翼外肌，作用于下颌关节，从而参与咀嚼运动。神经均由三叉神经运动支支配（图6-1-2）。

（一）咬肌

咬肌（masseter）为长方形扁肌，因其紧靠皮肤，咀嚼时易于触及。咬肌由浅、深两层构成，向前相互混合。浅层最大，以一厚的腱膜起于颧弓的前2/3，斜向后下，深层起于颧弓后1/3及其深面，垂直向下，两头汇合，止于下颌支外侧面的咬肌粗隆。咬肌收缩时使下颌骨向上运动，使牙齿咬合，咬肌由下颌神经干的咬肌神经支配。

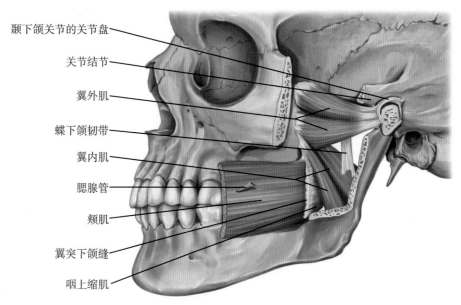

颞下颌关节的关节盘

关节结节

翼外肌

蝶下颌韧带

翼内肌

腮腺管

颊肌

翼突下颌缝

咽上缩肌

图 6-1-2　咀嚼肌（外侧面观）

（二）颞肌

颞肌（temporalis）起自颞窝和颞筋膜深面，为扇形的扁肌，前部肌纤维行向下，后部肌纤维水平行向前，向下汇合成一条肌腱，肌腱穿过颧弓和颅骨之间的间隙，止于下颌骨的冠突。颞肌前部肌束可向上提下颌骨，使牙齿咬合，后部肌束向后拉下颌骨，使其后退。颞肌由下颌神经的颞深神经支配。

（三）翼内肌

翼内肌（medial pterygoid）为一块粗大肌肉，其上端被翼外肌遮盖，分深浅两部。深部较大，起自蝶骨翼突外侧板内侧面和翼窝；浅部较小，起自上颌结节和腭骨锥突。翼内肌纤维向后外侧下行，并通过一强壮的腱板附着于下颌支内侧面的后下部的翼肌粗隆。此肌两侧同时收缩可上提下颌骨，还可使下颌骨向前运动，一侧收缩时使下颌移向对侧。翼内肌由下颌神经的翼内肌神经支配。

（四）翼外肌

翼外肌（lateral pterygoid）为一块粗壮的呈扇形的肌肉。其起始由两个头组成，上头起于颞下窝和蝶骨大翼的颞下嵴，下头起于翼突外侧板的外侧面，肌纤维向后外止于下颌颈前的压迹及颞下颌关节囊和关节盘。两侧同时收缩时，翼外肌牵拉下颌髁突和关节盘向前以协助张口；一侧收缩时使下颌移向对侧。翼外肌受下颌神经的翼外肌神经支配。

三、头部筋膜

颅顶部浅筋膜坚韧而致密，由纤维和脂肪组织组成，与浅层皮肤和深层枕额肌紧密结合，向后与项部浅筋膜相续，两侧延伸至颞区。绝大部分表情肌和翼内、翼外肌表面均无深筋膜，只有肌外膜包围。头部深筋膜只在三处比较明显，分别为颞筋膜、腮腺咬肌筋膜和颊咽筋膜。

（一）颞筋膜

颞筋膜（temporal fascia）位于颞部皮下，覆盖于颞肌表面，为一层致密的筋膜。颞筋膜表面有耳前肌、耳上肌、帽状腱膜及部分眼轮匝肌等覆盖。颞浅血管和耳颞神经经其表面上行。颞筋膜于上方为一层，附着于整个上颞线，在下方分为两层，分别附着于颧弓上缘的内、外侧面。

（二）腮腺咬肌筋膜

腮腺咬肌筋膜可区分为腮腺筋膜（parotid fascia）和咬肌筋膜（masseteric fascia）。腮腺筋膜在腮腺的后缘分为浅、深两层，向前包裹腮腺构成腮腺鞘，然后两层筋膜在腮腺的前缘融合，覆盖于咬肌的表面，称为咬肌筋膜。腮腺咬肌筋膜上方附着于颧弓下缘，下方在下颌角附近，与颈深筋膜浅层相延续。

（三）颊咽筋膜

颊咽筋膜（buccopharyngeal fascia）覆盖于颊肌外面和咽壁，较为薄弱。该膜解剖见图 6-2-3。该膜在翼突（是蝶骨翼突内侧板的下端向外下方终于一钩状突起）和下颌骨第 3 磨牙的后方之间的部分显著增厚，形成翼突下颌缝。该缝在口腔中呈突出的肥厚束状，从下颌第 3 磨牙的后方走向后上方，可以从口腔中看到或摸到的一条纵行黏膜皱襞。

第二节 颈 肌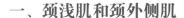

一、颈浅肌和颈外侧肌

（一）颈阔肌

颈阔肌（platysma）（图 6-2-1）属菲薄而宽阔的皮肌，直接位于颈前浅筋膜的皮下。颈阔肌下缘起自胸大肌和三角肌表面的深筋膜，前部的肌纤维止于下颌骨体下缘和口角，后部的肌纤维越过下颌骨和咬肌前外侧，止于面下部皮肤及皮下组织。其收缩可牵引口角和下颌骨向外下，并可使颈部皮肤出现斜行的皱纹。颈阔肌受面神经颈支支配。

（二）胸锁乳突肌

胸锁乳突肌（sternocleidomastoid）（图 6-2-1）位于颈部两侧，大部分被颈阔肌覆盖，为一强有力的肌肉。胸锁乳突肌起自胸骨柄前面和锁骨胸骨端，在两头与锁骨之间形成一小的三角形间隙，称胸锁乳突肌三角（sternocleidomastoid triangle），又叫锁骨上小窝，深部有颈总动脉通过。二头汇合后向后上斜行，止于颞骨的乳突及上项线的外侧部。胸锁乳突肌是一个重要的体表标志，将颈部划分为前区的颈前三角和后区的颈后三角。当一侧收缩时，头向同侧倾斜，面转向对侧；两侧同时收缩可使头向后伸。胸锁乳突肌受副神经，第 2、3 颈神经或有第 4 颈神经支配，一般认为颈神经分支是传导此肌本体感觉的神经。

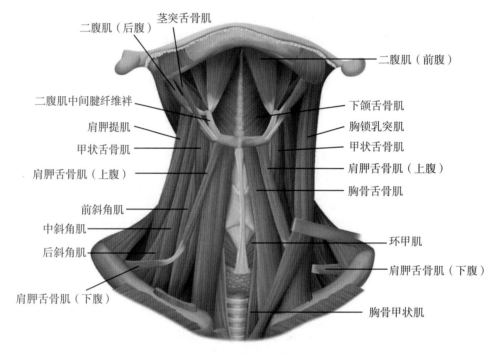

图 6-2-1　颈肌（前面观）

二、颈前肌

颈前肌分为舌骨上肌群和舌骨下肌群。

（一）舌骨上肌群

舌骨上肌群包括二腹肌、下颌舌骨肌、茎突舌骨肌和颏舌骨肌，左右侧各 4 块，位于舌骨和颅骨之间，参与口腔底的组成（图 6-2-1）。

1. **二腹肌（digastric）**　由前腹和后腹组成。前腹（anterior belly）起自下颌骨的二腹肌窝，肌纤维向后下方斜行；后腹（posterior belly）起自乳突内侧，斜向前下。二肌腹之间借一坚韧的中心腱相连，中心腱借筋膜形成的滑车系于舌骨。二腹肌的作用是当下颌骨被固定时上提舌骨，舌骨被固定时拉下颌骨向下，协助咀嚼。前、后腹的神经支配有所不同，前腹由下牙槽神经的下颌舌骨肌神经支配，后腹是由面神经支配。

2. 下颌舌骨肌（mylohyoid） 介于下颌骨和舌骨之间，是一块三角形的扁肌，位于二腹肌前腹的深面，两侧共同汇合形成凹向上的肌板，封闭口腔底称口膈。起自下颌骨内面的下颌舌骨肌线，肌纤维向后下内，在正中线上与对侧同名肌纤维相结合。最后部的肌束向后止于舌骨体的前面。下颌舌骨肌的作用与二腹肌类似，可上提舌骨或下降下颌骨。下颌舌骨肌受下牙槽神经的下颌舌骨肌支支配。

3. 茎突舌骨肌（stylohyoid） 位于二腹肌后腹的上方并与之伴行，以一小肌腱起自颞骨茎突，向前下方移行，止于舌骨体与舌骨大角交界处（该肌纤维于此被二腹肌中间腱穿过）。茎突舌骨肌可牵引舌骨拉向后上，使口腔底伸长。茎突舌骨肌受面神经的茎突舌骨肌支支配，该支通常发自二腹肌支。

4. 颏舌骨肌（geniohyoid）（图 6-2-3B） 为一长柱状强有力的小肌，位于下颌舌骨肌深面，正中线的两侧，舌的下方，左右同名肌中间借薄层疏松结缔组织相连。颏舌骨肌以短腱起自下颌骨的颏棘，向后下方行至舌骨体前面附着。其作用主要是上提舌骨和牵拉舌骨向前。颏舌骨肌受第 1 颈神经穿过舌下神经的纤维支配。

（二）舌骨下肌群

舌骨下肌群包括浅层的胸骨舌骨肌和肩胛舌骨肌，深层有胸骨甲状肌和甲状舌骨肌。它们都位于颈前区、舌骨下方，正中线的两旁，喉、气管和甲状腺的前方，两侧对称分布，共 8 块肌。

1. 胸骨舌骨肌（sternohyoid） 为一块窄而薄的肌肉，位于颈前正中线的两侧。起自锁骨内侧端的后面、胸锁后韧带和胸骨柄后面，在正中线的两侧垂直上行，止于舌骨体内侧部的下缘。由颈袢（$C_{1 \sim 3}$）分支支配。

2. 肩胛舌骨肌（omohyoid） 位于胸骨舌骨肌的外侧，由下腹和上腹组成，借中间腱相连。下腹起自肩胛骨上缘和肩胛上横韧带，肌纤维斜向内上方，于胸锁乳突肌深面移行于中间腱。下腹可将颈后三角划分为上方的枕三角和下方的锁骨上三角。上腹起自中间腱，靠近胸骨舌骨肌的外侧缘，几乎垂直向上，止于舌骨体的下缘。上腹由颈袢的上根（C_1）的分支支配，下腹由颈袢的下根（$C_{2 \sim 3}$）分支支配。

3. 胸骨甲状肌（sternothyroid） 比胸骨舌骨肌短而宽，位于胸骨舌骨肌深面。胸骨甲状肌起自胸骨柄的后面、胸骨舌骨肌起点的下方和第 1 肋软骨。两侧的肌纤维逐渐偏离前正中线斜向外上走行，止于甲状软骨的斜线上，受颈袢分支支配。

4. 甲状舌骨肌（thyrohyoid） 为一块小的长方形肌，甲状舌骨肌起自甲状软骨的斜线，向上终于舌骨大角的下缘以及舌骨体的相邻处。其受第 1 颈神经穿过舌下神经的纤维支配。

舌骨下肌群可使舌骨和喉下降，甲状舌骨肌在吞咽时可上提喉。

三、颈深肌

颈深肌分为内侧群和外侧群（图 6-2-2）。

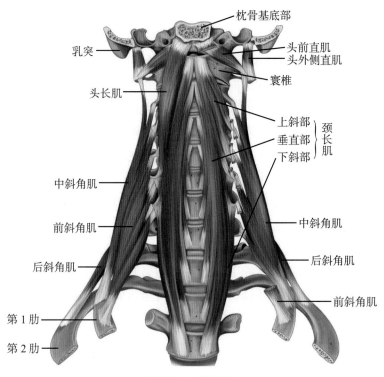

图 6-2-2　颈深肌

（一）外侧群

外侧群肌位于脊柱颈部两侧，由前斜角肌（scalenus anterior）、中斜角肌（scalenus medius）和后斜角肌（scalenus posterior）组成。各肌均起自颈椎横突，被认为是肋间肌在颈区的延续。

1. **前斜角肌**　位于颈侧部胸锁乳突肌的后内侧。前斜角肌上方以肌束起于第 3 ～ 6 颈椎横突前结节，汇聚之后行向外下，止于第 1 肋上的斜角肌结节。前斜角肌受第 5 ～ 7 颈神经前支支配。

2. **中斜角肌**　为最长、最大的斜角肌，位于前斜角肌的后方。中斜角肌起于第 2 ～ 6 颈椎横突后结节，向下止于第 1 肋的上面、锁骨下动脉沟的后方、肋结节前方的骨面。中斜角肌受第 2 ～ 8 颈神经前支支配。

3. **后斜角肌**　是斜角肌中最小、位置最深的肌，居中斜角肌的后方，其起自第 5 ～ 7 颈椎横突的后结节，斜向外下方行，止于第 2 肋外面中部的前锯肌粗隆。后斜角肌受第 5 ～ 6 颈神经前支支配。

三块斜角肌两侧同时收缩可上提第 1 肋，肋骨固定时，可使脊柱颈部前屈，一侧收缩使颈向同侧屈。

（二）内侧群

内侧群肌位于脊柱颈部前，正中线的两侧，由颈长肌（longus colli）、头长肌（longus scapitis）、头前直肌（rectus capitis anterior）和头外侧直肌（rectus capitis lateralis）组成。

1.头长肌 位于颈长肌的上方，上端粗下端细。头长肌起于第 3～6 颈椎横突前结节，肌纤维行向内上，借腱束止于枕骨基底部的下面。头长肌两侧收缩时，可使头前屈，一侧收缩时使头向同侧屈。头长肌受第 1～6 颈神经前支支配。

2.颈长肌 附着于脊柱颈部和上 3 个胸椎体的前面，上下延伸于寰椎和第 3 胸椎之间。颈长肌可分为 3 个部分，分别为上斜部、中间垂直部和下斜部，各部借腱束相连。上斜部起于第 3～5 颈椎横突，上行止于寰椎前结节。中间垂直部起于上 3 个胸椎和下 3 个颈椎体的前面，上行止于第 2～4 颈椎体的前面。下斜部最小，起于上 2 个或 3 个胸椎体的前面，行向外上止于第 5、6 颈椎横突。颈长肌双侧收缩可使颈前屈，一侧收缩时使颈向同侧屈。颈长肌受第 3～8 颈神经前支支配。

3.头前直肌 位于头长肌的上后方，短小而扁平。头前直肌起于寰椎侧块的前面及横突根部，几乎垂直向上走行，止于枕骨基底部下面。头前直肌可屈寰枕关节以屈头，其受第 1、2 颈神经前支支配。

4.头外侧直肌 位于头前直肌的外侧，短而扁。头外侧直肌起于寰椎横突上面，斜向外上行，止于枕骨外侧部的下面，作用是使头向同侧屈。头外侧直肌受第 1、2 颈神经前支支配。

表 6-2-1 颈肌的起止点、主要作用和神经支配

肌群	名称	起点	止点	功能	神经支配
颈浅肌	颈阔肌	胸大肌和三角肌表面的深筋膜	下颌底和口角	紧张颈部皮肤	面神经颈支
颈外侧肌	胸锁乳突肌	胸骨柄、锁骨内侧端	颞骨乳突	一侧收缩头向同侧倾，两侧收缩可使头后伸	副神经
颈前肌	舌骨上肌群 二腹肌	前腹：下颌骨 后腹：乳突	借筋膜形成的滑车系于舌骨	上提舌骨或下降下颌骨	前腹：下颌神经 后腹：面神经
	下颌舌骨肌	下颌舌骨肌线	舌骨	上提舌骨或下降下颌骨	下颌神经
	茎突舌骨肌	颞骨茎突		上提舌骨	面神经
	颏舌骨肌	下颌骨的颏棘		上提舌骨或下降下颌骨	第 1 颈神经前支
	舌骨下肌群 胸骨舌骨肌	胸骨柄的后面		下降舌骨	颈袢
	肩胛舌骨肌	上腹：中间腱 下腹：肩胛骨上缘			
	胸骨甲状肌	胸骨柄的后面	甲状软骨斜线		
	甲状舌骨肌	舌骨	甲状软骨斜线		第 1 颈神经前支
颈深肌	椎前内侧群 头长肌	第 3～6 颈椎横突	枕骨基底部	头前屈，侧屈	第 1～6 颈神经前支
	颈长肌	第 3～5 颈椎横突、第 5～7 颈椎体、第 1～3 胸椎体	寰椎前结节、第 2～4 颈椎体、第 5、6 颈椎横突	两侧收缩颈前屈，一侧收缩使颈侧屈	第 3～8 颈神经前支

续表

肌群	名称	起点	止点	功能	神经支配
颈深肌	前斜角肌	第3～6颈椎横突前结节	第1肋斜角肌结节	两侧收缩上提第1～2肋，使颈前屈，一侧收缩使颈向同侧屈	第5～7颈神经前支
	中斜角肌	第2～6颈椎横突前结节	第1肋上面		第2～8颈神经前支
	后斜角肌	第5～7颈椎横突后结节	第2肋		第5～6颈神经前支

（椎前外侧群）

四、颈筋膜

颈部的筋膜可分为颈浅筋膜颈深筋膜（图 6-2-3）。

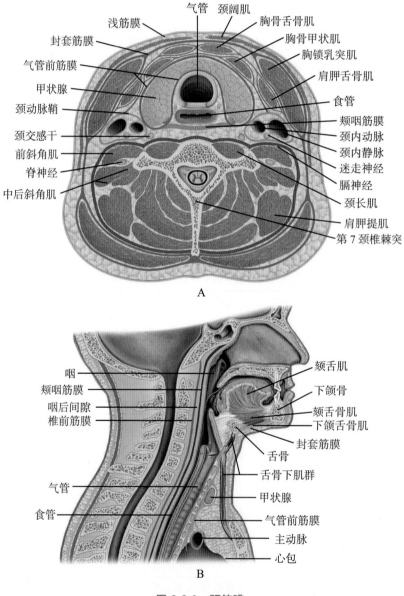

图 6-2-3　颈筋膜

A．横切面；B. 矢状切面

（一）颈浅筋膜

颈浅筋膜（superficial cervical fascia）位于真皮和颈深筋膜之间并与两者紧密联系的疏松结缔组织，围绕于颈部周围，常不发达，内有颈阔肌。颈浅筋膜含大量的脂肪，特别是女性群体。

（二）颈深筋膜

颈深筋膜（deep cervical fascia），又称为颈筋膜（cervical fascia），是颈部的深筋膜，由浅到深可分为浅、中、深三层。

1.**颈深筋膜浅层**　又称封套筋膜（investing fascia），呈圆筒形包绕颈部，包裹着斜方肌和胸锁乳突肌。该筋膜向上附着于枕外隆凸、上项线、乳突、下颌骨下缘和颧弓，向下附着于肩峰、锁骨和胸骨柄，并与各骨的骨膜相融合，向后附着于项韧带和第7颈椎棘突，从而形成一个完整的包套层，故又得名封套筋膜。在斜方肌、胸锁乳突肌、下颌下腺和腮腺等处，颈深筋膜浅层分为两层包裹它们，其中在下颌下三角内包绕着下颌下腺形成下颌下间隙，此间隙内尚有下颌下淋巴结、面动脉和面静脉。封套筋膜在胸骨柄的上缘又分为浅层和深层，分别附于胸骨柄的前缘、后缘以及锁间韧带。在两层之间有一狭缝样区间，即胸骨上间隙，包绕少量的蜂窝组织、颈前静脉的下部和颈静脉弓等结构。

2.**颈深筋膜中层**　又称内脏筋膜（visceral fascia），可分为一个包绕着舌骨下肌群的肌层和一个脏层，脏层自后方的颅底、前方的舌骨和侧方的甲状软骨向下延伸，形成不同厚度的筋膜鞘包绕着各器官，如喉、气管、食管、甲状腺和甲状旁腺等，脏层包括前下部分的气管前筋膜（pretracheal fascia）和后上部分的颊咽筋膜，气管前筋膜又名气管前层，其向上附着于环状软骨，甲状软骨和舌骨，向下包裹甲状腺形成甲状腺鞘，并沿着气管进入胸腔与纤维心包相融合。颊咽筋膜向上附着于颅底，然后沿着咽壁向下与食管筋膜相延续，其上部向前还覆盖在颊肌的表面。颈深筋膜中层向两侧延伸包绕颈总动脉、颈内动脉、颈内静脉和迷走神经等形成的筋膜鞘称颈动脉鞘，其向上附着于颅底，向下进入胸腔与纵隔相续。

3.**颈深筋膜深层**　又称椎前筋膜（prevertebral fascia），其自颅底向下延伸，位于椎体和椎前肌的表面，向下进入胸腔与前纵韧带相融合。椎前筋膜向外后方延伸覆盖于斜角肌、头夹肌、肩胛提肌、锁骨下动脉、锁骨下静脉和臂丛。几乎所有颈神经的前支最初均位于椎前筋膜的后面，但副神经位于椎前筋膜的前面。椎前筋膜附着于椎骨棘突，形成颈后三角底部的筋膜。此筋膜包绕锁骨下动脉、锁骨下静脉和臂丛至腋窝，形成腋鞘。

第三节　躯干肌

为了便于叙述，将躯干肌分为背浅层肌、背中层肌、背深层肌、胸肌、膈肌和腹肌进行叙述，会阴肌（包括盆肌）在生殖系统中叙述（表 6-3-1）。

表 6-3-1　背肌的起止点、主要作用和神经支配

肌群	名称	起点	止点	功能	神经支配
背浅层肌	斜方肌	枕外隆凸、上项线的内侧 1/3、项韧带、第 7 颈椎棘突向下到第 12 胸椎的全部棘突	锁骨外侧 1/3、肩峰和肩胛冈	上部肌束可上提肩胛骨，中部肌束拉肩胛骨向脊柱靠拢，下部肌束使肩胛骨下降	副神经
	背阔肌	下 6 个胸椎棘突，全部腰椎棘突、髂嵴的后部等	肱骨小结节嵴	使肱骨的内收、后伸和旋内	胸背神经（$C_{6～8}$）
	菱形肌	项韧带下部、第 7 颈椎和第 1～5 胸椎棘突	肩胛骨内侧缘	菱形肌收缩时，可牵引肩胛骨向内上并向脊柱靠拢	肩胛背神经（$C_{4～5}$）
	肩胛提肌	第 1～4 颈椎横突	肩胛骨内侧缘上部	牵引肩胛骨向内上	
背中层肌	上后锯肌	项韧带下部、第 7 颈椎和上 2 位或 3 位胸椎的棘突	第 2～5 肋的外面	提肋助吸气	第 2～5 肋间神经支配
	下后锯肌	下 2 个胸椎和下 2 个或 3 个腰椎棘突	第 9～12 肋骨的外面	降肋助呼气	第 9～12 肋间神经支配
背深层肌	夹肌	项韧带的下部、第 7 颈椎和第 1～6 胸椎的棘突	上项线外侧部、颞骨乳突和第 1～3 颈椎横突	一侧收缩使头转向同侧，两侧收缩使头后伸	第 2～5 颈神经分支
	竖脊肌	骶骨背面、髂嵴后部、腰椎棘突和胸腰筋膜	上位椎骨、肋骨和枕骨	一侧收缩使脊柱侧屈，两侧收缩伸头和脊柱	脊神经后支

背浅层肌起于脊柱的不同部位，连接脊柱颈段背部与肩带骨或肱骨。主要叙述如下。

一、背浅层肌

（一）斜方肌

斜方肌（trapezius）覆盖在颈部和背上部的浅层，为三角形的扁肌，左右两侧合并一起构成斜方形，故而得名（图 6-3-1）。斜方肌起于枕外隆凸，上项线的内侧

Note

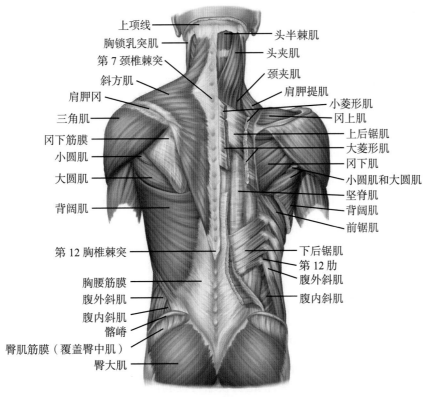

图 6-3-1 背肌（浅层和中层）

上项线、胸锁乳突肌、第 7 颈椎棘突、斜方肌、肩胛冈、三角肌、冈下筋膜、小圆肌、大圆肌、背阔肌、第 12 胸椎棘突、胸腰筋膜、腹外斜肌、腹内斜肌、髂嵴、臀肌筋膜（覆盖臀中肌）、臀大肌、头半棘肌、头夹肌、颈夹肌、肩胛提肌、小菱形肌、冈上肌、上后锯肌、大菱形肌、冈下肌、小圆肌和大圆肌、竖脊肌、背阔肌、前锯肌、下后锯肌、第 12 肋、腹外斜肌、腹内斜肌

1/3，项韧带，第 7 颈椎棘突向下到第 12 胸椎的全部棘突和棘上韧带。上部肌纤维斜向外下方，中部纤维水平向外侧，下部肌纤维斜向外上方，止于锁骨外侧 1/3、肩峰和肩胛冈。斜方肌与其他肌一起有固定肩胛骨的作用。上部肌束收缩可上提肩胛骨，中部肌束收缩拉肩胛骨向脊柱靠拢，下部肌束收缩使肩胛骨下降。如果肩胛骨固定，一侧收缩则使颈向同侧屈，面转向对侧，两侧同时收缩可使头后伸。此肌瘫痪时，可产生"塌肩"。斜方肌受副神经支配。

（二）背阔肌

背阔肌（latissimus dorsi）为全身最大的扁肌，呈三角形，覆盖于背的下半部和胸的后外侧。背阔肌在斜方肌起点的深面起自下 6 个胸椎棘突和胸腰筋膜的后层，并通过胸腰筋膜附着于全部腰椎棘突、骶正中嵴和髂嵴的后部等。肌束向外上方斜行，最后合并为一狭窄的肌腱，止于肱骨小结节嵴。背阔肌收缩时，使肱骨的内收、后伸和旋内，在上肢固定时，可引体向上，在走路和许多活动中可协助后摆臂。背阔肌由来自臂丛（$C_{6\sim8}$）后束的胸背神经支配。

（三）菱形肌

菱形肌（rhomboideus）常可分为大菱形肌（rhomboideus major）和小菱形肌（rhomboideus minor），偶尔两肌重叠合为一体（图 6-3-1）。大菱形肌是一块菱形的扁肌，位于斜方肌的深面，其肌腱起自第 2～5 胸椎棘突和棘上韧带，纤维行向外下，止于肩胛骨内侧缘的下部。小菱形肌是一块圆柱状的小肌，起于项韧带下部和第 7 颈

Note

椎及第 1 胸椎的棘突，止于肩胛冈内侧端处的肩胛骨内侧缘。菱形肌收缩时，可牵引肩胛骨向内上并向脊柱靠拢，其受颈 4、5 颈神经发出的肩胛背神经的分支支配。

（四）肩胛提肌

肩胛提肌（levator scapulae）呈扁带状，位于颈部的两侧，其上部位于胸锁乳突肌深面，下部位于斜方肌深面（图 6-3-1）。此肌以腱束起自寰椎、枢椎的横突及第 3、4 颈椎横突后结节，斜向后下，止于肩胛骨内侧缘的上部。此肌与菱形肌一起协助其他肩胛肌控制肩胛骨的移动，收缩时牵引肩胛骨向内上运动或支撑肩上的重量。肩胛提肌受第 3、4 颈神经分支及第 5 颈神经通过肩胛背神经的支配。若此肌瘫痪，则肩胛骨内侧缘离开胸廓突出于皮下，称为"翼状肩"。

二、背中层肌

（一）上后锯肌

上后锯肌（serratus posterior superior）是位于菱形肌的深面的一块薄的扁肌，起于项韧带下部、第 7 颈椎和上 2 位或 3 位胸椎的棘突，斜向外下，止于第 2 ～ 5 肋骨的外面、肋角的稍外侧（图 6-3-1、图 6-3-2）。此肌收缩可提肋助吸气，受第 2 ～ 5 肋间神经支配。

（二）下后锯肌

下后锯肌（serratus posterior inferior）是位于背阔肌深面的薄的扁肌，起于下 2 个胸椎和下 2 个或 3 个腰椎棘突，肌束斜向外上，止于第 9 ～ 12 肋骨的外面、肋角的稍外侧（图 6-3-1、图 6-3-2）。此肌收缩可降肋助呼气，受第 9 ～ 12 肋间神经支配。

三、背深层肌

（一）夹肌

夹肌（splenius）位于项部，被胸锁乳突肌、斜方肌、菱形肌和上后锯肌所覆盖，是一块不规则三角形扁肌，常可分为头夹肌（splenius capitis）和颈夹肌（splenius cervicis）（图 6-3-1 ～ 图 6-3-3）。

1. 头夹肌　起自项韧带的下部及第 1 ～ 3 胸椎棘突，肌纤维斜向外上方，止于上项线外侧，部分肌纤维止于乳突后缘。

2. 颈夹肌　起自第 3 ～ 6 胸椎棘突，肌纤维斜向外上方，止于第 2、3 颈椎横突。夹肌一侧收缩时可使头转向同侧，两侧同时收缩可使头后伸，其活动受第 2 ～ 5 颈神经分支支配。

（二）竖脊肌

竖脊肌（erector spine）为背肌中最粗大的肌肉，又称为骶棘肌（sacrospinalis），填充于棘突与肋角之间的深沟中。其以一总肌腱起自骶骨背面、髂嵴后部、腰椎棘突和胸腰筋膜，肌纤维向上方，至腰部分为三个纵行的部分，从外侧至内侧分别为髂肋肌（iliocostalis）、最长肌（longissimus）和棘肌（spinalis）。

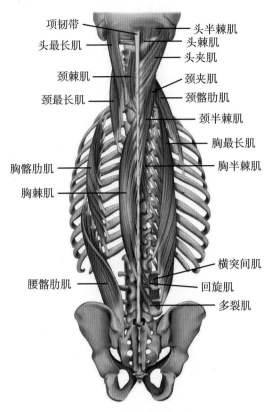

图 6-3-2 背肌（深层）

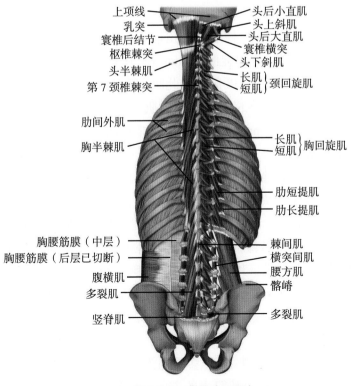

图 6-3-3 背肌（深层）

1. **髂肋肌**　自上而下分为颈髂肋肌（iliocostalis cervicis）、胸髂肋肌（iliocostalis thoracis）和腰髂肋肌（iliocostalis lumborum），其纤维互相重叠，外形上为一块肌肉。腰髂肋肌：起自竖脊肌总腱，肌纤维向上，止于下 6 位或 7 位肋骨肋角的下缘。胸髂肋肌：起自腰髂肋肌在下位 6 肋止点的内侧，肌纤维向上，止于上 6 位肋骨肋角的下缘。颈髂肋肌：起自胸肋肌在上 6 肋止点的内侧，止于第 4 ~ 6 颈椎横突。该肌单侧收缩时，使躯干屈向同侧；两侧同时收缩，可使躯干竖直。其活动受脊神经（C_8 ~ L_1）支配。

2. **最长肌**　自下而上分为三个部分，分别是胸最长肌（longissimus thoracis）、颈最长肌（longissimus cervicis）和头最长肌（longissimus capitis）。其起自总腱、全部胸椎及第 5 ~ 7 颈椎横突，止于全部胸椎横突及其附近肋骨、颈椎横突和颞骨乳突。该肌一侧收缩时，使脊柱屈向同侧；两侧同时收缩时可使躯干竖直。该肌活动受到不同的脊神经支配，胸最长肌和颈最长肌受脊神经后支（C_4 ~ L_5）支配，头最长肌则受脊神经后支（C_1 ~ L_4）支配。

3. **棘肌**　位于最内侧，紧贴棘突，自下而上可分为胸棘肌（spinalis thoracis）、颈棘肌（spinalis cervicis）和头棘肌（spinalis capitis）。胸棘肌：起自总腱和下部的胸椎棘突，其肌束向上以分开的腱止于上部胸椎的棘突，其收缩可伸脊柱胸段。颈棘肌和头棘肌比较弱小，位于项区，颈棘肌起于项韧带的下部和第 7 颈椎棘突，向上止于枢椎棘突。头棘肌经常与头半棘肌融合，向上止于枕骨。颈棘肌和头棘肌收缩可伸脊柱颈段。该肌受脊神经（T_2 ~ L_1）后支支配。

（三）横突棘肌

横突棘肌（transversospinalis）由许多肌束构成，其肌纤维起自下位椎骨的横突，纤维斜向内上方，止于上位椎骨的棘突，排列于由骶骨至枕骨的整个背部。由浅而深分为三层：浅层肌束最长，称半棘肌（semispinalis）；中层肌束较短，称多裂肌（multifidi）；深层肌束最短，称回旋肌（rotatores）（图 6-3-1 ~ 图 6-3-3）。

1. **半棘肌**　位于项区和胸背区，腰区没有此肌，起自第 2 颈椎至第 12 胸椎的横突，跨越 4 ~ 6 块椎骨，行向上内，在横突棘肌三层肌中，其肌束的方向最垂直、最长，按部位可分为头半棘肌（semispinalis capitis）、颈半棘肌（semispinalis cervicis）、胸半棘肌（semispinalis thoracis）。胸半棘肌起于第 7 ~ 12 胸椎横突，向上止于上 4 位胸椎和下 2 位颈椎的棘突。颈半棘肌起于上 5 或 6 位胸椎的横突；向上止于第 2 ~ 5 颈椎的棘突。头半棘肌位于头夹肌和颈夹肌的深面，起于第 7 颈椎的横突，上 6 或 7 位胸椎横突，向上止于枕骨上、下项线之间的内侧部。头半棘肌单侧收缩时，可使头伸直并使面部微转向对侧。颈半棘肌和胸半棘肌一侧收缩时可使脊柱转向对侧；两侧同时收缩可伸直脊柱颈段和胸段。其受第 1 ~ 11 对胸神经后支支配。

2. **多裂肌**　位于第 2 颈椎至骶骨之间，半棘肌深面，从下位椎骨横突起始后，斜向上内，肌束的方向在三层肌中较倾斜、较短，跨越 2 ~ 4 块椎骨，止于上位椎骨棘突。受脊神经（C_3 ~ S_5）后支支配。

3. **回旋肌**　位于第 2 颈椎至骶骨之间，多裂肌深面，起于下位椎骨横突，斜向上内，止于上位椎骨的棘突，在三层肌中其肌束的方向最倾斜、最短，其受第 1 ~ 11 对胸

Note

神经后支支配。

（四）枕下肌

枕下肌（suboccipital muscle）包括两对斜肌和两对直肌，位于头半棘肌的深面，作用于寰枕及寰枢关节，均由第一颈神经后支（枕下神经）支配（图 6-3-4）。

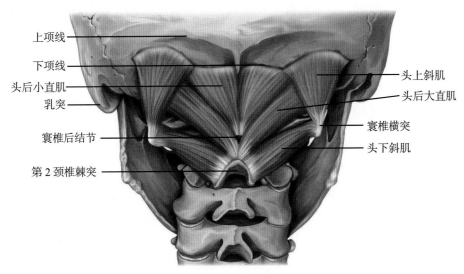

图 6-3-4　枕下肌

1. **头上斜肌**（obliquus capitis superior）　起自寰椎横突，肌纤维斜向内上方，向上止于枕骨上、下项线之间的外侧部，头半棘肌止点的外侧。单侧收缩时使寰枕关节侧屈，头转向对侧；两侧同时收缩时，可使头后伸。

2. **头下斜肌**（obliquus capitis inferior）　起自第 2 颈椎棘突，肌纤维斜向外上方，止于寰椎横突。其收缩时使寰枕关节向同侧侧屈，头转向同侧。

3. **头后大直肌**（rectus capitis posterior major）　为一尖朝向内下方的三角形肌肉，起自第 2 颈椎棘突，肌纤维行向外上方，止于枕骨下项线的外侧部。其单侧收缩可使头转向同侧，两侧同时收缩可使头向后伸。

4. **头后小直肌**（rectus capitis posterior minor）　为一尖朝向下方的三角形肌肉，起自寰椎后结节，肌纤维行向上方，止于下项线的内侧。其收缩可使头后伸。

（五）横突间肌

横突间肌（intertransversarii）起止于相邻横突，其收缩可使脊柱侧屈，活动受脊神经后支支配。

（六）棘间肌

棘间肌（interspinalis）起止于上下相邻的棘突之间，其收缩可帮助伸直脊柱。活动受脊神经后支支配。

（七）肋提肌

肋提肌（levatores costarum）位于脊柱两侧，为三角形的肌肉，共有 12 对，起自第 7 颈椎至第 11 胸椎的横突，肌纤维斜向外下方，止于下位肋骨肋结节外侧的肋骨上缘。上 8 对肋提肌又可称为肋短提肌（levatores costarum breves），下 4 对肋提肌每一块又分为长、短两束，短束附着下位肋骨，称为肋短提肌，长束下行跨过一个肋骨，止于起点下方的第 2 个肋，称为肋长提肌（levatores costarum longi）。其作用是协助肋间外肌，增大肋间隙，从而帮助吸气。其活动受第 8 对颈神经和第 1 ~ 11 对胸神经前支支配。

四、背部的筋膜

可分为浅筋膜和深筋膜两种。背部的浅筋膜与其他部位的浅筋膜相延续，其中，项部的浅筋膜较致密，腰部的浅筋膜有许多的蜂窝脂肪组织。背部的深筋膜可分为两层，其中，浅层覆盖于背阔肌和斜方肌的表面，较薄弱，深层筋膜则较为发达，位于项部的深筋膜深层称项筋膜（nuchal fascia），位于胸背区和腰区的深筋膜深层称胸腰筋膜（thoracolumbar fascia）。

（一）项筋膜

项筋膜：位于斜方肌、菱形肌和上后锯肌这三块肌肉的深面，覆盖于夹肌和头半棘肌的浅面。向上附上项线，向下与胸腰筋膜相续，内侧附着于项韧带、第 7 颈椎和上 6 位颈椎棘突。

（二）胸腰筋膜

胸腰筋膜（图 6-3-5）：在胸背区为一层较为薄弱的筋膜，又称为胸背筋膜，覆盖于竖脊肌的后面，斜方肌、背阔肌和菱形肌的深面。向内侧附着于胸椎棘突和棘上韧带，向外侧附着于肋角，向上延续为项筋膜，向下至腰区增厚，可分为前、中、后三层。后层位于竖脊肌的后面，并有下后锯肌和背阔肌起始腱膜的加强而非常发达，向下附着于髂嵴和骶外侧嵴，内侧附着于腰椎的棘突、棘上韧带、骶正中嵴，外侧在竖脊肌的外侧缘与中层汇合形成竖脊肌鞘，并构成腹内斜肌和腹横肌的起始腱膜；中层则位于竖脊肌的前方，向上止于第 12 肋的下缘，向下止于髂嵴，向内侧止于腰椎横突和横突间韧带，向外侧则与胸腰筋膜前层（腰方肌筋膜）相融合，形成腰方肌鞘，中层的上部在第 12 肋与第 1 腰椎横突之间增厚，形成腰肋韧带（lumbocostal ligament）（图 6-3-3）。在剧烈活动中胸腰筋膜常被扭伤，从而拉伤穿过胸腰筋膜后层和髂嵴形成的骨纤维管的臀上皮神经，而引起腰腿疼。

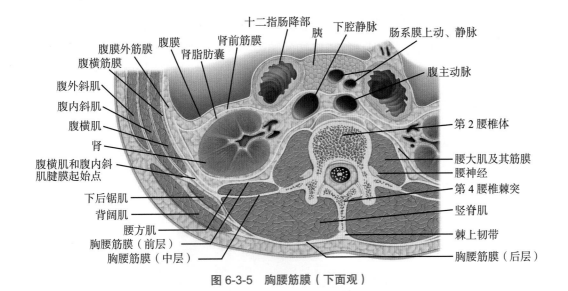

图 6-3-5　胸腰筋膜（下面观）

五、胸肌

　　胸肌分为两群，第一群是上肢所属的胸肌，位于胸壁的浅层，起于胸廓的外面，止于上肢骨，包括胸大肌、胸小肌、锁骨下肌和前锯肌；第二群是胸固有肌，位于胸壁的深层，起止都位于胸廓，参与胸壁的构成，包括肋间外肌、肋间内肌、胸横肌、肋下肌和肋间最内肌（表 6-3-2）。

表 6-3-2　胸肌和膈的起止点、主要作用和神经支配

肌群	名称	起点	止点	功能	神经支配
胸上肢肌	胸大肌	锁骨内侧半、胸骨、第 1~6 肋软骨、腹直肌鞘前层	肱骨大结节嵴	使肱骨内收、旋内和前屈	胸内侧神经（C_7~T_1）和胸外侧神经（C_5~T_1）
	胸小肌	第 3~5 肋骨	肩胛骨喙突	拉肩胛骨向前下	胸内侧神经
	前锯肌	第 1~8 肋骨	肩胛骨内侧缘和下角	拉肩胛骨向前	胸长神经（$C_{5~7}$）
胸固有肌	肋间外肌	上位肋骨下缘	下位肋骨上缘	提肋助吸气	肋间神经（$T_{1~11}$）
	肋间内肌	下位肋骨上缘	上位肋骨下缘	降肋助呼气	
	胸横肌	胸骨体下部及剑突的后面	第 2~6 肋的内面		肋间神经（$T_{3~6}$）
膈	胸骨部	剑突后面	中心腱	膈顶下降，使胸腔容积增大，帮助吸气	膈神经（$C_{3~5}$）
	肋部	第 7~12 肋内面			
	腰部	上 3~4 个腰椎体等			

（一）胸上肢肌

　　1. 胸大肌（pectoralis major）　　位于胸廓前上部，为一扇形的肌肉，其下缘形成腋前襞（图 6-3-6、图 6-3-7）。起点有三部分：上部起自锁骨内侧半前方，肌纤维斜向外下方，为锁骨部（clavicular part），此部与三角肌以三角胸肌间沟相隔；中部起自胸骨前面的外侧和第 1~6 肋软骨的前面，肌纤维水平向外侧，称胸肋部（sternocostal

Note

part）；下部起自腹直肌鞘前层，肌纤维斜向外上方，称腹部（abdominal part）。三部分肌纤维向外侧集中，分别移行于坚韧的腱膜，在位于肱二头肌长头腱的外侧，止于肱骨大结节嵴，止点的肌腱呈双层的 U 形，可分为前后两层：前层是由锁骨部及胸肋部的肌纤维移行而来，后层则是由来自腹部和肋软骨肌纤维移行而来，肌腱的两层先融合再终止。胸大肌收缩可使肱骨旋内、内收和前屈，如上肢固定时，与背阔肌一起作用可以上提躯干，也可上提肋骨帮助吸气。该肌受胸内侧神经（$C_7 \sim T_1$）和胸外侧神经（$C_5 \sim T_1$）支配。当肩关节外展、旋外和后伸位时，胸大肌的张力最大，此时胸大肌最易受损伤。

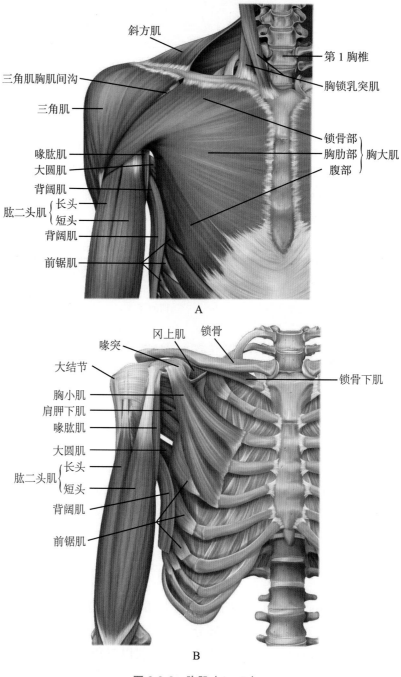

图 6-3-6　胸肌（A、B）

2. **胸小肌**（pectoralis minor）　位于胸廓前外侧，胸大肌深面，为一扁薄的三角形肌肉（图 6-3-6、图 6-3-7）。其肌纤维起自第 3 ~ 5 肋骨前方，肌纤维斜向外上方，止于肩胛骨喙突。胸小肌收缩时可将肩胛骨牵引至前下方。若肩胛骨固定，则可作为呼吸运动的辅助肌肉，上提肋骨。该肌受胸内侧神经（C_7 ~ T_1）支配。

3. **锁骨下肌**（subclavius）　是位于锁骨下方小而长的肌肉，起自第 1 肋软骨及肋骨，肌纤维斜向外上方，止于锁骨下面，锁骨下肌沟的外侧（图 6-3-6、图 6-3-7）。锁骨下肌收缩时可向内下方牵引锁骨，从而将胸锁关节固定住。如锁骨固定，可上提第 1 肋助吸气，其受锁骨下肌神经（$C_{4~6}$）支配。

4. **前锯肌**（serratus anterior）　是位于胸廓外侧壁的一块宽大扁肌，其前上部位于胸大、小肌深面（图 6-3-6、图 6-3-7），以多个肌齿起自上 8 ~ 9 肋骨的外面，下部的部分肌齿与腹外斜肌肌齿相交错，其肌纤维沿胸廓行向上后内方，止于肩胛骨内侧缘和下角。该肌肉收缩时，上部的肌纤维可使肩胛骨向前，下部的肌纤维可使肩胛骨下角旋外，以利于臂上举。前锯肌与背浅层的菱形肌、斜方肌和肩胛提肌一起作用可以起到固定肩胛骨的作用。若该肌受损，则可导致肩胛骨脊柱缘突出于皮下，形成"翼状肩"。其受胸长神经（$C_{5~7}$ 或 C_8）支配。

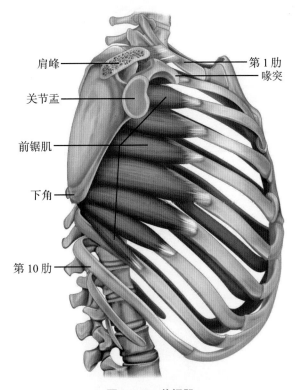

肩峰　　第 1 肋　　喙突

关节盂

前锯肌

下角

第 10 肋

图 6-3-7　前锯肌

（二）胸固有肌

1. **肋间外肌**（intercostales externi）　共有 11 对，位于肋间隙的浅层，其肌纤维起自上位肋骨下缘，肌纤维由后上方斜向前下方，止于下位肋骨的上缘（图 6-3-8 ~ 图 6-3-10）。从肋结节延伸至肋骨与肋软骨结合处，肋间外肌比肋间内肌更厚一些，其后部肌纤维与肋提肌相邻，前部肌纤维仅达肋软骨与肋骨结合处移行为结缔组织膜，称肋间外膜（external intercostal membrane）。该肌收缩时可提肋，以助吸气。其活动受肋间神经（$T_1 \sim T_{11}$）支配。

2. **肋间内肌**（intercostales interni）　位于肋间外肌深面，其肌纤维方向与肋间外肌相反，起自下位肋骨的上缘，由后下方斜行至前上方，止于上位肋骨的下缘（图6-3-8 ～图6-3-10）。前部肌束附着于胸骨外侧缘，后部肌束自肋角向后逐渐移行为腱膜，称肋间内膜（internal intercostal membrane）。该肌作用时可降肋，以助呼气。其受肋间神经（$T_1 \sim T_{11}$）支配。

3. **肋间最内肌**（intercostales intimi）　位于肋间隙的中份，肋间内肌的深面，其纤维方向与肋间内肌一致，肋间血管和神经走行于肋间内肌和肋间最内肌之间，将两肌分离。其作用和神经支配也与肋间内肌一致（图6-3-8 ～图6-3-10）。

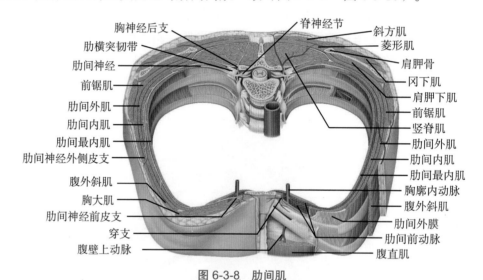

图 6-3-8　肋间肌

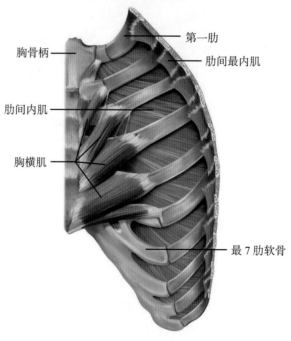

图 6-3-9　胸横肌

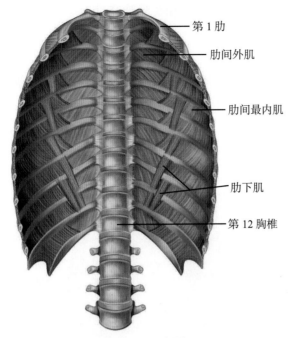

图 6-3-10　肋下肌

4. **胸横肌**（transversus thoracis）　位于胸前壁的后面，是腹横肌在胸部的延续（图 6-3-8 ~ 图 6-3-10）。以数个肌齿起自胸骨体下部及剑突的后面，斜向外上方，止于第 2 ~ 6 肋软骨与肋骨结合处的后面。其作用时可降肋，以助呼气。其活动受肋间神经（T_3 ~ T_6）的支配。

5. **肋下肌**（subcostales）　位于胸廓后壁，数目极不恒定，在靠近肋角处起于上一个肋的内面，斜向内下止于下方 2 个或 3 个肋骨的内面，和肋间最内肌处于同一个层面，其肌纤维方向和作用与肋间内肌一致，其受肋间神经（T_1 ~ T_{11}）支配（图 6-3-8 ~ 图 6-3-10）。

六、胸部筋膜

可分为浅筋膜、深筋膜和胸内筋膜（图 6-3-11）。

（一）浅筋膜

浅筋膜内含有脂肪、皮神经、浅血管、浅淋巴管和乳腺。与颈部、上肢和腹部的浅筋膜相延续。

（二）深筋膜

胸部的深筋膜，又称为胸肌筋膜，可分为浅、深两层。浅层覆盖胸大肌表面，并伸入到肌束间的薄层深筋膜，向上与锁骨骨膜相连，向下逐渐移行为腹壁的深筋膜，向后与背部的深筋膜相延续，向内侧则与胸骨骨膜相愈合；深层则紧贴于胸大肌的深面，其在锁骨的下方分为两层，包绕锁骨下肌，在锁骨下肌下部又续为一层继续向下延伸，在胸小肌上方又分为两层，包绕胸小肌，在其下缘合为一层（腋悬韧带）与腋筋膜相续。其中，位于胸小肌、锁骨下肌和喙突之间的筋膜，称锁胸筋膜（clavipectoral

Note

fascia），有胸肩峰动脉、胸外侧神经和头静脉穿过。

（三）胸内筋膜

胸内筋膜（endothoracic fascia）位于胸壁的内面，其覆于膈上的部分又称膈胸膜筋膜（phrenicopleural fascia）或膈上筋膜（diaphragmatic fascia）。

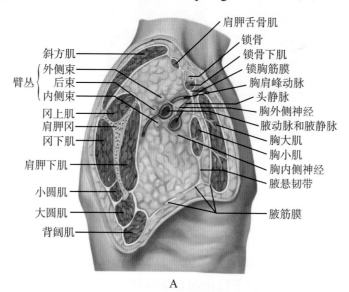

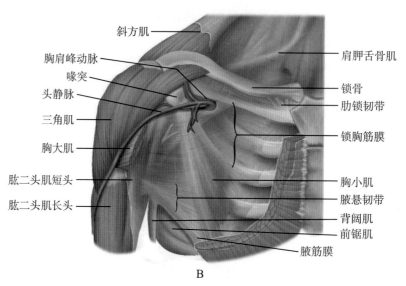

图 6-3-11　胸部筋膜

A. 腋窝矢状切面；B. 胸前壁

七、膈肌

膈（diaphragm）（图 6-3-12）介于胸腔与腹腔之间，分隔胸腹腔，为一圆顶穹隆形的扁肌，其隆凸面朝向胸腔，凹陷面朝向腹腔。周围为肌性部分，并逐渐向中间移行为腱性部分。该肌起自胸廓下口的组成部分，从前向两侧再向后依次为胸骨剑突、肋软骨和腰椎。故膈的起点可分为三部分，即胸骨部、肋部及腰部（表 6-3-2）。其间有主动脉、下腔静脉、食管、交感干、迷走神经和胸导管等通过。

胸骨部（sternal part）以两个肌束起自剑突后方，两束之间于正中线上有一不明显的裂隙。

肋部（costal part）起自第 7 ~ 12 位肋软骨、肋骨的内面，其肌齿与腹横肌的肌齿相咬合，肌纤维自各个方向止于中心腱。

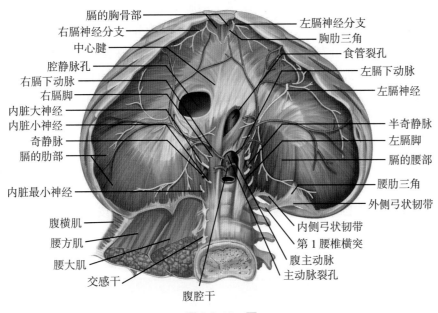

图 6-3-12　膈

腰部（lumbar part）以左、右两个膈脚（diaphragm crus）起自上 3 ~ 4 个腰椎体和内、外侧弓状韧带。由内侧向外侧又可分为外侧脚、中间脚和内侧脚。内侧弓状韧带（medial arcuate ligament）横跨腰大肌的前面，是由覆盖腰大肌的筋膜上部增厚而形成的腱弓。其内侧附着于第 1 腰椎或 2 腰椎体侧方，其外侧附着于第 1 腰椎横突。外侧弓状韧带（lateral arcuate ligament）：跨过腰方肌的前面，为腰方肌上部的筋膜增厚而成，其内侧附着于第 1 腰椎横突，外侧附于第 12 肋中份下缘。内侧脚（medial crus）在三个脚中最长，其中右侧较长，起自第 1 ~ 4 位腰椎体的前方；左侧较短，起自第 1 ~ 3 腰椎体的前方。两侧的内侧脚在第 12 胸椎及第 1 腰椎处，在腹主动脉发出腹腔干的起始部上方越过腹主动脉的前方，相交错形成一孔隙，称主动脉裂孔（aortic hiatus），其间有腹主动脉和胸导管通过。食管裂孔（esophageal hiatus）由右侧内侧脚的部分纤维向前上方上行，越过中线到左侧而围成最常见，少数是来自两侧内侧脚的纤维围成，其位于主动脉裂孔的左前上方，大约平第 10 胸椎水平，孔内通过食管及迷走神经。中间脚（intermediate crus）起自第 2 腰椎体的侧面，与内侧脚之间存在裂隙，间隙内左侧有半奇静脉和内脏大神经通过，右侧有奇静脉和内脏大神经通过。外侧脚（lateral crus）：肌纤维起自内侧弓状韧带和外侧弓状韧带，与中间脚之间有交感干通过。

膈的三部分起点之间常常有三角形的小区域，缺乏肌纤维，三角的上、下面只覆盖有筋膜、胸膜和腹膜，是膈的薄弱区，是膈疝好发的部位，腹腔的器官，如肠、脾等器官可经薄弱区疝入胸腔。

Note

中心腱（central tendon）：位于膈的中央处，是由纤维交织而形成的一薄而坚韧的腱膜，其中央部紧贴于心包下方，并与心包部分融合。按其形状可分为左、右叶和前叶，前叶又可称为中叶，在右叶与前叶交界处有腔静脉孔（vena caval foramen），大约平第 8 胸椎水平，其中有下腔静脉通过。

膈的中央部扁平，其上面与心的下面隔以心包，两侧呈穹隆状凸向上方，称为膈顶或膈穹隆，覆盖有膈胸膜，两个膈顶位于两肺的下面，压迫形成了肺底的凹陷，并与肺底之间隔以胸膜和胸膜腔。膈的下面大部分覆盖有壁腹膜，右侧与肝右叶、右肾、右肾上腺相邻，左侧与肝左叶、胃底、脾、左肾和左肾上腺相邻。

膈是重要的呼吸肌，由于中心腱与纵隔连接紧密，在膈肌运动是位置变化不大，运动最明显的部位是两个膈顶，膈收缩时膈顶下降，使胸腔容积增大，帮助吸气；舒张时膈的顶部升高，使胸腔容积减小，帮助呼气。它与腹肌一起收缩时可以增加腹压，协助打喷嚏，咳嗽、排尿、排便及分娩等活动。其受膈神经（$C_3 \sim C_5$）支配。

八、腹肌

介于骨盆和胸廓之间，参与腹前外侧壁和后壁的构成。按其部位可分为前群、外侧群和后群（表 6-3-3）。

表 6-3-3　腹肌起止点、主要作用和神经支配

肌群	名称	起点	止点	功能	神经支配
前外侧群	腹直肌	耻骨嵴和耻骨联合前面	第 5 ~ 7 肋软骨和剑突的前面	使脊柱前屈，增加腹内压	胸神经（$T_7 \sim T_{12}$）前支
	腹外斜肌	下 8 个肋骨外面	髂嵴前部、白线、腹股沟韧带	使脊柱前屈、侧屈和旋转，增加腹内压	胸神经（$T_7 \sim T_{12}$）前支、髂腹下神经（L_1）、髂腹股沟神经（L_1）
	腹内斜肌	胸腰筋膜、髂嵴、腹股沟韧带外侧 2/3	下三个肋、白线、耻骨梳韧带		
	腹横肌	胸腰筋膜、髂嵴、腹股沟韧带外侧 1/2	白线、耻骨梳韧带		
后群	腰小肌	第 12 胸椎和第 1 腰椎体的侧面	髂耻隆起、耻骨梳和外侧的髂筋膜	使髂筋膜紧张并可使脊柱前屈	脊神经（$L_1 \sim L_2$）前支
	腰方肌	髂嵴后部和髂腰韧带	第 12 肋、第 1 ~ 4 腰椎横突	单侧收缩时使脊柱侧屈，两侧同时收缩则降第 12 肋	脊神经（$T_{12} \sim L_3$）前支

（一）前群

1. **腹直肌**（rectus abdominis）　位于腹前正中线的两侧，占腹前壁（腹前外侧壁）全长，为一上宽下窄的长条状肌（图 6-3-13 ~ 图 6-3-15）。两侧腹直肌内侧缘以白线相隔，外侧缘则在腹部表面呈一凸向外侧的半月形浅沟，称半月线（linea semilunaris）。其起自耻骨嵴和耻骨联合前面，肌纤维向上走行，止于第 5 ~ 7 肋软骨和剑突的前面。腹直肌被数个由致密结缔组织构成的腱划（tendinous intersections）所分隔，通常有 3 个腱划把其分为 4 个肌腹，上方的一个常位于剑突的游离末端的稍下方，下方的一个平脐平面，第三个位于上两者之间，它们与腹直肌鞘前层紧密愈着。该肌收缩可使脊

柱前屈，还可帮助维持腹内压和协助呼吸。其受胸神经（$T_{7 \sim 12}$）前支支配。

2. **锥状肌**（pyramidalis）（图 6-3-14） 位于腹直肌鞘内，腹直肌下端的前方，为一三角形扁肌，起自耻骨结节至耻骨联合之间的耻骨上缘，肌束斜向内上方，逐渐变窄，止于白线。该肌受肋下神经支配。

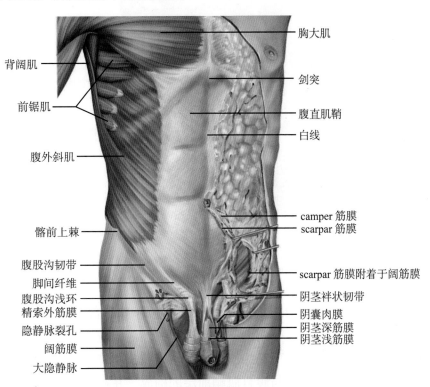

图 6-3-13 腹前外侧壁的肌肉（浅层）

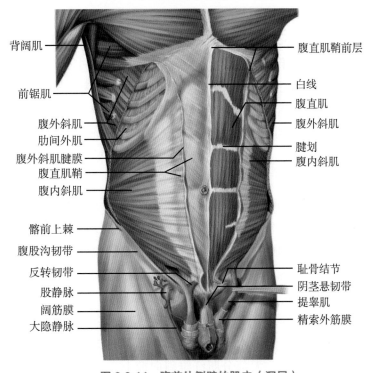

图 6-3-14 腹前外侧壁的肌肉（深层）

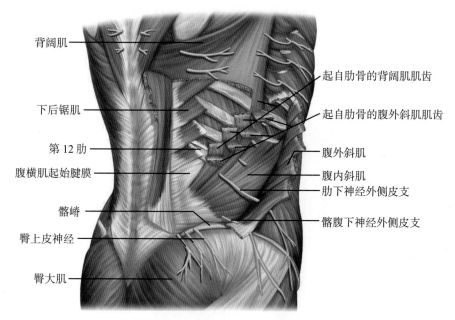

背阔肌

起自肋骨的背阔肌肌齿

下后锯肌

起自肋骨的腹外斜肌肌齿

第 12 肋

腹外斜肌

腹横肌起始腱膜

腹内斜肌

肋下神经外侧皮支

髂嵴

臀上皮神经

髂腹下神经外侧皮支

臀大肌

图 6-3-15　腹前外侧壁的肌肉（后外侧面）

（二）外侧群

1. **腹外斜肌**（obliquus externus abdominis）　位于胸下部和腹部外侧的浅层，是腹肌中最大的扁肌。该肌以 8 个肌齿起自下 8 肋的外面，与前锯肌、背阔肌的肌齿相交错，肌纤维斜向前下方，后下部的肌束止于髂嵴前部，前上部的肌束行向前下方并移行为腱膜，经腹直肌前方参与腹直肌鞘前层的构成，并在髂前上棘至腹直肌外侧缘的水平面以下移行为腱膜。该腱膜下缘增厚形成腹股沟韧带（inguinal ligament），附着于髂前上棘与耻骨结节之间。腹外斜肌腱膜在耻骨结节的外上方形成一个三角形裂孔，称为腹股沟管浅环（superficial inguinal ring），由内侧脚、外侧脚和脚间纤维所围成，其内上部的纤维束止于耻骨联合前面，称内侧脚，其外下部的纤维束止于耻骨结节，称外侧脚，于裂孔外上方连接内外侧脚的弓形纤维束称脚间纤维（intercrural fibers）。另外，从外侧脚附着处分出部分腱纤维，斜向内上方，经精索和内侧脚的后方，形成反转韧带（reflected ligament），附着于腹直肌鞘前层。腹外斜肌两侧同时收缩可使脊柱前屈，增加腹内压，一侧收缩可使脊柱侧屈，使躯干转向对侧。腹外斜肌的活动受脊神经（$T_7 \sim L_1$）前支支配。

2. **腹内斜肌**（obliquus internal abdominis）　大部分位于腹外斜肌深面，仅在腰下三角处，无腹外斜肌覆盖。肌纤维起自胸腰筋膜、髂嵴前部和腹股沟韧带外侧 2/3，其后部肌纤维向前上止于第 10 ~ 12 肋，与肋间内肌相延续，中部肌纤维水平向腹正中线展延，至半月线附近移行为腱膜，分前后两层包裹腹直肌，参与形成腹直肌鞘的前后壁，于白线处再次汇合，下部肌纤维斜向内下方，越过精索（女性为子宫圆韧带）上部的前方移行为腱膜，与腹横肌相应部分腱膜共同形成腹股沟镰（inguinal falx）或联合腱（conjoined tendon），经精索的内侧至其后方，止于耻骨梳与耻骨嵴。腹内斜肌纤维方向整体呈扇形，大部分肌纤维斜向前上，与肋间内肌纤维方向一致，

Note

腹外斜肌纤维斜向前下与肋间外肌肌纤维方向一致，腹内斜肌与腹外斜肌肌纤维方向是相反的。腹内斜肌两侧同时收缩使脊柱前屈，增加腹内压。一侧收缩使脊柱侧屈，使躯干转向同侧。腹内斜肌最下部肌束在腹股沟管内伴精索一起进入阴囊，即提睾肌（cremaster），收缩时可上提睾丸。腹内斜肌受脊神经（$T_7 \sim L_1$）前支支配。

3. **腹横肌**（transverse abdominis） 大部分位于腹内斜肌的深面，小部分被腹直肌覆盖，是腹壁最内层的扁肌。自上而下起自下 6 位肋软骨的内面、胸腰筋膜、髂嵴前部和腹股沟韧带外侧 1/3。肌纤维横行向前延伸成为腱膜，参与构成腹直肌鞘的后层，并向内侧止于白线。腹横肌最下部的肌束也参与构成提睾肌和联合腱。腹横肌两侧同时收缩增加腹内压，一侧收缩，使躯干转向同侧。其受脊神经（$T_7 \sim L_1$）前支的支配。

4. **腹直肌鞘**（sheath of rectus abdominis）（图 6-3-16） 包裹腹直肌，位于腹前壁正中线的两侧，由腹外斜肌、腹内斜肌和腹横肌腱膜构成。腹内斜肌在腹直肌外侧缘分为前、后两层，前层行于腹直肌前面，并与腹外斜肌腱膜相愈合，共同构成腹直肌鞘的前层；后层行于腹直肌深面，并与腹横肌腱膜相愈合，共同构成腹直肌鞘的后层，在脐以下 4 ~ 5 cm 处，三层扁肌的腱膜都行于腹直肌的前面，参与腹直肌鞘前层的构成，腹直肌鞘后层在此处中断，形成一个凸向上方的弧形游离缘，称弓状线。在弓状线以下的腹直肌后面（腹直肌下 1/4 的后面）直接与腹横筋膜相贴。腹直肌鞘的前、后两层在腹直肌内侧缘处融合形成白线。

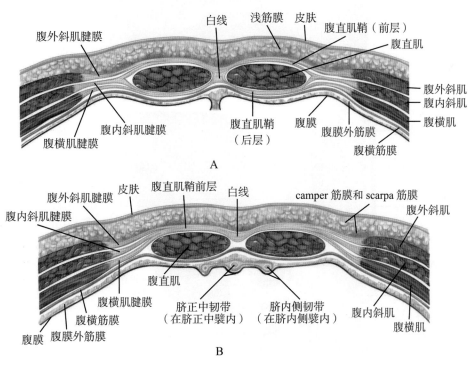

图 6-3-16 腹直肌鞘

A. 弓状线以上的横切面；B. 弓状线以下的横切面

5. **白线**（linea alba） 是从剑突到耻骨联合的腱性线，位于腹前正中线上。是由两侧的腹外斜肌、腹内斜肌和腹横肌腱膜在腹直肌内侧缘相互交错而成。白线在脐以上较宽，在脐以下变窄呈线状，约在白线中点处是疏松的瘢痕组织区，即脐环，在胎儿时期为一环状开口，有脐动、静脉通过。

6. 腹股沟管（inguinal canal）（图 6-3-17）　位于腹前外侧壁的外下部，腹股沟韧带的内侧半上方，与腹股沟韧带平行，是位于腹前壁各肌肉和腱膜之间的一个裂隙。其中有髂腹股沟神经通过，在男性还有精索通过，在女性还有子宫圆韧带通过。它由"两口四壁"组成，内口称腹股沟管深环（deep inguinal ring），外口称腹股沟管浅环。其前壁主要由腹外斜肌腱膜构成，但在腹股沟管的外 1/3 处有腹内斜肌纤维参与；后壁主要由腹横筋膜构成，在其内侧 1/3 由腹股沟镰增强；上壁由腹内斜肌及腹横肌的弓状下缘构成；下壁为腹股沟韧带下缘向内后方卷曲所形成。

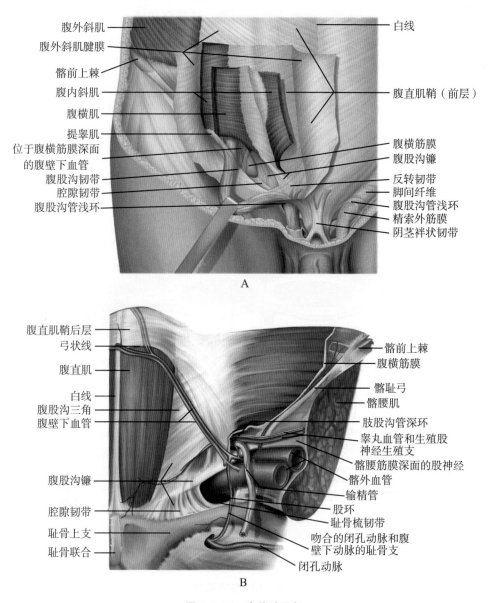

图 6-3-17　腹前壁下部

A. 前面观；B 后面（内面）观

（1）腹股沟管深环位于腹股沟韧带中点上方约 1.5 cm 处，腹壁下血管的外侧，为腹横筋膜形成的一卵圆形孔隙。

（2）腹股沟管浅环位于耻骨结节的外上方的皮下，为腹外斜肌腱膜止点处的裂隙，呈三角形，其长轴与腱膜深部纤维平行。外侧为外侧脚，内侧为内侧脚，上方为脚间纤维。

（三）后群

后群肌包括腰大肌、腰小肌和腰方肌（图 6-3-18）。

1. **腰大肌**（psoas major）　位于脊柱腰部的两侧，详见下肢肌。

2. **腰小肌**（psoas minor）　约 50% 的人有此肌，其位于腰大肌的前方，起于第 12 胸椎和第 1 腰椎体的侧面，向下移行为一长的肌腱，止于髂耻隆起、耻骨梳和外侧的髂筋膜。收缩时使髂筋膜紧张并可使脊柱前屈。

3. **腰方肌**（quadratus lumborum）　位于腹腔后壁脊柱的两侧，为长方形的扁肌，其内侧为腰大肌，前面覆盖的筋膜是胸腰筋膜的前层，后面借胸腰筋膜的中层与竖脊肌分开。起自髂嵴后部和髂腰韧带，肌纤维行向上方，止于第 12 肋第 1～4 腰椎横突。该肌单侧收缩时使脊柱侧屈，两侧同时收缩则降第 12 肋。其受脊神经（T_{12}～L_3）前支的支配。

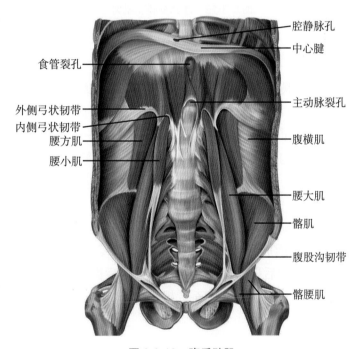

图 6-3-18　腹后壁肌

腔静脉孔
中心腱
食管裂孔
主动脉裂孔
外侧弓状韧带
内侧弓状韧带
腰方肌
腰小肌
腹横肌
腰大肌
髂肌
腹股沟韧带
髂腰肌

八、腹部筋膜

（一）浅筋膜

浅筋膜由脂肪组织和疏松结缔组织构成，在脐以上为一层，在脐以下，分为两层，浅层为脂肪层，又称 Camper 筋膜，富含脂肪组织，Camper 筋膜与周围的浅筋膜相连续，深层为膜性层，又称 Scarpa 筋膜，缺乏脂肪组织，富含弹性纤维，向内侧在腹前正中线处与白线紧密结合，向下越过腹股沟韧带后附着于阔筋膜，在两侧耻骨结节之间越过耻骨联合，向下与阴囊肉膜、阴茎浅筋膜和会阴浅筋膜（Colles 筋膜）相延续（图 6-3-19）。

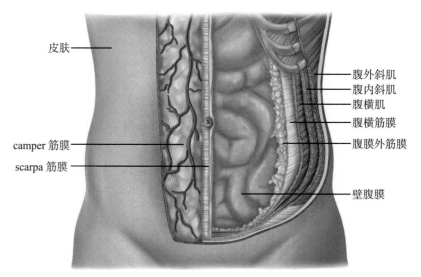

图 6-3-19　腹部筋膜和肌肉

（二）腹部深筋膜

深筋膜遮盖腹前外侧侧壁的深筋膜是一层薄弱结缔组织膜，紧贴在腹外斜肌、腹直肌鞘前层和白线的浅面以及腹壁的三层扁肌之间，内有血管和神经走行，其最深层即为腹横筋膜，腹壁的深筋膜与其覆盖的三层扁肌融合在一起，较难分开，腹外斜肌表面的深筋膜浅层在腹股沟管浅环处包裹精索形成精索外筋膜（图 6-3-19）。

（三）腹内筋膜

腹内筋膜（endoabdomen fascia）衬于腹腔内壁，随其遮盖的肌肉而命名。遮盖腹横肌内面的部分，称为腹横筋膜（transversalis fascia），与腹横肌紧密相贴，在弓状线以上向内侧贴在腹直肌鞘后层的后面，越过白线的后面与对侧的腹横筋膜相延续，在弓状线以下向内侧紧贴于腹直肌的后面，越过白线的后面与对侧的腹横筋膜相延续（图 6-3-19）。

（四）腹膜外筋膜

腹膜外筋膜（extraperitoneal fascia）又称为腹膜外组织、腹膜外脂肪，是位于腹横筋膜与壁腹膜之间的疏松结缔组织，分隔腹横筋膜和壁腹膜，其在腹下部含有较多的脂肪组织（图 6-3-19）。

（扈燕来　宗　维）

第四节　上肢肌

上肢肌包括上肢带肌、臂肌、前臂肌和手肌。

一、上肢带肌

上肢带肌位于肩关节周围，包括三角肌、冈上肌、冈下肌、肩胛下肌、大圆肌和小圆肌。均起于肩胛骨止于肱骨，它们的止点靠近肩关节，这样可以控制关节，并在静止和运动情况下保持与关节的接触，使得肩关节既可在各个方向做相当大的自由运动，又得以维持稳定（图 6-4-1 ~ 图 6-4-4，表 6-4-1）。

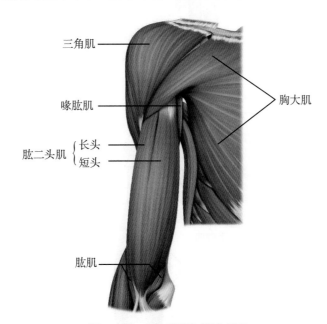

图 6-4-1　上肢带肌和臂肌前群

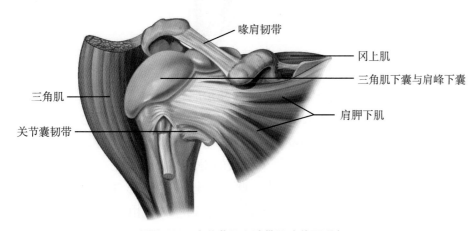

图 6-4-2　肩关节处上肢带肌（前面观）

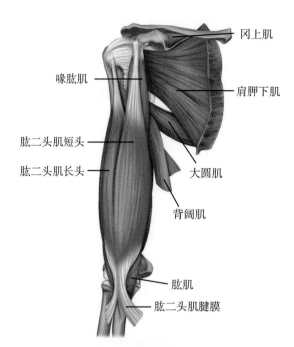

图 6-4-3　上肢带肌和肱二头肌

冈上肌
喙肱肌
肩胛下肌
肱二头肌短头
肱二头肌长头
大圆肌
背阔肌
肱肌
肱二头肌腱膜

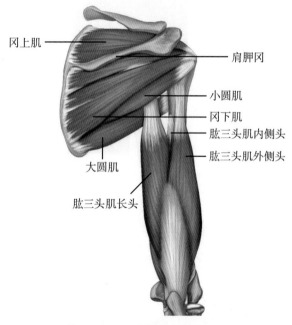

图 6-4-4　上肢带肌和肱三头肌

冈上肌
肩胛冈
小圆肌
冈下肌
肱三头肌内侧头
肱三头肌外侧头
大圆肌
肱三头肌长头

1. **三角肌**（deltoid）　是一厚而弯曲的三角形肌，位于肩部皮下，形成肩部膨隆外形。前缘借三角胸肌间沟与胸大肌相隔，后缘游离。对着斜方肌的止点起于锁骨外侧 1/3、肩峰外侧缘及肩胛冈下唇。肌束向外下汇合成致密的短腱，止于肱骨体中份外侧面的三角肌粗隆。此肌深面有一个较大的滑膜囊，称为三角肌下囊（subdeltoid bursa），是胚胎时期最早出现的滑膜囊，此囊伸出一些突起，其中有一个较大的突起突入肩峰的下面，称为肩峰下囊（subacromial bursa）。该肌由腋神经肌支支配。作用：三角肌各部可单独或一起收缩，前部肌束可使肩关节屈和旋内，后部肌束可使肩关节

Note

伸和旋外，中部肌束可使肩关节外展。

2. **大圆肌**（teres major） 位于小圆肌和冈下肌的下方，厚而扁，起于肩胛骨外侧缘下部和下角的背面，肌纤维向外上走行，经过肱三头肌长头的前面，在背阔肌肌腱的内侧止于肱骨小结节嵴。由肩胛下神经支配。作用：使肩关节内收和旋内。

3. **肩胛下肌**（subscapularis） 是较肥大呈三角形的肌肉，起于肩胛下窝，纤维束向外经肩关节前方止于肱骨小结节。肌腱和肩胛颈之间有一大的与肩关节腔相通的肩胛下囊。此肌由肩胛下神经支配。作用：使肩关节内收和旋内。

4. **冈上肌**（supraspinatus） 位于冈上窝内，斜方肌的深面。起于冈上窝内侧 2/3 及冈上筋膜，肌束于肩峰下方汇合成肌腱，越过肩关节上方并与关节囊融合，然后止于肱骨大结节的最上面。该肌由肩胛上神经支配。冈上肌腱与喙肩韧带、肩峰及三角肌之间隔有一个大的肩峰下囊。感染时，外展肩关节引起疼痛。该肌腱是肩关节周围的肌腱中最常断裂的一个。作用：外展肩关节。

5. **冈下肌**（infraspinatus） 为一厚的三角形肌，位于冈下窝内，部分被斜方肌和三角肌遮盖。该肌肌纤维起于冈下窝内侧 2/3，肌纤维束向外移行为肌腱，越过肩胛冈外侧缘，经肩关节囊后面止于肱骨大结节中份骨面。肩胛上神经支配该肌。作用：使肩关节旋外。

6. **小圆肌**（teres minor） 位于冈下肌下方，细而长，起于肩胛骨背面近外侧缘的上 2/3，肌束向外上走行，止于肱骨大结节下部。由腋神经支配。作用：使肩关节旋外。

肩胛骨关节盂浅，而肱骨头较大，关节囊薄而松弛，韧带薄弱，主要依靠附近的肌腱来维持关节的稳定性，在此稳定的基础上进行灵活的运动。肩胛下肌、冈上肌、冈下肌和小圆肌四肌的肌腱分别从肩关节的前方、上方、后方，组成一个致密的套袖，与关节囊紧密交织，以宽阔的腱膜止于肱骨的上端，形成"肌腱袖"，又称肩袖（shoulder cuff）、旋转袖（rotator cuff），具有悬吊肱骨头，稳定肩关节的重要功能。肌腱袖的损伤常以冈上肌的损伤为多见，肌腱袖的撕裂主要表现为臂外展受限，肩虽能抬高但是不能外展。

表 6-4-1 上肢带肌的起止、作用和神经支配

肌群	名称	起点	止点	作用	神经支配
浅层	三角肌	锁骨外 1/3，肩峰，肩胛冈	肱骨三角肌粗隆	肩关节外展、前屈和旋内	腋神经
深层	冈上肌	冈上窝	肱骨大结节上份	肩关节外展	肩胛上神经
	冈下肌	冈下窝	肱骨大结节中份	肩关节旋外	肩胛上神经
	小圆肌	肩胛下肌	肱骨大结节下份	肩关节旋外	腋神经
	大圆肌	肩胛骨下角背面	肱骨小结节嵴	肩关节后伸、内收或旋内	肩胛下神经
	肩胛下肌	肩胛下窝	肱骨小结节	肩关节内收或旋内	肩胛下神经

二、臂肌

为覆盖在肱骨表面的肌群，以内、外侧两个肌间隔分隔为前后两群。前群为屈肌，

后群为伸肌。

（一）前群

前群包括浅层的肱二头肌和深层的喙肱肌和肱肌（图 6-4-3，表 6-4-2）。

表 6-4-2　臂肌的起止、作用和神经支配

肌群	名称	起点	止点	作用	神经支配
前群	肱二头肌	长头：盂上结节	桡骨粗隆	屈肘关节、前臂旋后	肌皮神经
		短头：喙突			
	喙肱肌	喙突	肱骨中份内侧	肩关节屈、内收	
	肱肌	肱骨下半前面	尺骨粗隆	屈肘关节	
后群	肱三头肌	长头：盂下结节	尺骨鹰嘴	伸肘关节，长头协助	桡神经
		内侧头：桡神经沟内下方的骨面		肩关节伸及内收	
		外侧头：桡神经沟外上方的骨面			

1. **肱二头肌**（biceps brachii）　大而呈纺锤形，为上臂屈肌，其名称源于近侧端以两个头起始，内侧短头以厚的扁腱起于喙突；外侧长头以细长腱起于肩胛骨盂上结节，穿肩关节囊内，于结节间沟下降。两腱向下移行为两并行的长腹，两腹紧密伴行，在肘关节处，以一扁腱止于桡骨粗隆后份粗糙面。由肌皮神经支配。作用：屈肘关节；前臂旋后；协助屈肩关节。

2. **喙肱肌**（coracobrachialis）　位于肱二头肌短头深面和内侧，起于喙突，止于肱骨中份内侧缘。由肌皮神经支配。作用：喙肱肌可屈臂和使臂内收，尤其在臂处于伸位时作用最明显。

3. **肱肌**（brachialis）　位于臂部前面下半，肱二头肌的深面，起于肱骨下半前面，三角肌止点两侧，纤维下行汇合成一厚的扁腱止于尺骨粗隆。由肌皮神经支配。作用：屈肘关节。

（二）后群

肱三头肌（triceps）（图 6-4-4）位于臂后方皮下，有三个头即长头，内则头和外侧头。长头居中，以扁腱起于盂下结节，向下行于大圆肌的后面、小圆肌的前面；外侧头以扁腱起于肱骨体后面桡神经沟的外上方；内侧头起于桡神经沟内下方的骨面，大部分被外侧头和长头覆盖，仅下部在长头的内侧和外侧头的外侧，位于皮下。三个头向下汇合成一总腱，止于尺骨鹰嘴的上缘和两侧缘。由桡神经支配。作用：是伸肘关节；长头还可使肩关节后伸和内收。

三、前臂肌

前臂肌包绕桡骨和尺骨，分前群和后群，从形态学上看是分别为屈肌和伸肌。主要参与腕关节和指骨间关节的运动。前臂肌大多数肌腱细长，位于前臂下部，故腕关节、指骨间关节运动时，肌腱常在前臂下部显现。

（一）前群

前群共9块肌肉，分四层排列（表6-4-3）。

1. **第一层（浅层）** 有5块肌肉（图6-4-5），自桡侧向尺侧依次为：

（1）肱桡肌（brachioradialis）：位于前臂前面的外侧部皮下，为长而扁的梭状肌，起自肱骨外上髁的上方，向下止于桡骨茎突，由桡神经支配。作用：屈肘关节，还参与前臂的旋前和旋后。

表6-4-3 前臂肌的起止、作用和神经支配

肌群		名称	起点	止点	作用	神经支配
前群	第一层	肱桡肌	肱骨外上髁	桡骨茎突	屈肘关节	桡神经
		旋前圆肌	肱骨内上髁、前臂深筋膜	桡骨中部外侧面	屈肘、前臂旋前	正中神经
		桡侧腕屈肌		第2、3掌骨底	屈肘、腕、腕外展	
		掌长肌		掌腱膜	屈腕、紧张掌腱膜	
		尺侧腕屈肌		豌豆骨	屈腕、腕内收	
	第二层	指浅屈肌	肱骨内上髁、尺、桡骨前面	第2~5指中节指骨体两侧	屈肘、屈腕、屈掌指关节和近侧指骨间关节	骨正中神经
	第三层	拇长屈肌	桡骨及骨间膜前面	拇指远节指骨底	屈腕、屈拇指的掌指和指骨间关节	正中神经
		指深屈肌	尺骨及骨间膜前面	第2~5指远节指骨底	屈腕、屈2~5指间关节和掌指关节	正中神经尺神经
	第四层	旋前方肌	尺骨远端	桡骨远端	前臂旋前	正中神经
后群	浅群	桡侧腕长伸肌	肱骨外上髁	第2掌骨底背面	伸腕、腕外展	桡神经
		桡侧腕短伸肌		第3掌骨底背面		
		指伸肌		第2~5中节、远节指骨底背面	伸肘、伸腕、伸指	
		小指伸肌		小指中节、远节指骨底背面	伸小指	
		尺侧腕伸肌		第5掌骨底背面	伸腕、腕内收	
	深群	旋后肌	肱骨外上髁、尺骨上端	桡骨上1/3的前面	前臂旋后、伸肘	
		拇长展肌	桡骨、尺骨背面、骨间膜背面	第1掌骨底外侧	拇指外展	
		拇短伸肌		拇指近节指骨底背侧	伸拇指	
		拇长伸肌		拇指远节指骨底背侧		
		示指伸肌		示指指背腱膜	伸示指	

其他4块肌肉共同以屈肌总腱（common flexor tendon）起自肱骨内上髁及前臂深筋膜。

（2）旋前圆肌（pronator teres）：位于前臂前面皮下，肱桡肌内侧，构成肘窝内侧界，其纤维斜行越过前臂以扁腱止于桡骨体中份的外侧面和后面，由正中神经支配。作用：前臂旋前、屈肘关节。

Note

（3）桡侧腕屈肌（flexor carpi radialis）：位于旋前圆肌内侧，掌长肌外侧，长腱经屈肌支持带深面，止于第 2 掌和第 3 掌骨底部前面，由正中神经支配。作用：屈肘关节、腕关节和使腕关节外展。

（4）掌长肌（palmaris longus）：位于前臂正中部位皮下，桡侧腕屈肌内侧，肌腹小，肌腱细长，经屈肌支持带浅面与掌腱膜相连，由正中神经支配。作用：屈腕和紧张掌腱膜。

（5）尺侧腕屈肌（flexor carpi ulnaris）：位居前臂浅层肌最内侧，该肌远侧半形成一粗腱，沿前臂内侧缘下降，经腕横韧带深面止于豌豆骨，然后延伸至钩骨和第 5 掌骨底，由尺神经支配。作用：屈腕和使腕内收。

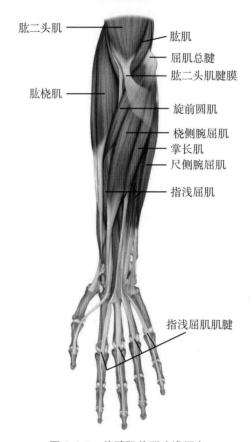

肱二头肌
肱肌
屈肌总腱
肱二头肌腱膜
肱桡肌
旋前圆肌
桡侧腕屈肌
掌长肌
尺侧腕屈肌
指浅屈肌
指浅屈肌肌腱

图 6-4-5　前臂肌前群（浅层）

2. 第二层　只有 1 块肌肉，即指浅屈肌（flexor digitorum superficialis）（图 6-4-5、图 6-4-6）位于上述诸肌的深面。起于肱骨内上髁、尺骨和桡骨上部前面，肌束下行移行为四条肌腱，通过腕管和手掌，以两个脚止于第 2 ~ 5 中节指骨体的两侧，由正中神经支配。作用：屈近侧指骨间关节、掌指关节，并协助屈肘、腕关节。

3. 第三层　有 2 块肌肉（图 6-4-7）。

（1）拇长屈肌（flexor pollicis longus）：为半羽状肌，位于前臂外侧，起于桡骨上端前面和前臂骨间膜，肌束向下移行为一长腱，通过腕管和手掌，止于拇指远节指骨底的掌面，由正中神经支配。作用：屈拇指指骨间关节和掌指关节，并协助屈腕。

（2）指深屈肌（flexor digitorum profundus）：位于指浅屈肌深面和尺侧腕屈肌的

外侧，起于尺骨前面和内侧面上 2/3 部及前臂骨间膜，肌束向下移行为 4 条肌腱，通过腕管和手掌，在指浅屈肌两个脚之间穿过止于第 2 ~ 5 远节指骨底。内侧半由尺神经支配，外侧半由正中神经支配。作用：屈第 2 ~ 5 指的远侧指骨间关节、近侧指骨间关节、掌指关节和屈腕。

4. 第 4 层为旋前方肌（pronator quadratus）　方形小肌，紧靠桡骨和尺骨远端的前面，起自尺骨下 1/4 的前缘，肌束斜向外下，止于桡骨下 1/4 的掌侧面及前缘，有正中神经支配。作用：前臂旋前。

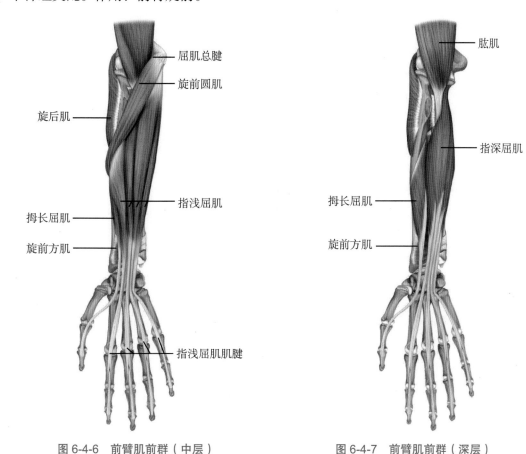

图 6-4-6　前臂肌前群（中层）　　　图 6-4-7　前臂肌前群（深层）

（二）后群

共 10 块肌肉，分浅、深两层排列，全部由桡神经支配（表 6-4-3）。

1. 浅层　有 5 块肌肉（图 6-4-8），以一个共同的伸肌总腱起自肱骨外上髁及邻近的深筋膜，自桡侧向尺侧排列依次为：

（1）桡侧腕长伸肌（extensor carpi radialis longus）：肌腱较长，止于第 2 掌骨底的背面。作用：伸腕关节和使腕外展。

（2）桡侧腕短伸肌（extensor carpi radialis brevis）：较桡侧腕长伸肌短，位于其后内侧，止于第 3 掌骨底。作用：伸腕关节和使腕外展。

（3）指伸肌（extensor digitorum）：肌腹向下，远端分为四条肌腱，经手背，分别止于第 2 ~ 5 指中节和远节指骨底背面。各肌腱到达指背时向两侧扩展为扁的腱膜，称指背腱膜（extensor expansion），腱膜向远侧分为 3 束，两个侧束止于第 2 ~ 5 指远节指骨底背面，中间束止于第 2 ~ 5 指中节指骨底背面。作用：伸指和伸腕。

（4）小指伸肌（extensor digiti minimi）：位于指伸肌内侧，肌束细小，肌腱移行为指背腱膜，止于小指中节和远节指骨底背面。作用：伸小指。

（5）尺侧腕伸肌（extensor carpi ulnaris）：肌腱止于第 5 掌骨底背面。作用：伸腕和使腕内收。

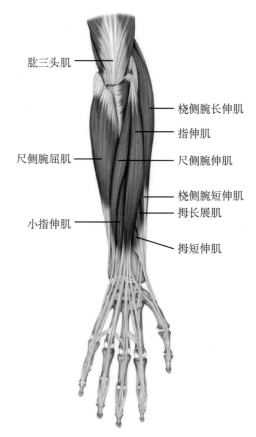

肱三头肌

桡侧腕长伸肌
指伸肌

尺侧腕屈肌　　　尺侧腕伸肌

桡侧腕短伸肌
拇长展肌

小指伸肌

拇短伸肌

图 6-4-8　前臂肌后群（浅层）

2. 深层　也有 5 块肌肉（图 6-4-9），有外上到内下依次为：

（1）旋后肌（supinator）：位置较深，起自肱骨外上髁和尺骨近侧，肌束斜向外下并向前绕过桡骨，止于桡骨上 1/3 的前面。作用：前臂旋后。

其余 4 块肌肉均起自桡骨、尺骨和前臂骨间膜的后面。

（2）拇长展肌（abductor pollicis longus）：肌腱在前臂下部外侧绕过桡侧腕长、短肌肌腱的后面，止于第一掌骨底。作用：拇指外展。

（3）拇短伸肌（extensor pollicis brevis）：位于拇长展肌内侧，肌腱在前臂下部外侧，绕过桡侧腕长、短肌肌腱的后面，在拇长展肌内侧下行，止于拇指近节指骨底。作用：伸拇指。

（4）拇长伸肌（extensor pollicis longus）：外侧由上到下分别是拇长展肌和拇短伸肌，肌腱在前臂下部外侧，绕过桡侧腕长、短肌肌腱的后面，止于拇指远节指骨底。作用：伸拇指。

（5）示指伸肌（extensor indicis）：位于拇长伸肌内侧，肌腱止于指背腱膜。作用：伸示指。

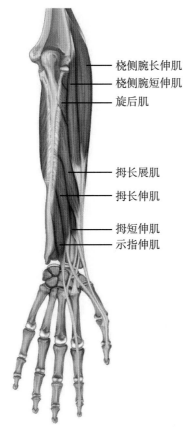

桡侧腕长伸肌
桡侧腕短伸肌
旋后肌

拇长展肌
拇长伸肌

拇短伸肌
示指伸肌

图 6-4-9　前臂肌后群深层

四、手肌

手固有肌位于手的掌侧，全部是短小的肌肉，起到运动手指的作用。手指除可以做屈、伸、收、展等动作外，还可以做对掌运动。手肌分为外侧、中间和内侧三群（表 6-4-4）。

（一）外侧群

外侧群较为发达，位于手掌拇指侧，形成一隆起称为鱼际（thenar），有 4 块肌肉，分浅、深两层排列（图 6-4-10）。

1. **拇短展肌**（abductor pollicis brevis）　位于浅层外侧。

2. **拇短屈肌**（flexor pollicis brevis）　位于浅层内侧。

3. **拇对掌肌**（opponeus pollicis）　位于拇短展肌深面。

4. **拇收肌**（adductor pollicis）　位于拇对掌肌的内侧。

以上诸肌可使指做展、屈、对掌和收等动作。

（二）内侧群

位于手掌小指侧，形成一隆起称为小鱼际（hypothenar），有 3 块肌肉，分浅、深两层排列（图 6-4-10）。

表 6-4-4　手肌的起止、作用和神经支配

肌群	名称	起点	止点	作用	神经支配
外侧群	拇短展肌	屈肌支持带、舟骨	拇指近节指骨底	外展拇指	正中神经
	拇短屈肌	屈肌支持带、大多角		屈拇指近节指骨	
	拇对掌肌	骨	第 1 掌骨底	拇指对掌	
	拇收肌	头状骨和第 3 掌骨	拇指近节指骨	内收拇指、屈拇指近节指骨	尺神经
内侧群	小指展肌	屈肌支持带、豌豆骨	小指近节指骨底	外展小指	尺神经
	小指短屈肌	钩骨、屈肌支持带		屈小指	
	小指对掌肌		第 5 掌骨内侧	小指对掌	
中间群	蚓状肌	指伸屈肌腱桡侧	第 2~5 指的指背腱膜	屈掌指关节、伸指骨间关节	正中神经 尺神经
	骨间掌侧肌	第 2 掌骨内侧，第 4/5 掌骨外侧	第 2/4/5 指近节指骨底和指背腱膜	第 2/4/5 指内收、屈掌指关节、伸指骨间关节	尺神经
	骨间背侧肌	第 1~5 掌骨两侧	第 2~4 近节指骨和指背腱膜	第 2/4/5 指外展、屈掌指关节、伸指骨间关节	

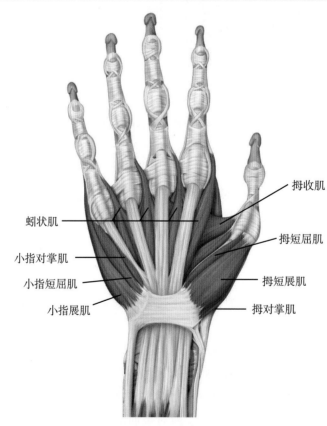

图 6-4-10　手肌浅层

1. **小指展肌**（abductor digiti minimi）　位于浅层内侧。

2. **小指短屈肌**（flexor digiti minimi brevis）　位于浅层外侧。

3. **小指对掌肌**（opponens digiti minimi）　位于上述两肌的深面。

以上诸肌可是小指做外展、屈、对掌等动作。

（三）中间群

位于掌心，包括蚓状肌和骨间肌（图 6-4-10、图 6-4-11）。

1. **蚓状肌**（lumbricales）　有 4 条，整体细小，起自指伸屈肌腱桡侧，经掌指关节桡侧至第 2 ～ 5 指的背面，止于指背腱膜。作用：屈掌指关节、伸指骨间关节。

2. **骨间掌侧肌**（palmar interossei）　3 块，位于第 2-5 掌骨间隙内，起自掌骨，分别经第 2 指的尺侧，第 4 ～ 5 指的桡侧，止于 2/4/5 指的指背腱膜。作用：使第 2/4/5 指向中指靠拢。

3. **骨间背侧肌**（dorsal interossei）　4 块，位于掌骨间隙的背侧，以两头起相邻掌骨的相对骨面，止于第 2 指的桡侧、第 3 指的两侧、第 4 指的尺侧的指背腱膜。作用：使第 2/3/4 指外展。

前臂的肌肉主要完成手和手指的用力动作，而手肌主要是完成手的精细动作。两者协同作用，使手能够执行一系列的重要功能，如抓、捏、握持、夹、提等。

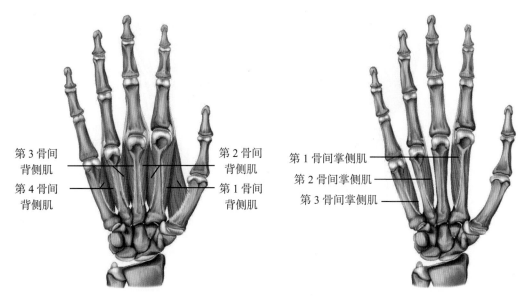

第 3 骨间背侧肌　　　　第 2 骨间背侧肌
第 4 骨间背侧肌　　　　第 1 骨间背侧肌
第 1 骨间掌侧肌
第 2 骨间掌侧肌
第 3 骨间掌侧肌

图 6-4-11　手肌深层

五、手和腕部的支持带、筋膜

屈肌支持带（flexor retinaculum）又名腕横韧带（transverse carpal ligament），是越过腕骨前方的致密强壮的纤维带，为腕前区的深筋膜增厚形成，它与腕骨沟形成腕管，内有指浅、深肌腱及屈肌总腱鞘，拇长屈肌腱及其腱鞘和正中神经通过（图 6-4-12）。屈肌支持带短而宽，其内侧附于豌豆骨和钩骨的钩，外侧分为二层，附着于舟骨结节和大多角骨，两层之间形成一管道，通过桡侧腕屈肌腱，屈肌支持带表面有尺血管、尺神经及正中神经和尺神经的掌侧皮支越过。

伸肌支持带（extensorretinaculum）又名腕背侧韧带，为一致密的纤维束带，为腕后区的深筋膜增厚形成，斜行越过腕的背面，外侧附于桡骨前缘，内侧连至三角骨（图 6-4-12）。伸肌支持带向深面发出 5 个纤维隔，附着于桡、尺骨背面，在伸肌支持带深面形成了 6 个通过伸肌腱及其腱鞘的管道，包括：①拇长展肌和拇短伸肌及其腱鞘。②桡侧腕长、短伸肌及其腱鞘。③拇长伸肌及其腱鞘。④指伸肌和示指伸肌及其腱鞘。⑤小指伸肌及其腱鞘。⑥尺侧腕伸肌及其腱鞘。

手可分为手掌、手背和手指三部分。手掌包括三部分，中央部的三角形凹陷，称掌心，是尖向近侧的三角形，掌心外侧的隆起称为鱼际，其内侧的隆起称为小鱼际。手掌的深筋膜可分为浅、深两层（图 6-4-12）。浅层是覆盖于鱼际、小鱼际和掌心的致密结缔组织膜，可分为两侧薄弱的鱼际筋膜、小鱼际筋膜和中央致密的掌腱膜三部分。深层覆盖掌骨和骨间肌。

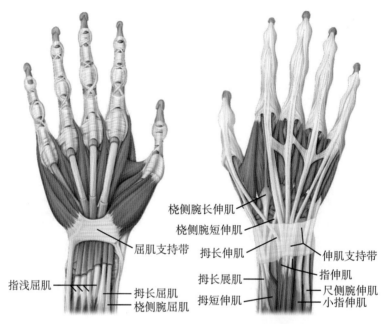

图 6-4-12　手和腕部的支持带、筋膜

第五节　下肢肌

下肢肌分为髋肌、大腿肌、小腿肌和足肌。因下肢主要功能是维持直立姿势、支持体重和运动，故下肢肌较为粗壮。

一、髋肌

髋肌有叫盆带肌，主要起自骨盆的内、外面，跨过髋关节，止于股骨上端，主要参与髋关节的运动。按其所在部位和功能，可分为前、后两群（表 6-5-1）。

表 6-5-1　髋肌的起止、作用和神经支配

肌群		名称	起点	止点	作用	神经支配
前群		髂腰肌	髂窝	股骨小转子	髋关节前屈和旋外，下肢	腰丛神经
			腰椎体侧面和横突		固定时，躯干前屈	
		阔筋膜张肌	髂嵴前部	胫骨外侧髁	紧张阔筋膜，屈髋	臀上神经
后群	浅层	臀大肌	髂骨翼外面和骶骨后面	臀肌粗隆及髂胫束	髋关节伸和旋外	臀下神经
	中层	臀中肌	髂骨翼外面	股骨大转子	髋关节外展、旋内和旋外	臀上神经
		梨状肌	骶骨前面		髋关节外展、旋外	骶丛分支
		闭孔内肌	闭孔膜内面及附近骨面	股骨转子窝	髋关节旋外	骶丛分支
		股方肌	坐骨结节	转子间嵴		
	深层	臀小肌	髂骨翼外面	股骨大转子	髋关节外展，旋内和旋外	臀上神经
		闭孔外肌	闭孔膜内面及外面骨面	股骨转子窝	髋关节旋外	闭孔神经

（一）前群

前群有 2 块肌肉（图 6-5-1、图 6-5-2）。

1. 髂腰肌（iliopsoas）　由腰大肌和髂肌组成。腰大肌为一长肌，位于脊柱腰部的两侧。起于所有腰椎横突以及上 4 个腰椎椎体和椎间盘的侧面，肌纤维向下走形。髂肌（iliacus）为三角形扁肌，起于髂窝，其大部分纤维汇入强大的腰大肌肌腱的外侧，经腹股沟韧带深面，然后一起止于小转子。此肌收缩可使髋关节前屈和旋外；下肢固定时，可使躯干前屈，如仰卧起坐。

2. 阔筋膜张肌（tensor fasciae latae）　起自髂嵴前部以及阔筋膜深面，向下此肌在阔筋膜的两层间下行，并附于两层的内表面。下部移行为髂胫束，止于胫骨外侧髁。此肌收缩可紧张阔筋膜和屈髋关节。

3. 腰小肌　位于腰大肌前方，出现概率约为 50%。起自第 12 胸椎体及第 1 腰椎体侧面，向下止于髂耻隆起。此肌收缩可紧张髂筋膜。

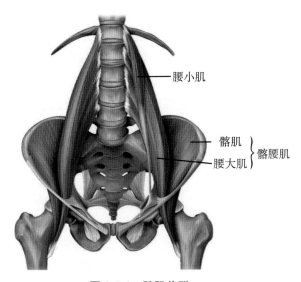

图 6-5-1　髋肌前群

（二）后群

后群肌主要位于臀部，又称臀肌，共有 7 块（图 6-5-2）。

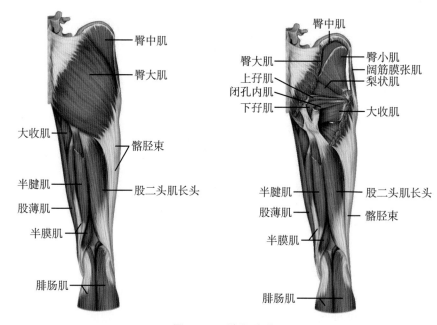

图 6-5-2　髋肌后群

1. **臀大肌**（gluteusmaxlmus）　为该区最大最表浅的肌，宽厚呈四边形，它和覆盖表面的脂肪、筋膜一起形成了臀部隆起。该肌纤维结构粗，被纤维性隔分成大的肌束。起于髂骨翼外面，骶骨后面，骶结节韧带。肌束斜向下外，止于髂胫束和股骨的臀肌粗隆。以骨盆为起点或固定点，臀大肌收缩可伸屈曲状态的大腿，使之与躯干呈一线。以臀肌远端为固定点，可防止行走时躯干在髋关节处的前倾。在踝关节轻度前倾站立时，此肌可不活动。当在弯腰（屈髋）手触地动作恢复至站立过程中，臀大肌可与股后肌一起伸髋关节，使上身直立；除此之外，臀大肌还可使髋关节旋外。

2. **臀中肌**（gluteus medius）　前上部 2/3 位于皮下，后下部 1/3 位于臀大肌深面。该肌起于髂嵴和髂骨外面，肌束合成一扁腱，止于股骨大转子。

3. **臀小肌**（gluteus minimus）　位于臀中肌的深面，肌纤维起于髂骨外面。肌束向下汇集然后移行为肌腱，止于大转子。

以骨盆为起点，臀中肌和臀小肌都可外展大腿，前部肌束还能使之旋内。

4. **梨状肌**（piriformis）　位于臀区中部，与臀中肌处于同一平面。起自骶骨前面，2～4 骶前孔的外侧，肌纤维向外侧集中，从坐骨大孔穿出骨盆，借圆腱止于大转子。该肌收缩可使髋关节外展和旋内。

5. **闭孔内肌**（obturator internus）　位于小骨盆侧壁，是扇形的扁肌。起于闭孔膜内面及周围骨面，肌束向后会聚形成肌腱，以直角向外侧穿坐骨小孔至臀部，止于大转子根部的转子窝。此肌内面的上部参与构成盆腔侧壁，称盆面，下部参与构成坐骨肛门窝外侧壁，称为会阴面。该肌收缩可使髋关节旋外。

6. **股方肌**（quadratus femoris）　起自坐骨结节，向外止于转子间嵴。该肌收缩可使髋关节旋外。

7. 闭孔外肌（obturator externus）　在股方肌深面，起于闭孔膜外面及周围骨面，经股骨颈后方，止于转子窝。该肌收缩可使髋关节旋外。

二、大腿肌

大腿肌可分为前群、后群和内测群（表 6-5-2）。

表 6-5-2　大腿肌的起止、作用和神经支配

群		名称	起点	止点	作用	神经支配
前群		缝匠肌	髂前上棘	胫骨上端内侧	屈髋关节、膝关节；使已屈膝关节旋内	股神经
		股四头肌	髂前下棘、股骨粗线内、外侧唇、股骨体前面	胫骨粗隆	屈髋关节，伸膝关节	
内侧群	浅层	耻骨肌	耻骨体、耻骨支和坐骨支前面	耻骨肌线	髋关节内收、旋外	股神经闭孔神经
		长收肌		股骨粗线		闭孔神经
		股薄肌		胫骨上端内侧		
	深层	短收肌		股骨粗线		
		大收肌	耻骨下支、坐骨支、坐骨结节	股骨粗线、收肌结节		闭孔神经坐骨神经
后群		股二头肌	长头 – 坐骨结节短头 – 股骨粗线	腓骨头	伸髋关节、屈膝关节并轻微旋外	坐骨神经
		半腱肌	坐骨结节	胫骨上端内侧	伸髋关节、屈膝关节并轻微旋内	
		半膜肌		胫骨内侧髁后面		

（一）前群

1. 缝匠肌（sartorius）　呈细带状，为全身最长的肌（图 6-5-3）。起自髂前上棘，斜行越过大腿前面至内侧，然后较垂直下降至膝关节内侧。肌纤维在此处变为一薄的扁腱，斜行向前弯曲扩展成宽的腱膜，止于胫骨上端内侧。可屈髋关节和膝关节，并使已经屈的膝关节旋内。

2. 股四头肌（quadriceps femoris）　是全身最大的肌肉，几乎覆盖整个股骨前面和两侧（图 6-5-3）。可分为四部分，一个头起于髂骨，在股中间向下直行，称为股直肌（rectus femoris）。另外三个头分别起于股骨干，并围绕股骨从大、小转子至股骨髁，外侧者称股外侧肌（vastus lateralis），内侧者称股内侧肌（vastus medialis），前面的称为股中间肌（vastus intermedius）。股直肌跨越过髋、膝关节，其他三者只越过膝关节。股四头肌四部分的肌腱在股下份汇合成单一的强大肌腱包绕髌骨，部分纤维延续至髌骨表面并与髌韧带融合。髌骨是位于股四头肌肌腱内的籽骨，在髌骨尖处延续为髌韧带，止于胫骨粗隆。该肌可强有力地伸膝关节，股直肌还可屈髋关节。

Note

（二）内侧群

共有5块肌，位于大腿内侧，分层排列。均可使髋关节内收（图6-5-3、图6-5-4）。

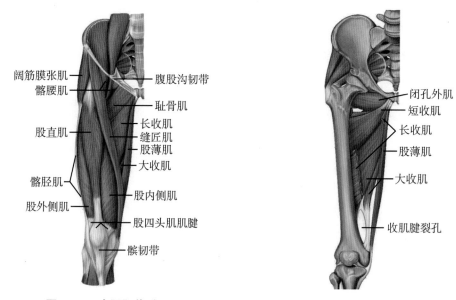

图 6-5-3　大腿肌前群　　　　　　　　　　图 6-5-4　大腿肌内侧群

1. **股薄肌**（gracilis）　是内侧群中最表浅者，是带状长肌，上端薄而宽，下端窄而变细。起于耻骨下支前面，肌束下降移行为肌腱，在缝匠肌肌腱后方越过股骨内侧髁，向下止于胫骨上端内侧面。

2. **耻骨肌**（pectineus）　是长方形的短肌，位于髂腰肌的内侧，其深面是闭孔外肌和短收肌。起于耻骨梳和耻骨上支，肌束向后外下行，止于小转子下方的耻骨肌线。

3. **长收肌**（adductor longus）　是三角形的扁肌，位于耻骨肌的内侧，其深面上部是短收肌，下部是大收肌。以细腱起于耻骨体和耻骨上支上部的前面，向后外下斜行，止于股骨粗线内侧唇。

4. **短收肌**（adductor brevis）　是三角形的扁肌，位于耻骨肌和长收肌深面，肌纤维向后外下斜行，止于股骨粗线。

5. **大收肌**（adductor magnus）　是内收肌中最大的三角形肌，该肌内侧为股薄肌，其前方上部是短收肌，下部是长收肌，后方是半腱肌、半膜肌和股二头肌。起自坐骨结节的下外侧面、耻骨下支和坐骨支的前面，止于股骨粗线和收肌结节。止于收肌结节的肌腱与股骨之间形成一裂孔称为收肌腱裂孔（adductor tendinous opening）（图6-5-5），有股血管通过。

（三）后群

有3块肌：股二头肌、半腱肌和半膜肌。常称为"腘绳肌"（hamstring），都跨越髋、膝两个关节，能使髋关节伸和膝屈（图6-5-2）。

1. **股二头肌**（biceps femoris）　位于大腿后外侧，有两个起点：长头起于坐骨结节；短头起于股骨粗线外侧唇。向下两头汇合后形成肌腱，止于腓骨头。

Note

2. **半腱肌**（semitendinosus）　位于大腿后内侧，起于坐骨结节，在股中点稍下方延续为一细长的肌腱，几乎占整个肌的一半，向下行于半膜肌后面，止于胫骨上端内侧。

3. **半膜肌**（semimembranous）　位于大腿后内侧，半腱肌的深面，以扁平的腱膜起于坐骨结节，腱膜几乎占肌的一半，在半腱肌和股二头肌长头深面下降，向下以肌腱止于胫骨内侧髁后面。

大腿肌后群3块肌肉收缩可以伸髋关节，屈膝关节。当膝半屈时，股二头肌可使小腿旋外，半腱肌和半膜肌可使小腿旋内。

三、小腿肌

小腿肌可分为三群（表6-5-3）：前群位于小腿骨间膜之前，后群位于小腿骨间膜之后，外侧群在腓骨外侧面。小腿肌的后群强大，与行走或跑时足的跖屈动作产生巨大推动力有关。

表6-5-3　小腿肌的起止、作用和神经支配

肌群		名称	起点	止点	作用	神经支配
前群		胫骨前肌	胫、腓骨上端、骨间膜前面	内侧楔骨、第一跖骨底	足背屈、内翻	腓深神经
		长伸肌		趾远节趾骨底	足背屈、伸踇趾	
		趾长伸肌		第2~5趾趾背腱膜	伸2~5趾、足背屈	
外侧群		腓骨长肌	腓骨外侧	内侧楔骨、第1跖骨底	足跖屈、外翻	腓浅神经
		腓骨短肌		第5跖骨粗隆		
后群	浅层	腓肠肌	内侧头起自股骨内侧髁；外侧头起自股骨外侧髁	跟骨结节	屈膝关节、足跖屈	胫神经
		比目鱼肌	胫骨比目鱼肌线腓骨上端		足跖屈	
	深层	腘肌	股骨外侧髁外侧	胫骨比目鱼肌线以上骨面	屈膝、小腿旋内	
		趾长屈肌	胫腓骨后面及小腿骨间膜	第2~5远节趾骨底	足跖屈、屈第2~5趾	
		胫骨后肌		舟骨粗隆、内中间、外侧楔骨	足跖屈、内翻	
		长屈肌		踇趾远节趾骨	足跖屈、屈踇趾	

（一）前群

前群包括3块肌（图6-5-5）。

1. **胫骨前肌**（tibialis anterior）　位于小腿前外侧皮下，在胫骨外侧面，易于摸到。起于胫骨外侧髁，胫骨外侧面的上2/3，小腿骨间膜的前面，小腿深筋膜的深面，向下延续为肌腱，经过上、下伸肌支持带的深面至足内侧缘，然后斜向内下止于内侧楔骨和第1跖骨底的足底面。该肌收缩可以伸（背屈）踝关节，使足内翻。

2. **趾长伸肌**（extensor digitorum longus）　为半羽状肌，位于小腿前外侧皮下，起

于胫骨外侧髁，腓骨前面，以及邻近的骨间膜前面。向下移行为肌腱，越过伸肌上、下支持带深面至足背，肌腱分为 5 个肌腱，内侧的 4 个肌腱于足背面前行，止于第 2～5 趾中节趾骨和远节趾骨底的背面，与手的指伸肌腱相同的方式终止（见前），外侧的 1 个肌腱止于第五跖骨底，称第三腓骨肌（peroneus tertius），可使足外翻。

3. **踇长伸肌**（extensor hallucis longus） 为半羽状肌，位于胫骨前肌和趾长伸肌之间，其上端在它们的深面。在趾长伸肌内侧起于腓骨前面及邻近的骨间膜。肌束向下移行为肌腱，穿过伸肌上、下支持带深面，止于踇趾远节趾骨底背面。

（二）外侧群

外侧群包括 2 块肌肉（图 6-5-6）。

1. **腓骨长肌**（peroneus longus） 较表浅，起于腓骨头和腓骨外侧面上 2/3，小腿深筋膜深面。肌腹终于一长肌腱，向下行于外踝的后方，在腓骨短肌肌腱的后方，经过腓骨肌上、下支持带的深面至足底，在足底由足的外侧缘斜行至足的内侧缘，以两个束止于第 1 跖骨底和内侧楔骨的足底面。

2. **腓骨短肌**（peroneus brevis） 位于腓骨长肌的深面，比腓骨长肌短，在腓肠肌前面起于腓骨外侧面下 2/3，小腿前、后肌间隔，然后向下延续为肌腱，和腓骨长肌腱一起行经外踝后方，腓骨长肌的前方，经过腓骨肌上、下支持带的深面，向前止于第 5 跖骨粗隆。

外侧群 2 块肌收缩可使足外翻和踝关节屈（跖屈）。

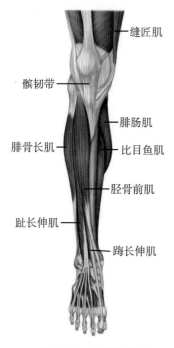

图 6-5-5 小腿肌前群

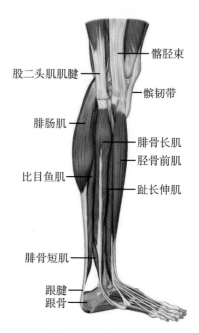

图 6-5-6 小腿肌外侧群

（三）后群

后群分浅、深两层，共 5 块肌（图 6-5-7）。

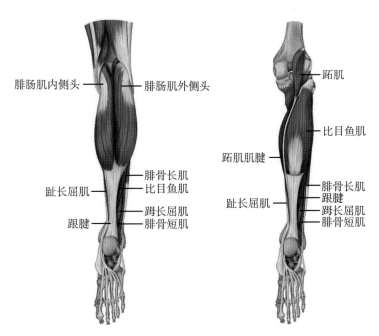

图 6-5-7　小腿肌后群

1.**浅层**　包括腓肠肌和比目鱼肌，它们形成小腿后方的明显隆起，又称小腿三头肌（triceps surae）（图 6-5-7）。

（1）腓肠肌（gastrocnemius）最表浅，位于小腿后面皮下，其深面是比目鱼肌，起端有两个头。内侧头起于内侧髁后上部，外侧头起于外侧髁后上部，两个头向下，大约在小腿中点处相互愈合，移行于厚而宽阔的腱膜上，此点以上两头的肌束是分离的，向下行腱膜逐渐缩小，并与深面的比目鱼肌腱融合，形成跟腱（tendo calcaneus）。

（2）比目鱼肌（soleus）扁而宽，位于腓肠肌的深面，其形状像比目鱼，起于腓骨后面的上部和胫骨的比目鱼肌线，以及两者之间的比目鱼肌腱弓，肌束向下移行于肌腱，逐渐变厚、变细，然后与腓肠肌肌腱汇合后形成跟腱。

小腿三头肌可使膝关节屈，也是踝关节的有力屈肌，对于走路、跑跳和维持人的站立姿势都起着非常重要的作用。

2.**深层**　包括一块作用于膝关节的腘肌和作用于膝关节、踝关节的踇长屈肌、趾长屈肌和胫骨后肌（图 6-5-8）。

（1）腘肌（popliteus）位于腓肠肌的深面，为一小三角形肌，位于腘窝底，以细腱起自胫骨外上髁，向内下方斜行，止于胫骨后面比目鱼肌线以上的骨面。腘肌可使膝关节屈和旋内，在登山或下坡时此肌有非常重要的作用。

（2）踇长屈肌（flexor hallucis longus）是后群深层肌中最大的羽状肌，位于比目鱼肌的深面，胫骨后肌的外侧，腓骨长、短肌的内侧，肌腹掩盖了胫骨后肌的大部分，起于腓骨后面及附近的骨间膜。肌纤维斜向下行延续为肌腱，然后肌腱行于内踝后方经屈肌支持带的深面至足底，于趾长屈肌腱上方斜行到足底内侧，从其外侧斜行至其内侧，形成"腱交叉"，然后向前止于远节趾骨底下面。该肌收缩可使踝关节屈，也可屈踇趾。

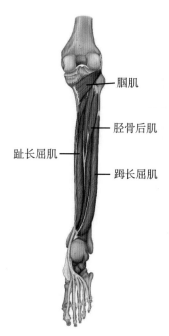

图 6-5-8　小肌深层肌后群

（3）趾长屈肌（flexor digitorum longus）为羽状肌，位于比目鱼肌的深面，胫骨的后面，位于踇长屈肌和胫骨后肌的内侧，起于胫骨后面，趾长屈肌在下行延续为肌腱，在小腿后区下部，内踝的后上方，其肌腱跨过胫骨后肌腱行至其外侧，形成"腱交叉"，然后向下经内踝后方，屈肌支持带的深面，进入足底。在足底，趾长屈肌腱止于第 2 ~ 5 趾的远节趾骨底的足底面。该肌收缩可使踝关节跖屈，也可屈第 2 ~ 5 脚趾。

（4）胫骨后肌（tibialis posterior）是后群深层肌中最长的羽状肌，也是位置最深的肌，位于踇长屈肌和趾长屈肌之间，并被两者覆盖。起自胫骨、腓骨及小腿骨间膜的后面。在小腿的下部，其肌腱行经趾长屈肌腱的深面，到其内侧，然后向下经内踝后方，屈肌支持带的深面至足底内侧，止于舟骨粗隆和内侧、中间和外侧楔骨的足底面。该肌收缩可使踝关节屈，也可使足内翻。

四、足肌

足肌是指位于足部的肌，可分为背侧伸肌（足背肌）和跖侧屈肌（足底肌）（表 6-5-4）。足背肌较弱，足底肌配布的情况与手肌相似，和手肌一样可分为内侧群、外侧群和中间群，但是没有与拇指和小指相当的对掌肌（图 6-5-9）。

内侧群有踇展肌、踇短屈肌和踇收肌；外侧群有小趾展肌和小趾短屈肌；中间群由浅入深排列有趾短屈肌、足底方肌、4 条蚓状肌、3 块骨间足底肌和 4 块骨间背侧肌（图 6-5-8、图 6-5-10）。各肌的作用同其名，主要作用是维持足弓。

Note

表 6-5-4　足肌的起止、作用和神经支配

肌群		名称	起点	止点	作用	神经支配
足背肌		趾短伸肌	跟骨	第 2～5 近节趾骨底	伸第 2～5 趾	腓深神经
		短伸肌		踇趾近节跖骨底	伸踇趾	
足底肌	内侧群	踇展肌	跟骨、足舟骨		外展和屈踇趾	足底内侧神经
		踇短屈肌	内侧楔骨		屈踇趾	
		踇收肌	第 2～4 跖骨底		内收和屈踇趾	
	外侧群	小趾展肌	跟骨	小趾近节趾骨底	外展和屈小趾	足底外侧神经
		小趾短屈肌	第 5 跖骨底		屈小趾	
	中间群	趾短屈肌	跟骨	第 2～5 中节趾骨底	屈第 2～5 趾	足底内侧神经
		足底方肌		趾长屈肌腱		足底外侧神经
		蚓状肌	趾长屈肌腱	趾背腱膜	屈跖趾关节和伸趾骨间关节	足底内、外侧神经
		骨间足底肌	第 3～5 跖骨内侧半	第 3～5 近节趾骨底和趾背腱膜	内收 3～5 趾，屈跖趾关节和伸趾骨间关节	足底外侧神经
		骨间背侧肌	跖骨相对缘	第 2～4 近节趾骨底和趾背腱膜	外展 2～4 趾，屈跖趾关节和伸趾骨间关节	

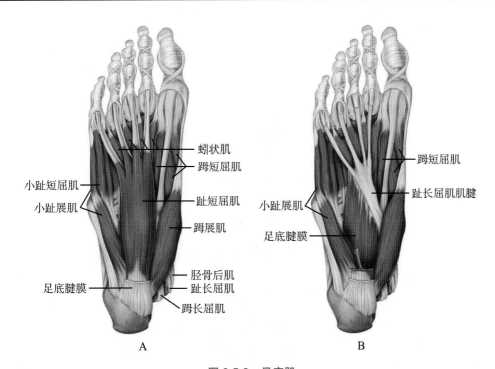

图 6-5-9　足底肌

A. 浅层；B. 中层

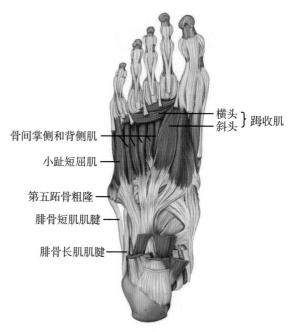

图 6-5-10　足底肌深层

五、下肢的支持带、筋膜

1.**深筋膜**　或者称阔筋膜（fascia lata），为全身最厚的筋膜，在大腿内侧较为薄弱，在大腿外侧增厚形成扁带状的髂胫束（iliotibial tract），上起自髂前上棘和髂结节之前的髂嵴，下止于胫骨外侧髁，此束上部外侧包裹阔筋膜张肌的前、后面（图 6-5-11 ~ 图 6-5-13）。

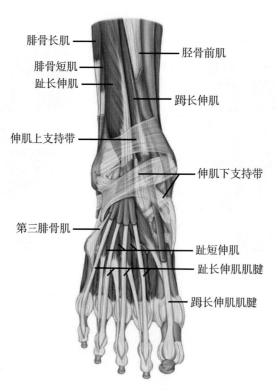

图 6-5-11　足背肌

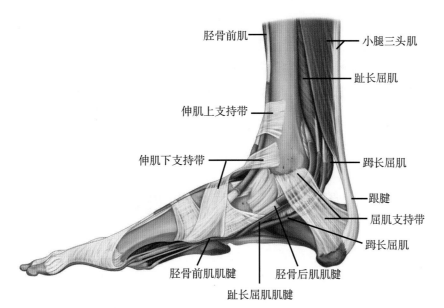

图 6-5-12　足屈肌支持带

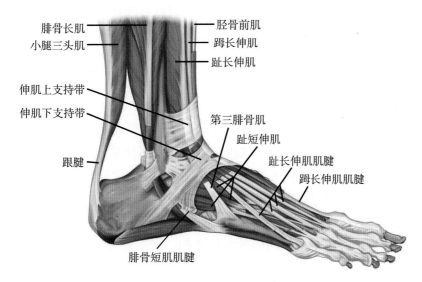

图 6-5-13　足伸肌支持带

2. **伸肌上支持带**（superior extensor retinaculum）　在胫距关节前上方，向下限制约束胫骨前肌、踇长伸肌、趾长伸肌和第 3 腓骨肌肌腱（图 6-5-11 ~ 图 6-5-13）。胫前血管和腓深神经也行经支持带深面。伸肌上支持带外侧附着于腓骨远侧端前缘，内侧附着于胫骨前缘：近侧缘与小腿筋膜相延续，远侧缘借与支持带相似类型的致密结缔组织连于伸肌下支持带。

3. **伸肌下支持带**（inferior extensor retinaculum）　为"Y"形带，位于胫距关节前方（图 6-5-11 ~ 图 6-5-13）。"Y"形带的干位于外侧端，在跟骨沟前方附着于跟骨上面。纤维束行向内侧，在第 3 腓骨肌和趾长伸肌周围形成环状。从环的深面发出一束纤维，在距跟骨间韧带和颈韧带后方外行，止于跟骨沟。在环的内侧端，分成两束形成"Y"形继续向内行。

4. **屈肌支持带**　前方附着于内踝尖部，并向远处续于足背深筋膜；向后连于跟骨

Note

内侧突和跖腱膜（图 6-5-11 ~ 图 6-5-13）。在近侧，其边缘与小腿深筋膜，尤其是在深横筋膜之间无明显边界。在远侧，其边缘与跖腱膜相续，许多蹞展肌纤维附着于其上。屈肌支持带将胫骨和跟骨上的沟围成管道，容肌腱通过。并架桥于胫后血管和胫神经之上。这些结构进入足底时，从前内侧到外侧为胫骨后肌腱、趾长屈肌腱、胫后血管、胫神经和蹞长屈肌腱。

第六节　体表的肌性标志

一、头颈部

1.**咬肌**　牙齿咬紧时，在下颌角前上方可触及的块状隆起。

2.**颞肌**　牙齿咬紧时，在颧弓上方，颞窝中可触及的较矮的隆起。

3.**胸锁乳突肌**　当头转向一侧时，在颈部对侧可见的由外上向内下斜行的长条状的隆起。

二、躯干部

1.**斜方肌**　在项部，由内上向肩部斜行的长条状的隆起是斜方肌的上缘。

2.**背阔肌**　在背下部可见的扁平状轮廓，起外上部分参与构成腋窝后壁。

3.**竖脊肌**　位于脊柱棘突两旁的纵行隆起，两侧隆起之间常见纵行浅沟。

4.**胸大肌**　位于胸前壁的块状隆起。

5.**前锯肌**　在胸部外侧壁，发达者可见肌齿隆起。

6.**腹直肌**　位于腹前正中线两侧的纵行隆起，发达者可见 6 块或 8 块边界较明显的块状隆起。

三、上肢

1.**三角肌**　位于肩关节处的圆形隆起，肩关节外展时，可触及坚硬的隆起。

2.**肱二头肌**　屈肘关节时，位于臂前面的明显的肌性隆起。在肘窝处可触及该肌的肌腱。

3.**肱三头肌**　在臂后方，用力伸肘关节时，可触及的坚硬的隆起。

4.**鼻烟窝**　在腕背侧，拇指伸直外展时，由桡侧到尺侧可见拇长展肌、拇短伸肌和拇长伸肌的肌腱，在后两者之间可见一明显的凹陷，称鼻烟窝

四、下肢

1.**股四头肌**　膝关节用力伸直时，占据大腿前面肌性隆起。

2.**臀大肌**　形成臀部圆隆的外形。

Note

3.股二头肌　在腘窝的外上界，可触及该肌的肌腱。

4.半腱肌、半膜肌　在腘窝的内上界，可触及两肌的肌腱。半腱肌肌腱窄，位置浅，半膜肌肌腱粗而圆，位置较深。

5.小腿三头肌　在小腿后面，可见该肌的膨隆的肌腹及跟腱。

（温明新）

第七节　临床联系

　　骨骼肌组织相关疾病基本分类包括：先天性发育畸形、外力损伤、慢性劳损性疾病、肌肉组织来源的肿瘤性疾病及肌肉自身疾病五类。除肌肉自身疾病外，其他四种可通过外科手段治疗。

（一）头颈肌常见疾病

　　1.斜颈　患者男，14岁。因"颈部向右歪斜14年"入院。体格检查：右侧胸锁乳突肌下方质硬的椭圆形肿块，可触及无弹性的纤维索，头倾向患侧，颜面部及头颅变形，两侧不对称，余暂未见明显异常（图6-7-1）。诊断：先天性斜颈。

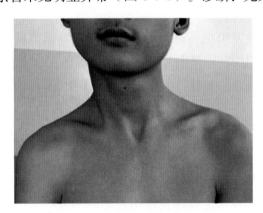

图6-7-1　先天性斜颈的临床表现

　　斜颈分为先天性和后天性两种，其中先天性斜颈分为肌性斜颈和脊柱发育畸形斜颈；后天性斜颈分为继发性或急性斜颈（因冷风侵袭、感染、创伤等引起）、眼性斜颈、痉挛性斜颈、精神性斜颈。

　　先天性肌性斜颈为出生时因产伤或不明原因导致单侧胸锁乳突肌挛缩或纤维化，是斜颈最常见的类型，其发病率为2‰～5‰，男女发病率基本相同，左右无明显差异。

　　临床表现为头面部偏向一侧，颈部向健侧上移，患侧下颌骨窄小倾斜，面部发育和两侧睑裂高低不对称，甚至可出现颈椎继发畸形，影响颈部功能和美观。

　　在确诊基础上，从新生儿开始即可进行手法治疗。1岁以内采用推拿、理疗和手法矫正等非手术治疗，可辅助用激素行胸锁乳突肌包块内注射。对于斜颈较重，早期经推拿或理疗无效者，须考虑手术治疗，常用的方法包括胸锁乳突肌下端切断术或部分切除术及胸锁乳突肌延长术等（图 6-7-2）。切断术后需将头部保持在过度矫正位至少 6 ~ 8 周，以防复发。延长术以海绵颈圈固定 2 ~ 3 周，即可适当进行功能锻炼。

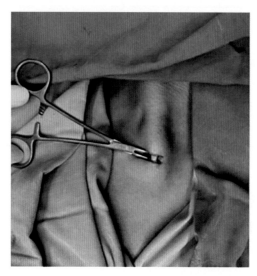

图 6-7-2　先天性斜颈手术示意图（离断胸锁乳突肌下端）

2. **颜面部发育性或神经麻痹性疾病**　颜面部肌肉发育异常多见于眼周肌肉，如内斜视与外斜视，系眼周肌发育不均衡所致。神经麻痹性疾病以上睑提肌功能不良或丧失（临床上表现为上睑下垂），表情肌、咀嚼肌瘫痪（临床上表现口角歪斜）多见。症状明显者通过手术治疗改善。

3. **头颈肌外伤**　单纯肌肉损伤时会出现损伤肌肉功能障碍。但该部位外伤常伴有毗邻的重要血管、神经损伤，一旦伤及会出现出血性休克、上肢神经麻痹、高位截瘫，甚至死亡等，很多情况需紧急抢救，但损伤器官功能也多半不能完全恢复正常。

（二）躯干肌常见疾病

1. **躯干背侧肌群**　因长期负重、弯腰、伏案等因素，常会导致该部位肌群劳损，临床常见为慢性棘上韧带、棘间韧带损伤，慢性滑囊炎等。因肌群长期紧张痉挛，局部代谢不良，产生酸性代谢物不能充分排出，刺激局部产生慢性炎症。临床常表现为慢性腰背部疼痛、不适、活动受限等症状，重者影响工作和日常生活。常采用非手术治疗，如通过制动、康复治疗或局部阻滞（封闭）治疗，辅以非甾体类抗炎药物或激素，多数效果明显改善。

2. **躯干腹侧肌群**　患者男，3 岁。因"左侧腹股沟区可复性肿物 1 年"入院。体格检查：增加腹压后左侧腹股沟区可见一 9.0 cm×8.0 cm 大小肿物，肿物周围无红肿，无波动感，质软，无压痛，平卧后肿物消失，以手指压迫内环口肿物不出现，嘱病人咳嗽，指尖有冲击感，透光试验（－）。右侧腹股沟区未触及异常，双侧睾丸、附睾未见异常。腹软，全腹无压痛，无反跳痛及肌紧张，全腹叩诊呈鼓音，听诊肠鸣音 3 ~ 5 次 / 分。超声示腹股沟斜疝。诊断：腹股沟斜疝（图 6-7-3）。

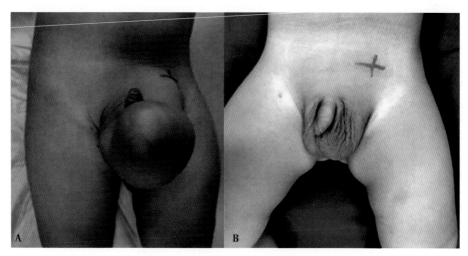

图 6-7-3　左侧腹股沟疝手术前和手术后

A. 术前；B. 术后

　　腹侧肌群除维持正常腹部相关运动外，该处肌群主要功能是加强腹部强度，若肌群发育薄弱，同时合并慢性腹内压力增高时，腹腔内容物可经薄弱部位突出到腹膜外，称之为"腹外疝"。临床常见的类型有腹股沟斜疝、直疝、股疝、脐疝。通过膈部薄弱进入胸腔时，称为"膈疝"。因外伤或手术腹壁肌未愈合好形成的疝称为"刀口疝"。多数情况下需进行手术治疗，效果良好。

（三）上肢肌常见疾病

　　1.**急性损伤**　上肢肌肉、肌腱组织受到轻微挫扭伤时，局部可出现肿胀、疼痛、肌功能障碍，该类损伤治疗效果好。对于各类原因导致的肌肉或肌腱组织因切割出现完全或不完全断裂，从而出现疼痛及功能障碍。根据损伤部位、严重程度不同，其临床表现也不同。如同时出现伴行神经、血管损伤时，则出现相应的神经麻痹表现、失血性休克、肢体远端缺血或淤血表现，严重者可导致肢体坏死。此类断裂性损伤，需进行外科清创和断裂组织、血管、神经等修复手术治疗。

　　2.**肌腱、腱鞘、滑囊慢性损伤**　患者男，24 岁。因"左手背侧肿物半年余"入院（图 6-7-4）。体格检查：左手背部可见大小 1.5 cm × 1.5 cm 肿物，表面皮肤颜色无异常，质地偏韧，按压有酸痛感，可推动，表面光滑。左手腕及左手各指活动无异常，感觉无减退，左手桡动脉搏动可触及，手指末梢血运可。B 超示左腕背指伸肌腱腱鞘管深层 1.4 cm × 1.5 cm × 0.9 cm 无回声包块，边界清楚，形态规则，内部未见血流信号，深面延深通向桡腕关节间隙，提示左腕背滑液囊肿。诊断：右手背部腱鞘囊肿。

　　长期持续性劳损后产生慢性无菌性炎症，可导致上肢局部出现囊肿（腱鞘囊肿）、肌腱局部肿胀、肌腱通道狭窄（狭窄性腱鞘炎），运动时因肌肉肌腱活动导致局部疼痛、弹响、活动受限等临床症状。早期可采用局部制动、休息、理疗、阻滞等非手术治疗。反复发作，症状严重影响功能者，可进行手术治疗。

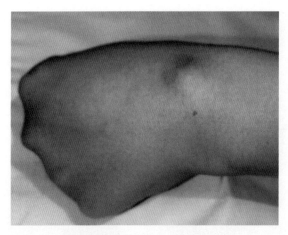

图 6-7-4　腱鞘囊肿的临床表现

3. 肌肉附着点、关节囊、韧带的慢性损伤　长期持续局部刺激产生无菌性炎症，临床表现为损伤部位慢性疼痛、劳累时加重，影响日常生活与工作。如肱骨内外上髁炎、粘连性肩关节囊炎、肩周炎等。

4. 肿瘤性疾病　良性肿瘤包括横纹肌肌纤维瘤、腱鞘巨细胞瘤、肌间血管瘤、肌间脂肪瘤等。恶性肿瘤包括横纹肌肉瘤、恶性纤维母细胞肉瘤、滑膜肉瘤等。

（四）下肢肌常见疾病

1. 急性损伤　与上肢肌肉、肌腱损伤类似，伤情不同临床表现亦不同。当小腿中段肌肉组织受损严重时，或腘窝动脉血管损伤时，会出现小腿伤处严重肿胀，由于小腿被致密的肌筋膜组织包绕，容积变化幅度小，此时会出现肿胀组织压迫小腿的动脉，导致局部组织微循环灌注障碍，甚至无血流通过，称为"骨筋膜室综合征"，应及时切开减压，否则会出现肌肉缺血坏死，甚至截肢。

2. 下肢肌肉麻痹性疾病　一类是脊髓前角灰质炎后遗症，也称"小儿麻痹后遗症"，表现为患肢呈现周围性麻痹，弛缓性瘫痪，肌肉萎缩、肢体变细、肌力下降，甚至病变肌群肌力完全丧失，但皮肤感觉正常。另一类是脑性麻痹，也称脑瘫，多因出生时难产，胎儿在母体内长时间缺氧，导致大脑皮质组织缺氧性损害，表现为患肢肌肉痉挛、肌张力增高、腱反射亢进并出现病理反射，往往伴有一定程度的智力障碍。

3. 肿瘤性疾病　与上肢肿瘤性疾病相同。

（徐广琪　李志宇　马邦振）

第七章 脊神经及肌的支配

第一节　脊神经

一、概述

（一）脊神经的构成和纤维分布

脊神经（spinal nerve）位于脊髓两侧，左右成对排列，共 31 对。每对脊神经对应一个脊髓节段，由前根（anterior root）和后根（posterior root）组成。前根亦称腹侧根，为运动性纤维，连于脊髓前外侧沟；后根亦称背侧根，为感觉性纤维，连于脊髓后外侧沟，故脊神经为混合性神经。前根和后根在椎间孔处汇合。在椎间孔处，后根有椭圆形的膨大，称脊神经节（spinal ganglion），内含有假单极感觉神经元（图 7-1-1）。

在椎间孔处，脊神经的毗邻结构：前方为椎间盘和椎体，后方为关节突关节和黄韧带，上方为上位椎弓的椎下切迹，下方为下位椎弓的椎上切迹。另外，尚有脊髓动、静脉和脊神经的脊膜支伴行脊神经进出椎间孔。因此，该部位的损伤和病变都可能累及脊神经，导致感觉和运动障碍。

根据脊神经与脊髓的连接关系，31 对脊神经分别为 8 对颈神经（cervical nerves），12 对胸神经（thoracie nerves），5 对腰神经（lumbar nerves），5 对骶神经（sacral nerves）和 1 对尾神经（coccygeal nerves）。

在发育过程中，脊柱椎骨的生长和发育快于脊髓，因而脊髓短而椎管长。成年时，不同部位的脊神经根在椎管内的走行方向和距离有明显差别：颈神经根最短，走行近于水平；胸神经则斜向外下走行；腰骶部神经根较长，行径几乎垂直，在椎管内形成马尾（cauda equina）。

脊神经在同序数椎体上方或下方的椎间孔穿出椎管或骶管，形成特定的位置关系。第 1 颈神经在寰椎与枕骨之间的间隙离开椎管，行经椎动脉沟，在椎动脉的下侧穿出；第 2 ~ 7 颈神经在同序数颈椎上方的椎间孔穿出椎管；第 8 颈神经则在第 7 颈椎下方与第 1 胸椎间的椎间孔穿出；胸、腰神经经同序数椎骨下方的椎间孔穿出椎管；第 1 ~ 4 骶神经从同序数的骶前孔和骶后孔出骶管；第 5 骶神经和尾神经则经骶管裂孔穿出。

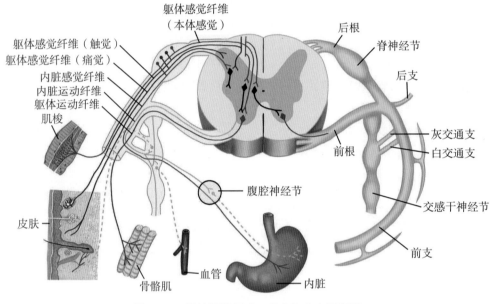

图 7-1-1　脊神经的组成、分支和分布示意图

脊神经为混合性，含有 4 类神经纤维成分：

1. **躯体感觉纤维**　由脊神经节内的假单极神经元的周围突构成，分布于皮肤、骨骼肌、肌腱和关节等部位的感受器，传导皮肤的痛、温、触觉等浅感觉，以及肌、腱和关节的本体感觉，经脊神经后根传入脊髓。

2. **躯体运动纤维**　由脊髓前角运动神经元的轴突经脊神经前根传出，分布于躯干和肢体的骨骼肌，传递躯体运动信号。

3. **内脏感觉纤维**　来自脊神经节的假单极神经元，由其周围突组成，分布内脏、心血管和腺体的感受器，经脊神经后根传入脊髓。

4. **内脏运动纤维**　由所有胸髓和第 1 ~ 3 腰髓（$T_1 ~ L_3$）节段的中间外侧核（交感神经中枢）以及骶髓 2 ~ 4（S_{2-4}）节段的骶副交感核的轴突，经脊神经前根传出，为交感神经节前纤维，经相应神经节换元后，分布于内脏、心血管和腺体的效应器，实现对内脏活动、心血管运动和腺体分泌的控制。

（二）脊神经的分支

脊神经出椎间孔后，即分为前支、后支、脊膜支和交通支。

1. **前支**（anterior branch）　粗大，为混合性神经支，分布于躯干前外侧部和四肢的肌及皮肤。在人类，胸神经前支仍保持进化早期的节段性分布特点，其余前支先交织成神经丛，再分支分布。脊神经前支形成 4 个神经丛：颈丛（cervical plexus）、臂丛（brachial plexus）、腰丛（lumber plexus）和骶丛（sacral plexus）。

2. **后支**（posterior branch）　较前支细小，为混合性神经分支，分布于项部、背部和腰骶部深层肌和皮肤。后支经相邻椎骨横突之间或骶后孔向后走行，然后绕上关节突外侧向后穿行。脊神经后支的分布具有明显的节段性特点。

3. **交通支**（communication branch）　连于脊神经与交感干之间，包括：白交通支（white communicating branches），其纤维成分属于内脏运动纤维，源于脊髓灰质侧角的多极神经元，发自脊神经进入交感干；灰交通支（grey communicating branches）由起于交感干的节后神经纤维构成，借此交通支返回脊神经。

4. **脊膜支**（meningeal branch）　为脊神经分为前支和后支之前发出的细小分支，经椎间孔返回椎管。在椎管内分为横支、升支和降支，分布于脊髓被膜、血管壁、骨膜、韧带和椎间盘等处。

（三）脊神经的走行和分布规律

（1）神经干多与血管伴行，走行和分布规律与血管基本形似。如四肢的神经干与血管共同包在筋膜鞘内，形成血管神经束；在关节处多行于屈侧和隐蔽部；多发出浅支和深支，分布具有节段性和对称性等。但在胚胎发育过程中，由于某些神经的伴行血管退化，如坐骨神经、正中神经等，因而在其行程中没有相应血管伴行。

（2）较大的神经干多分为肌支、皮支和关节支。肌支多在肌的近端，即肌的起点附近发出，伴随血管入肌。皮支在深层发出后，穿深筋膜浅出皮下，常伴行浅静脉分布。关节支在近关节处发出，一条神经可分支到达数个关节，一个关节也接受多条神经的关节支。

（3）节段性分布。脊神经在某些部位仍保持进化早期节段性分布的特点，相邻分布区之间有重叠。

二、颈丛

颈丛由 $C_{1 \sim 4}$ 前支构成（图 7-1-2），位于中斜角肌和肩胛提肌起始端的前方，第 1 ~ 4 颈椎的外侧，胸锁乳突肌上部的深面。颈丛分支有皮支、肌支和与其他神经的交通支。

（一）颈丛皮支

颈丛皮支位置表浅，在胸锁乳突肌后缘中点浅出，然后呈扇形散开，行向各方（图 7-1-3）。皮支浅出的部位是颈部浅层结构浸润麻醉的重要阻滞点。颈丛皮支的主要分支有：

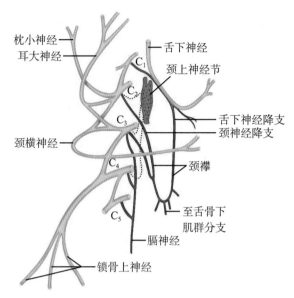

图 7-1-2　颈丛的组成及颈襻示意图

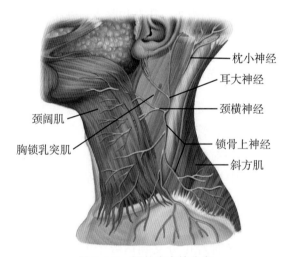

图 7-1-3　颈丛皮支的分布

1. **枕小神经**（lesser occipital nerve）（C_2）　来自第 2 颈神经前支，绕过副神经后沿胸锁乳突肌后缘上行，至头的侧面，分布于枕部、乳突部及耳郭背面上部的皮肤。

2. **耳大神经**（great auricular nerve）（C_{2-3}）　起自第 2、3 颈神经前支，是颈丛皮支中最粗大的一支，沿胸锁乳突肌后缘，向前越过该肌表面行向后上方，向耳垂方向上行，位于颈阔肌深面，分布于耳郭及附近皮肤。

3. **颈横神经**（transverse nerve of neck）（C_{2-3}）　发自第 2、3 颈神经前支，于胸锁乳突肌后缘中点穿出，横行向前内侧，跨过胸锁乳突肌表面，穿固有筋膜，位于颈阔肌深面，分支呈扇形，分布于颈前上至下颌骨，下达胸骨部分的皮肤。

4. **锁骨上神经**（supraclavicular nerve）（C_{3-4}）　起自第 3、4 颈神经前支，有 2～4 条分支，自胸锁乳突肌后缘中点深面向后下方发出，呈辐射状行向前、下、外方，越过锁骨达胸前壁上份及肩部，分成内、中、外 3 组分支，分布于颈前区、胸壁上部、锁骨上窝和肩部的皮肤。

（二）颈丛肌支

1. 膈神经（phrenic nerve）（C_{3~5}）　起自第 3 ~ 5 颈神经前支，先行于前斜角肌上端的外侧，继而沿该肌前面下降至其内侧，经锁骨下动、静脉之间穿胸廓上口，越过胸廓内动脉进入胸腔（图 7-1-4）。在胸腔内，与心包膈动、静脉伴行，经肺根前方，心包的外侧下行到达膈肌，最后于中心腱附近穿入膈肌。膈神经的运动纤维控制膈肌运动，感觉纤维分布于胸膜、心包以及部分腹膜。右膈神经尚分布到肝、胆囊和肝外胆道的浆膜。膈神经接受颈交感神经节发出的纤维，并与胸廓内动脉交感丛相交通。膈神经受损后，膈肌瘫痪，腹式呼吸减弱或消失，严重者有窒息感。当胆管和胃底疾病刺激膈神经时，可发生呃逆。

2. 副膈神经（accessory phrenic nerve）（C_{3~4} 或 C_{5~6}）　为颈丛不恒定分支，常为 1 条，单侧出现，多见于左侧。该神经多行于膈神经外侧，经锁骨下静脉前方进入胸腔，于第 1 肋或肺门处加入膈神经（图 7-1-4）。国人出现率约为 48%。

颈丛与舌下神经之间有交通支联系，第 1 颈神经的部分纤维加入舌下神经，下行较短距离离开舌下神经，形成舌下神经降支。第 2、3 颈神经的部分纤维汇合形成颈神经降支。舌下神经降支与颈神经降支在环状软骨水平结合形成颈襻（ansa cervicalis），支配舌骨下肌群。颈丛还与副神经、迷走神经和交感神经之间形成交通支相连。

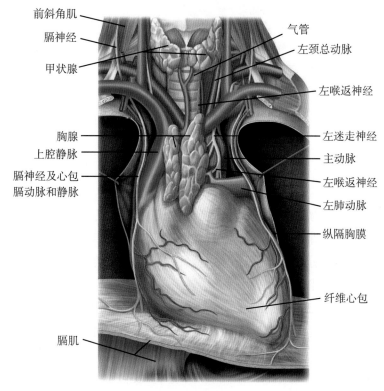

图 7-1-4　颈丛肌支

三、臂丛

（一）臂丛的位置和组成

臂丛（$C_{5\sim8}$，T_1），即由颈 5 ~ 8 和胸 1 前支联合构成（图 7-1-5）。组成该神经丛的 5 个神经根，先经椎动脉后侧与前后横突肌之间行向外侧，然后自前、中斜角肌之间的斜角肌间隙穿出，在锁骨后方行向外下，经锁骨下动脉的后上方进入腋窝。组成臂丛的 5 条脊神经前支反复分支、交织和组合：$C_{5\sim6}$ 的前支合成上干，C_7 自成中干，$C_8 \sim T_1$ 合成下干，每干再分成前、后二股，共分成 6 股。在锁骨的后方，上干和中干的前股合成外侧束，下干的前股形成内侧束，三干的后股合成后束。在腋窝内，臂丛外侧束、后束、内侧束分别包绕在腋动脉中段的外侧、后方和内侧。3 个神经束分出臂丛的主要分支。

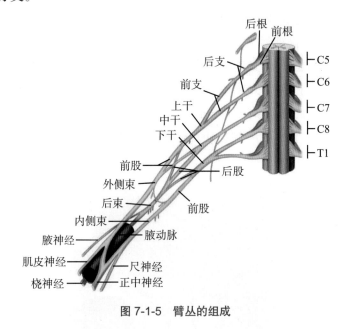

图 7-1-5　臂丛的组成

（二）臂丛的分支

臂丛分支较多，分为两类，即锁骨上分支和锁骨下分支（图 7-1-6）。

1. **锁骨上分支**　锁骨上分支在锁骨上方，发自臂丛尚未形成三条神经束之前的各级神经干，行程较短，分布于颈深肌群、背部浅层肌（斜方肌除外）、部分胸上肢肌及上肢带肌（图 7-1-7、图 7-1-8）。

（1）肩胛背神经（dorsal scapular nerve）（$C_{4\sim5}$）发出后，向后下方越过或穿中斜角肌，向后越过肩胛提肌，沿肩胛骨内侧缘下降，伴肩胛背动脉深支下行，支配肩胛提肌和菱形肌。

（2）胸长神经（long thoracic nerve）（$C_{5\sim7}$）发自臂丛锁骨上部，经臂丛和腋动脉的后方进入腋窝，在胸廓侧壁，沿前锯肌表面下降，与胸外侧血管伴行，中途不断发出分支，支配前锯肌。该神经损伤导致前锯肌瘫痪，表现为"翼状肩"体征，即患侧肩胛骨内缘向背侧突起。

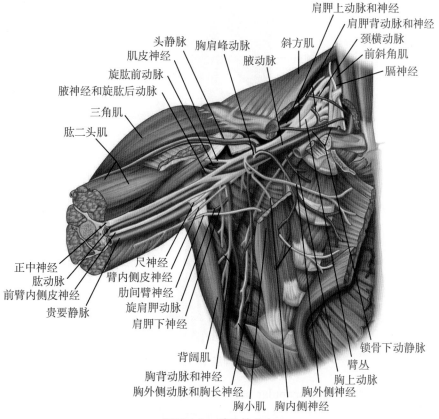

图 7-1-6　臂丛的分支

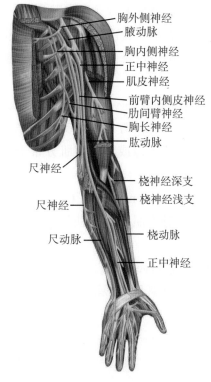

图 7-1-7　上肢的神经（左上肢前面观）

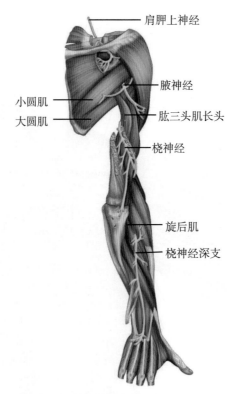

肩胛上神经

腋神经

小圆肌

大圆肌

肱三头肌长头

桡神经

旋后肌

桡神经深支

图 7-1-8　上肢的神经（右上肢后面观）

（3）肩胛上神经（suprascapular nerve）（$C_{5~6}$）在锁骨以上起自臂丛上干，向上外方行于斜方肌和肩胛舌骨肌深面，于肩胛横韧带下方经肩胛上切迹进入冈上窝，继而绕肩胛冈外侧缘入冈下窝，支配冈上肌、冈下肌。

2.**锁骨下分支**　锁骨下分支在锁骨下方，发自臂丛的三个束（表 7-1-1），多为行程较长的分支，分布至肩部、胸背部、臂部、前臂部和手部的肌、关节及皮肤。

（1）肩胛下神经（subscapular nerve）（$C_{5~6}$）发自臂丛后束，有上、下二支，分别支配肩胛下肌和大圆肌。

（2）胸内侧神经（medial pectoral nerve）（$C_8 \sim T_1$）发自臂丛内侧束，弯曲向前，行于腋动脉和腋静脉之间，在腋动脉前方发出分支与胸外侧神经联合成袢，随后分支行于胸小肌深面，并分支经胸小肌下缘或穿过该肌分布于胸大肌。该神经支配胸大肌和胸小肌。

（3）胸外侧神经（lateral pectoral nerve）（$C_{5~7}$）起自臂丛外侧束，跨过腋动脉和腋静脉的前方，穿胸小肌与锁骨下肌之间的锁胸筋膜后，行于胸大肌深面，支配胸大肌。

（4）胸背神经（thoracodorsal nerve）（$C_{6~8}$）发自臂丛后束，沿肩胛骨外侧缘下行，与肩胛下血管伴行，支配背阔肌。在乳腺癌根治术中，清除淋巴结时应避免伤及此神经，损伤后表现为上肢后伸无力。

Note

表 7-1-1　锁骨下分支

神经束	分支	纤维来源
外侧束	胸外侧神经	$C_{5、6、7}$
	肌皮神经	$C_{5、6、7}$
	正中神经（外侧根）	$C_{5、6、7}$
内侧束	胸内侧神经	C_8，T_1
	正中神经（内侧根）	C_8，T_1
	尺神经	$C_{7、8}$，T_7
	臂内侧皮神经	C_8，T_1
	前臂内侧皮神经	C_8，T_1
后束	肩胛下神经	$C_{5、6}$
	胸背神经	$C_{6、7、8}$
	桡神经	$C_{5、6、7、8}$，T_1
	腋神经	$C_{5、6}$

（5）腋神经（axillary nerve）（$C_{5～6}$）发自臂丛后束，起自桡神经外侧，在肩胛下肌下缘向后方绕行，行向后外穿腋窝后壁的四边孔，与旋肱后血管伴行，绕肱骨外科颈至三角肌深面，分支支配三角肌和小圆肌。终支延续为臂外侧上皮神经，分布于三角肌下部和肱二头肌长头上部表面的皮肤。肱骨外科颈骨折、肩关节脱位和使用腋杖不当等，可损伤腋神经，最常见的临床表现为三角肌的萎缩伴有部分皮肤感觉缺失。

（6）肌皮神经（musculocutaneous nerve）（$C_{5～7}$）发自臂丛外侧束，起自胸小肌下缘，向外侧斜穿喙肱肌，行于肱二头肌与肱肌之间，在肱二头肌下端外侧、肘关节外上方穿出深筋膜，延续为前臂外侧皮神经。支配喙肱肌、肱二头肌和肱肌，即臂部前群肌，并分布于前臂外侧份的皮肤。

（7）正中神经（median nerve）（$C_6～T_1$）由内侧根和外侧根合成，两根夹持腋动脉。正中神经内侧根和外侧根分别发自臂丛内侧束和外侧束。正中神经在臂部沿肱二头肌内侧沟下行，先行于肱动脉的外侧，逐渐从外侧越过肱动脉至其内侧，伴肱动脉下行至肘窝，位于肱二头肌腱与肱肌之间。从肘窝继续向下穿旋前圆肌后，越过尺动脉，在前臂正中沿指浅屈肌和指深屈肌之间到达腕部，然后行于桡侧腕屈肌腱与掌长肌腱之间，穿经屈肌支持带深面的腕管后，在掌腱膜深面行至手掌。

正中神经在臂部多无分支。在前臂发出多条肌支，支配除肱桡肌、尺侧腕屈肌和指深屈肌尺侧半以外的前臂群肌。在手掌的近侧部，正中神经发出一粗短的返支，行于手部屈肌支持带的下方，沿桡动脉掌浅支外侧进入鱼际，支配除拇收肌以外的鱼际肌和第一、二蚓状肌。正中神经发出数条指掌侧总神经行于手掌，每条指掌侧总神经下行至掌骨头又分为两支指掌侧固有神经，沿手指的相对缘行至指尖。正中神经的感觉纤维在手部分布于掌心、鱼际、桡侧三个半手指掌面皮肤及其中节和远节的指背皮肤。

正中神经的体表投影：臂部的投影线，为肱二头肌内侧沟上端肱动脉的搏动处与肘部肱骨内、外上髁间连线中点稍内侧的连线。前臂的投影线，将臂部投影线延至腕部桡侧腕屈肌腱与掌长肌腱连线的中点。

正中神经损伤后，运动障碍表现为前臂不能旋前，外展力减弱，不能屈腕，拇指不能对掌。感觉障碍表现为手掌桡侧半和桡侧三个半手指掌面皮肤及其中节和远节的指背皮肤丧失或减弱。同时表现为鱼际肌萎缩，手掌变平，称"猿手"。

（8）尺神经（ulnar nerve）（$C_8 \sim T_1$）发自臂丛内侧束，自腋动脉内侧穿腋动、静脉之间出腋窝，在肱动脉内侧行于肱二头肌内侧沟至臂中部，穿内侧肌间隔至臂后区内侧，沿尺侧上副动脉下降至肱骨内上髁。在肘关节后方，行于肱骨内上髁后方的尺神经沟内，然后穿经尺侧腕屈肌起点，转至前臂前内侧，伴行尺动脉，在尺侧腕屈肌与指浅屈肌之间下行至腕部，在桡腕关节上方发出手背支，尺神经主干在豌豆骨桡侧，屈肌支持带浅面分为浅支和深支，经掌腱膜深面、腕管浅面进入手掌（图 7-1-9）。

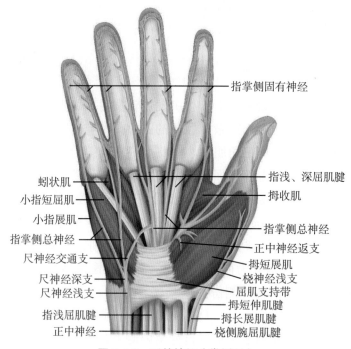

图 7-1-9　手的神经（掌侧面）

尺神经在臂部无分支，于前臂近侧发出肌支支配尺侧腕屈肌和指深屈肌尺侧半。入手掌后，发出深支，支配小鱼际肌、拇收肌、骨间掌侧肌、骨间背侧肌及第 3、4 蚓状肌。从桡腕关节上方发出的手背支和浅支，分布于手背尺侧半、手掌面尺侧一个半指和小鱼际表面皮肤。

尺神经的体表投影：臂部的投影线，自胸大肌下缘肱动脉起始段搏动点，向下内侧到肱骨内上髁与鹰嘴之间的连线。前臂的投影线，将臂部投影线在前臂尺侧延伸至豌豆骨的外侧。

尺神经损伤时，运动障碍主要表现为屈腕力减弱，环指和小指远节指关节不能屈曲，小鱼际肌和骨间肌萎缩，拇指不能内收，各指不能相互靠拢。同时，掌指关节过伸，出现"爪形手"。感觉障碍则表现为手掌和手背内侧缘皮肤感觉丧失。

（9）桡神经（radial nerve）（$C_5 \sim T_1$）起于臂丛后束，在腋窝内，该神经发出后位于腋动脉的后方，伴行肱深动脉行向外下，随后伴桡侧副动脉向后，经肱三头肌长头和内侧头之间，行于桡神经沟内，在肱骨中段贴附骨面并旋向外下。在肱骨外上髁上方，穿外侧肌间隔至肱桡肌与肱肌之间，继续下行于肱肌与桡侧腕长伸肌之间。桡神经在肱骨外上髁前方分为浅、深支两终末支。

桡神经浅支（superficial branch）为皮支，沿桡动脉外侧下行，在前臂中、下 1/3 交界处转向背侧，下行至手背，分为 4 ~ 5 支指背神经，分布于手背桡侧半皮肤和桡侧两个半手指近节背面的皮肤。桡神经深支（deep branch）较浅支粗大，为桡神经主干的延续，在桡骨颈外侧穿旋后肌至前臂后面，沿前臂骨间膜后面，在前臂浅、深伸肌群之间下行达腕部，支配前臂伸肌群、桡尺远侧关节、腕关节和掌骨间关节（图 7-1-10）。

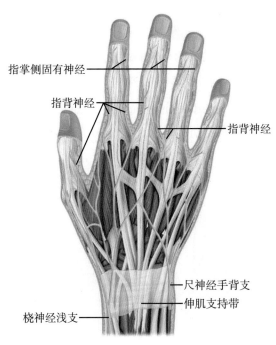

指掌侧固有神经

指背神经

指背神经

尺神经手背支

伸肌支持带

桡神经浅支

图 7-1-10　手的神经（背侧面）

在臂部，桡神经发出肌支和皮支，肌支主要支配肱三头肌、肘肌、肱桡肌和桡侧腕长伸肌。皮支有臂后皮神经、臂外侧下皮神经和前臂后皮神经三支：臂后皮神经自腋窝发出，沿肱三头肌长头下行至臂的后内侧，分布于臂后区皮肤；臂外侧下皮神经自三角肌止点远侧浅出，分布于臂下外侧部皮肤；前臂后皮神经自臂中份外侧，当桡神经经肱骨肌管时发出，浅出于前臂后面，下行达腕部，分布于前臂后面皮肤。

桡神经的体表投影：在臂背侧面的投影为自腋后襞下缘外侧端与臂相交处斜向外下，与肱骨外上髁之间的连线。

在臂中段的后方，桡神经紧贴肱骨的桡神经沟走行，因此肱骨中段或中、下 1/3 交界处骨折容易合并桡神经的损伤，导致前臂伸肌群瘫痪，抬前臂时呈"垂腕"状，同时第 1、2 掌骨间背面皮肤感觉障碍明显。桡骨颈骨折时，可损伤桡神经深支，出现伸腕无力，不能伸指等症状。

（10）臂内侧皮神经（medial brachial cutaneous nerve）（C_8 ~ T_1）发自臂丛内侧束，先行于腋静脉内侧，继而沿肱动脉和贵要静脉内侧下行，至臂中份浅出皮下，分布于臂内侧、臂前面及后面的皮肤（图 7-1-11）。

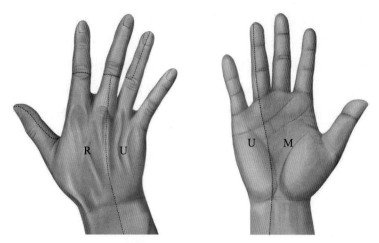

图 7-1-11   手部皮肤的神经分布

M. 正中神经；U. 尺神经；R. 桡神经

（11）前臂内侧皮神经（medial antebrachial cutaneous nerve）（$C_8 \sim T_1$）发自臂丛内侧束，初行于腋动、静脉之间，并发出分支分布于肱二头肌表面的皮肤，继而沿肱动脉内侧下行，至臂中、下 1/3 交界处浅出皮下，分为前、后两支，后与贵要静脉伴行至腕部，分布于前臂内侧面皮肤（图 7-1-12）。

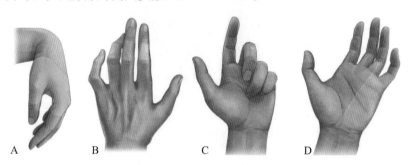

图 7-1-12   桡、尺和正中神经损伤时的手形及皮肤感觉丧失区

A.垂腕（桡神经损伤）；B.爪形手（尺神经损伤）；C.正中神经损伤手形；D.猿掌（正中神经与尺神经损伤）

四、胸神经前支

胸神经前支有 12 对，上 11 对均行于相应肋间隙，称肋间神经（intercostal nerve），第 12 对，称肋下神经（subcostal nerve），行于第 12 肋下方。肋间神经行于肋间内肌和肋间外肌之间，在肋骨下缘的肋沟内，伴行肋间血管下方，至腋前线处，离开肋沟行于肋间隙中间。第 1 胸神经前支有较大的分支于肋间上动脉外侧加入臂丛，小支行于第 1 肋间隙，为第 1 肋间神经。第 2 ～ 6 肋间神经与相应的肋间血管伴行于相应肋间隙，在肋角前方分出下支，行于下位肋骨的上缘，主干循相应肋沟前行，在腋前缘附近发出外侧皮支，穿前锯肌浅出皮下，继续前行至胸骨侧缘浅出为前皮支。上 6 对肋间神经支配肋间肌、上后锯肌和胸横肌，其外侧皮支分布于胸外侧壁和肩胛区皮肤，前皮支分布于胸前壁皮肤及胸膜壁层的内侧份。此外，第 2 肋间神经的外侧皮支又称为肋间臂神经（intercostobrachial nerve），该神经横行通过腋窝，至臂内侧与臂内侧皮神经交通，分布于臂上部内侧皮肤。第 2 ～ 4 肋间神经的前皮支和第 4 ～ 6

Note

肋间神经的外侧皮支均分支分布于乳房。

第 7 ~ 11 肋间神经和肋下神经在相应肋间隙内行向前下方,出肋间隙后进入腹壁,行于腹横肌和腹内斜肌之间,最后在腹直肌外侧缘穿腹直肌鞘前壁。其外侧皮支分别从深面穿肋间肌和腹外斜肌浅出,前皮支则在白线附近浅出。下位肋间神经支配肋间肌和腹前外侧壁肌群。外侧皮支和前皮支分布于胸部和腹部皮肤,亦分布至胸膜和腹膜的壁层(图 7-1-13)。

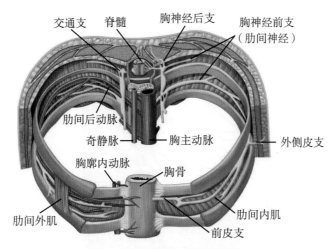

图 7-1-13　肋间神经走行及分支

胸神经前支在胸、腹壁皮肤的分布区域具有明显的节段性,由上向下按胸神经的顺序依次排列(图 7-1-14)。常采用下述标志确定神经的节段:

T_2 平对胸骨角平面;T_4 相当乳头平面;T_6 相当剑突平面;T_8 相当两侧肋弓中点连线平面;T_{10} 相当脐平面;T_{12} 相当脐与耻骨联合连线中点平面。

临床上可根据皮肤感觉障碍的区域来分析受损的胸神经。

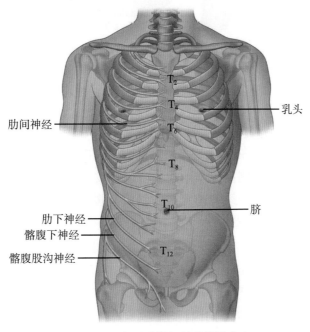

图 7-1-14　躯干皮神经的节段性分布

五、腰丛

（一）腰丛的组成和位置

腰神经前支，从上而下逐渐粗大。腰丛由 T_{12} 前支的一部分、$L_{1\sim3}$ 前支及 L_4 前支的一部分组成。腰丛位于腰大肌深面、腰椎横突的前方，腰方肌的内侧。腰丛发出肌支支配髂腰肌和腰方肌，上分支分布于腹股沟区、大腿前部和大腿内侧部（图 7-1-15）。

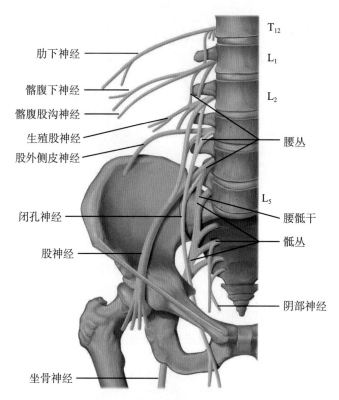

图 7-1-15 腰、骶丛的组成模式图

（二）腰丛的分支（图 7-1-16）

1. **髂腹下神经**（iliohypogastric nerve）（$T_{12}\sim L_1$） 自腰大肌外侧缘穿出后，经肾和腰方肌之间行向外下，在髂嵴上方穿腹横肌至腹内斜肌深面，其肌纤维除发出分支支配两肌之外，还构成外侧皮支和前皮支。外侧皮支经髂嵴上方穿腹内、外斜肌分布于臀区外侧皮肤。前皮支继续向前穿腹内斜肌至腹外斜肌深面，至腹股沟管浅环上方约 3 cm 处穿腹外斜肌腱膜浅出皮下，接受来自耻骨上方皮肤的神经冲动。沿途发出肌支支配腹壁诸肌，皮支分布于臀外侧区、腹股沟区及下腹部的皮肤。

2. **髂腹股沟神经**（ilioinguinal nerve）（L_1） 在髂腹下神经下方，与该神经一起出腰大肌外侧缘，斜行跨过腰方肌和髂肌上部，在髂前上棘处穿腹横肌，行于腹横肌与腹内斜肌之间，进入腹股沟管，向内行于腹外斜肌腱膜的深面，伴精索（子宫圆韧带）从腹股沟管浅环穿出，其肌支支配腹壁肌，皮支分布于腹股沟部、阴囊或大阴唇的皮肤。

　　髂腹股沟神经细小，可与髂腹下神经共干。有时髂腹股沟神经可阙如，其功能则由髂腹下神经或生殖股神经代替。

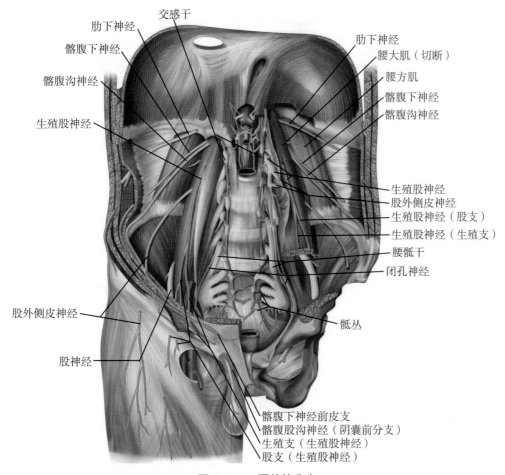

図 7-1-16　腰丛的分支

图中标注：
交感干、肋下神经、髂腹下神经、髂腹沟神经、生殖股神经、股外侧皮神经、股神经、肋下神经、腰大肌（切断）、腰方肌、髂腹下神经、髂腹沟神经、生殖股神经、股外侧皮神经、生殖股神经（股支）、生殖股神经（生殖支）、腰骶干、闭孔神经、骶丛、髂腹下神经前皮支、髂腹股沟神经（阴囊前分支）、生殖支（生殖股神经）、股支（生殖股神经）

　　3. 股外侧皮神经（lateral femoral cutaneous nerve）（$L_{2\sim3}$）　自腰大肌外侧缘穿出，经髂肌前面，向外下行至髂前上棘内侧约 1 cm 处，经腹股沟韧带深面，经缝匠肌前面或后面，或穿过该肌进入股部。在髂前上棘下方 5 ～ 6 cm 处，该神经支穿出阔筋膜，分布于大腿前外侧部的皮肤。

　　4. 股神经（femoral nerve）（$L_{2\sim4}$）　为腰丛中最大的一支，自腰大肌外侧缘发出，在腰大肌与髂肌之间下行，经肌腔隙进入腹股沟区，在腹股沟韧带中点稍外侧，从后面穿经该韧带进入股三角，行于股动脉的外侧。股神经在股三角内发出数条分支，其终支为隐神经（saphenous nerve），为股神经发出的最大的皮支，沿股动脉外侧伴随股动脉下行进入收肌管，在收肌管内逐渐由股动脉外侧转至内侧，出收肌管后沿膝关节内侧下行，在缝匠肌下端的后方浅出皮下，伴大隐静脉沿小腿内侧面下行，随后沿胫骨内侧下行至足内侧缘。

　　股神经的支配：肌支支配髂肌、耻骨肌、股四头肌和缝匠肌。皮支有股中间皮神经和股内侧皮神经，行程较短，分布于股前区和膝关节前面的皮肤。隐神经亦为皮支，分布于髌下、小腿内侧面及足内侧缘的皮肤（图 7-1-17）。

股神经受损的主要表现：①屈髋无力，坐位时不能伸膝，行走困难。②膝跳反射消失。③大腿前面和小腿内侧面皮肤感觉障碍。④股四头肌萎缩。

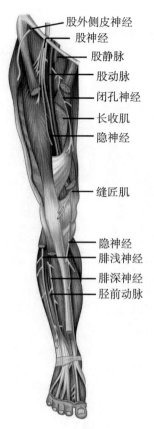

股外侧皮神经
股神经
股静脉
股动脉
闭孔神经
长收肌
隐神经

缝匠肌

隐神经
腓浅神经
腓深神经
胫前动脉

图 7-1-17　下肢的神经（前面）

5. **闭孔神经**（obturator nerve）（$L_{2~4}$）　自腰丛发出后，经腰大肌内缘穿出，在髂总动脉后侧，骨盆入口的后部进入盆腔，沿盆腔侧壁，贴闭孔内肌内侧行至闭孔，与闭孔血管伴行，穿出闭膜管后分为闭孔神经前支和后支，分别经短收肌的前、后方浅出至大腿内侧区。

闭孔神经的支配：肌支主要支配闭孔外肌、长收肌、短收肌、大收肌和股薄肌；皮支分布于股内侧部皮肤。偶有副闭孔神经，沿腰大肌内缘下行，在耻骨肌后方，越过耻骨上支分布至耻骨肌和髋关节，与闭孔神经之间有交通。

闭孔神经损伤的主要表现：①大腿内收力减弱；②股内侧皮肤感觉障碍。闭孔神经前支尚发出分支进入股薄肌，当手术选用股薄肌替代肛门外括约肌时，应保留神经支配。

6. **生殖股神经**（genitofemoral nerve）（$L_{1~2}$）　自腰大肌前面穿出，沿其表面下降。在髂总动脉外侧，经输尿管后方行至腹股沟区，在腹股沟韧带上方分为二支，即生殖支和股支。生殖支由腹股沟管深环进入腹股沟管，男性与精索伴行，分布于提睾肌和阴囊；女性与子宫圆韧带伴行，分布于大阴唇。股支行于股动脉外侧、腹股沟管深面，穿经股鞘和阔筋膜，分布于股三角区皮肤。

六、骶丛

（一）骶丛的位置和组成

骶丛位于盆腔内，在梨状肌的前面，髂血管及输尿管的后方，表面覆盖盆筋膜。骶丛略呈三角形，尖端朝向坐骨大孔，左侧骶丛前方毗邻乙状结肠，右侧骶丛前方毗邻回肠襻。骶丛为全身最大的脊神经丛，由腰丛的腰骶干和所有骶、尾神经前支组成。腰骶干由第 L_4 前支的部分纤维和 L_5 前支在腰丛下方合成，下行越过盆腔上口入盆腔加入骶丛。

（二）骶丛的分支

骶丛的分支中，有些走行距离短，直接分布至盆壁肌，如梨状肌、闭孔内肌和股方肌等。有些走行距离较长，分布于臀部、会阴、股后部、小腿和足部等（图 7-1-18）。

1. **臀上神经**（superior gluteal nerve）（$L_4 \sim S_1$）　由骶丛发出后，经梨状肌上孔出盆腔至臀部，伴行臀上血管，行于臀中、小肌之间，分上、下两支。上支较小，与臀上动脉的深支伴行，分布于臀中肌；下支较上支粗大，支配臀小肌和阔筋膜张肌。臀上神经受损时，大腿不能外展，内旋力减弱。

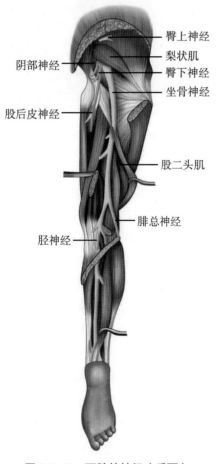

图 7-1-18　下肢的神经（后面）

2. **臀下神经**（inferior gluteal nerve）（$L_5 \sim S_2$）　发自骶丛后，经梨状肌下孔出盆腔，伴行臀下血管至臀部，行于臀大肌深面，支配臀大肌。

3. **股后皮神经**（posterior femoral cutaneous nerve）（$S_{1 \sim 3}$）　自骶丛发出后，经梨状肌下孔，伴臀下血管神经出盆腔，至臀部，行于臀大肌深面，至该肌下缘后浅出至股后区，分布于臀区、股后区和腘窝皮肤。

4. **阴部神经**（pudendal nerve）（$S_{2 \sim 4}$）　自骶丛发出后，穿梨状肌下孔出盆腔，绕坐骨棘后面，经坐骨小孔进入坐骨肛门窝侧壁，伴行阴部内血管至会阴部，分布于会阴部的肌群和皮肤以及外生殖器的皮肤（图 7-1-19）。阴部神经分三支：

（1）肛神经（直肠下神经）分布于肛门外括约肌和肛门部皮肤。

（2）会阴神经分布于会阴诸肌，以及阴囊或大阴唇的皮肤。

（3）阴茎（阴蒂）背神经分布于阴茎或阴蒂的海绵体及皮肤。

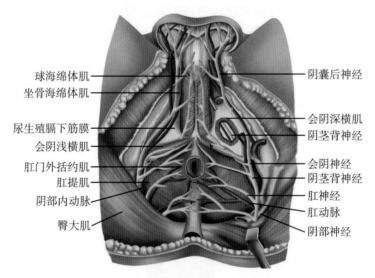

图 7-1-19　会阴部的神经（男性）

5. **坐骨神经**（sciatic nerve）（$L_4 \sim S_3$）　为全身最粗大的神经，在神经的起始处横宽约 2 cm。由骶丛发出后，经梨状肌下孔出盆腔，行于臀大肌深面，经坐骨结节与大转子连线的中点下行至股后区，继在股二头肌长头的深面下行至腘窝，多于腘窝上方分为胫神经（tibial nerve）和腓总神经（common peroneal nerve）。坐骨神经在股后区支配股二头肌、半腱肌和半膜肌，亦分支至髋关节。

坐骨神经干的体表投影：从坐骨结节与大转子连线的中点，向下至股骨内、外侧髁连线的中点作一直线，此两点间连线的上 2/3 段即为坐骨神经在股后区的投影线。如坐骨神经长年受梨状肌收缩的压迫，会影响神经干的血液供应导致功能障碍，临床称为"梨状肌综合征"。

（1）胫神经（$L_4 \sim S_3$）为坐骨神经本干的延续，在腘窝处，伴胫血管下行，至腘肌下缘经比目鱼腱弓前方进入小腿深面，行于小腿浅、深层肌之间，伴胫后血管行至内踝后方，在屈肌支持带深面的踝管内，分为足底内侧神经（medial plantar nerve）和足底外侧神经（lateral plantar nerve）。足底内侧神经在踇展肌深面、趾短屈肌内侧前行，分布于足底内侧肌群，足底内侧半皮肤及内侧三个半足趾跖面皮肤。足底外侧

Note

神经在跨展肌和趾短屈肌深面行至足底外侧，分布于足底中间群和外侧群肌，以及足底外侧半皮肤和外侧一个半趾跖面皮肤（图 7-1-20）。

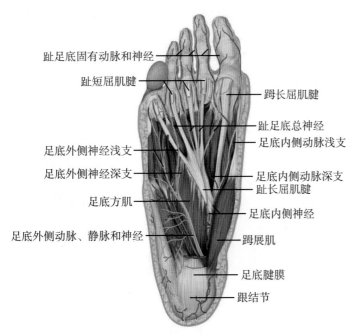

图 7-1-20　足底的神经

在腘窝和小腿，胫神经分支支配小腿后群肌，并发出腓肠内侧皮神经分布至小腿后面和足背外侧的皮肤。腓肠内侧皮神经伴小隐静脉下行，在小腿下部与来自腓总神经的腓肠外侧皮神经吻合为腓肠神经。腓肠神经经外踝后方行至足的外侧缘。

胫神经的体表投影：股骨内、外侧髁连线中点向下至内踝后方的连线。

胫神经损伤的主要症状：①足不能跖屈，不能以足尖站立，内翻力减弱。②小腿后面和足底皮肤感觉障碍。③足呈背屈和外翻位，出现所谓"钩状足"畸形，是由于小腿后群肌功能障碍，收缩无力，导致小腿前外侧群肌的过度牵拉所致。损伤晚期，小腿后群肌挛缩，足呈强迫性跖屈内翻位，称"马蹄内翻足"。

（2）腓总神经（$L_4 \sim S_2$）在腘窝上方分出后，沿股二头肌肌腱的深面行向外下，穿经股二头肌腱与腓肠肌外侧头之间，在小腿上外侧处绕腓骨颈，穿腓骨长肌，分为腓浅神经和腓深神经。

腓浅神经（superficial peroneal nerve）行于腓骨长、短肌与趾长伸肌之间，在小腿中、下 1/3 交界处浅出为内、外侧皮支。该神经支配小腿外侧群肌，即腓骨长肌和腓骨短肌，并分布于小腿外侧、足背和第 2 ~ 5 趾背的皮肤。

腓深神经（deep peroneal nerve）在腓骨与腓骨长肌之间斜行向前，先行于胫骨前肌和趾长伸肌之间，经趾长伸肌穿骨间膜，然后在胫骨前肌与拇长伸肌之间伴胫前动脉下行，经踝关节前方达足背。腓深神经支配小腿前群肌（胫骨前肌、趾长伸肌和拇长伸肌）、足背肌，并分布至第 1、2 趾相对缘的皮肤。

腓总神经的分布范围，肌支支配小腿前、外侧群肌和足背肌，皮支分布至小腿外侧、足背和趾背的皮肤。此外，腓总神经尚分布至膝关节前外侧部和胫腓关节。腓总神经

Note

发出的腓肠外侧皮神经分布于小腿外侧面皮肤，并与来自胫神经的腓肠内侧皮神经吻合成腓肠神经。

腓总神经容易在腓骨颈处受到损伤，小腿前、外侧群肌功能丧失的表现：①足不能背屈，不能伸趾，足不能外翻。②足下垂且内翻，呈"马蹄内翻足"畸形，行走时呈"跨阈步态"，表现为用力上抬下肢，髋关节和膝关节屈曲。③小腿前面和外侧面，以及足背区皮肤感觉障碍（图7-1-21）。

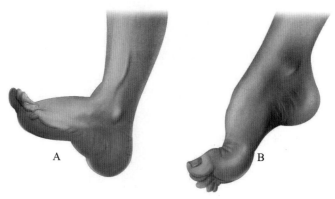

图 7-1-21　神经损伤后足的畸形

A.钩状足（胫神经损伤）；B."马蹄"内翻足（腓总神经损伤）

七、尾丛

尾丛（coccygeal plexus）（S₄~₅）由 $S_{4\sim5}$ 前支以及尾神经分支组成。第5骶神经的前支与第4骶神经前支的降支在尾骨肌的盆面合成小干，并与尾神经的前支结合形成尾丛，分布于尾骨肌、部分肛提肌以及骶尾关节。尾丛发出肛尾神经，经骶结节韧带后，分布于尾骨附近皮肤。

八、皮神经分布的节段性和重叠性

胚胎发育早期，脊神经均分布至特定的体节，包括肌节和皮节。在后期发育过程中，肌节和皮节以及两者分化和演变的肌群和皮肤发生了形态变化，并发生了位置的迁移。但脊神经以及所属的脊髓节段并不会由此改变，每对脊神经的分布范围亦恒定，且存在特定的规律。如脊神经后支在躯干背面具有相对恒定的节段性分布规律，胸神经前支在胸、腹壁的皮肤亦存在明显的节段性分布特点。了解和掌握脊神经皮支的节段性分布规律，具有重要的临床价值。

胚胎期，肢芽的生长具有方向性，对应四肢的肌节和皮节在发育过程中位置变化很大。因此，四肢皮神经的节段性分布现象消失，形成了特有的分布规律。表现为相邻数支脊神经前支编织组成脊神经丛，由神经丛再发出分支至肢体。而且，组成神经丛的最上一支脊神经和最下一支脊神经前支的纤维，往往分布支配肢体的近侧端，组成该神经丛中间部分的脊神经纤维则分布于肢体的远侧端。如臂丛由第 $C_{5\sim8}$ 前支纤维和 T_1 前支的部分纤维组成，其中 C_5 和 T_1 分布至上肢的近侧端，而 $C_{6\sim8}$ 前支则分布于上肢的远侧端。腰丛和骶丛在下肢具有类似的分布特点。

相邻脊神经皮支的分布区不是绝对分开的，而是存在一定程度的重叠（图7-1-22）。因此，一条皮神经受损时，一般不会导致分布区的感觉丧失，仅表现为感觉迟钝。如果两条以上相邻的皮神经受损，会出现损伤神经分布区的感觉丧失。了解脊神经在皮肤分布的节段性和重叠性的现象，对临床上神经系统疾病的定位诊断具有参考意义。

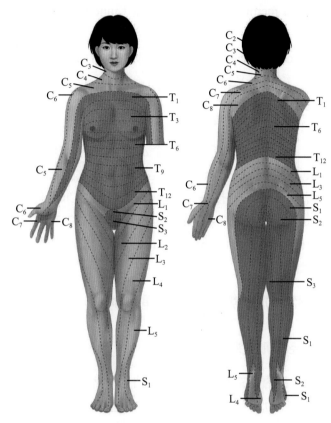

图 7-1-22　脊神经的节段性分布（前面观和后面观）

A. 前面；B. 后面

（孙晋浩　陈　超　付廷刚）

第二节　骨骼肌神经－肌接头

骨骼肌属于随意肌，其收缩受控于中枢神经系统。骨骼肌的收缩需在中枢神经系统控制下完成，并依赖以下亚细胞生物网络系统协调进行：神经－肌接头处的兴奋传递、兴奋－收缩耦联、收缩蛋白的横桥周期等。

一、骨骼肌神经 - 肌接头超微结构

骨骼肌神经 - 肌接头（neuromuscular junction）又称神经肌连接，是由运动神经末梢与其所支配的骨骼肌细胞特化形成的，它由接头前膜（prejunctional membrane）、接头后膜（postjunctional membrane）和接头间隙（junctional cleft）构成。接头前膜由运动神经轴突末梢膜特化而来。接头后膜由与接头前膜相对的骨骼肌细胞膜向内凹陷形成，又叫终板膜（end-plate membrane）。运动神经纤维于末梢处脱髓，以裸露的形式嵌入终板膜浅槽中。终板膜又向内继续凹陷，形成大量皱褶以增大其表面积。接头前膜与接头后膜之间 20 ~ 30 nm 的间隙，称为接头间隙（也称作突触间隙），由细胞外液填充（图 7-2-1A）。接头前膜内侧的轴浆中含约 3×10^5 个突触囊泡（synaptic vesicle）或突触小泡，每个囊泡内含约 10^4 个乙酰胆碱（acetylcholine，ACh）分子。数目众多的乙酰胆碱分子聚集在突触囊泡中是因其在轴突末梢细胞质依赖线粒体供能合成后，能被突触小泡迅速吸收。接头后膜上含有 N_2 型 ACh 受体阳离子通道（N_2-ACh receptor cation channel），集中分布于皱褶的开口处（图 7-2-1B）。另外，在接头后膜外表面存在乙酰胆碱酯酶（acetylcholinesterase），它能将从突触小泡中释放的 ACh 迅速分解为胆碱和乙酸。

二、骨骼肌神经 - 肌接头处兴奋传递机制

（一）骨骼肌神经 - 肌接头处兴奋传递

骨骼肌神经 – 肌接头的兴奋传递过程　骨骼肌神经 - 肌接头的兴奋传递具有电化学 - 电传递的特点：由运动神经纤维传递动作电位至轴突末梢，触发接头前膜中 Ca^{2+} 依赖性突触小泡出胞（约 125 个囊泡），将 ACh 释放至接头间隙（化学信号），ACh 激活终板膜中 N_2 型 ACh 受体阳离子通道产生膜电位变化（电信号）。N_2 型 ACh 受体是一个蛋白复合物，嵌入终板膜中并形成阳离子通道，其直径约 0.65 nm，只有当两个 ACh 分子与其 α 亚基结合后构象发生改变时才可开放，可允许 Na^+、K^+ 和 Ca^{2+} 通过，以 Na^+ 内流和 K^+ 外流为主；在静息状态下，Na^+ 内向驱动力大于 K^+ 外向驱动力，故以 Na^+ 内流为主，膜片钳实验证实每个 N_2 型 ACh 受体阳离子通道可使高达每毫秒 3×10^4 个 Na^+ 通过。Na^+ 的净内流使终板膜发生除极反应，即终板电位（end-plate potential，EPP），其幅值可达 50 ~ 75 mV。EPP 属于局部电位，可以电紧张方式向周围扩布，刺激邻近的普通肌膜（非终板膜）中电压门控钠通道开放，引起 Na^+ 内流和普通肌膜的除极；当除极达到阈电位水平时即可爆发动作电位（图 7-2-2A），并传导至整个肌细胞膜。在 ACh 释放后的几毫秒钟内，大部分 ACh 即被终板膜外侧的乙酰胆碱酯酶迅速分解而消除其作用，少量的 ACh 扩散出突触间隙不能作用于肌纤维膜，从而使终板膜恢复到接受新兴奋传递的状态。

在骨骼肌神经 – 肌接头的兴奋传递过程中，ACh 的释放至关重要。首先，接头前膜的 ACh 释放具有 Ca^{2+} 依赖性，这是由冯德培在神经 – 肌接头传递的研究中首先提出的。接头前膜产生的动作电位通过激活前膜中的电压门控钙通道，导致 Ca^{2+} 内

Note

流入接头前膜中而引发囊泡出胞，所以细胞外 Ca^{2+} 浓度的改变可以明显影响兴奋的传递过程。其次，运动神经末梢释放 ACh 以量子释放（quantal release）的形式，即 ACh 的释放是以囊泡为基本单位。一个囊泡被称为一个"量子"，释放时囊泡内的 ACh 倾囊而出。到达接头前膜的一次动作电位最终可引发大约 125 个囊泡释放，同时激活约 2×10^5 个通道而产生 EPP。在静息状态下，因囊泡的随机运动也会引发单个囊泡的自发释放，并引起终板膜呈现微弱除极的状态，被称作微终板电位（miniature end-plate potential，MEPP）（图 7-2-2B），其频率平均约 1 次 / 秒。每个 MEPP 的幅度平均仅 0.4 mV（图 7-2-2C）。所以接头前膜一次兴奋产生的 EPP 是由大量囊泡同步释放所引起的 MEPP 发生总和而形成的。

另外，由于骨骼肌神经 – 肌接头的兴奋传递中有神经递质的参与，因此易受各种因素的影响。首先是强直后增强现象（post-tetanic potentiation，PTP），如冯德培首次发现强直刺激猫的神经 – 肌接头部位后，EPP 可持续增大数分钟。其次是药物和病理因素的影响，例如筒箭毒碱和 α- 银环蛇毒可特异性阻断终板膜中的 N_2 型 ACh 受体阳离子通道因而松弛肌肉；机体产生破坏 N_2 型 ACh 受体阳离子通道的自身抗体可导致重症肌无力，新斯的明可抑制乙酰胆碱酯酶从而改善肌无力患者的症状；有机磷农药中毒因胆碱酯酶被其磷酸化丧失活性而引发中毒症状等。

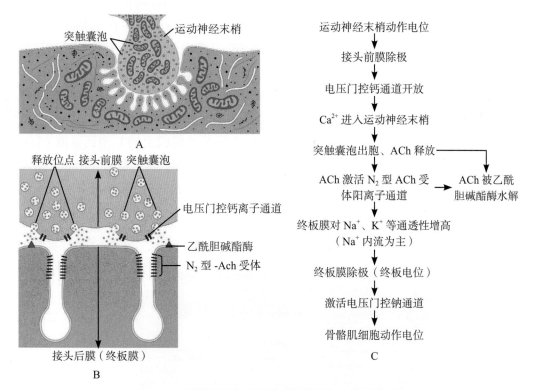

图 7-2-1 骨骼肌神经 – 肌接头结构与兴奋传递的过程

A. 骨骼肌神经 – 肌接头的结构与传导；B. 乙酰胆碱在神经 – 肌接头处的释放；C. 兴奋传递的主要步骤

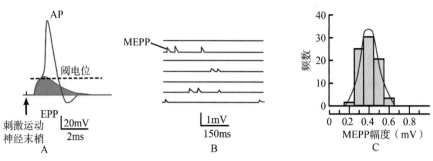

图 7-2-2　终板电位和微终板电位

A. 终板膜邻近普通肌膜处记录到的终板电位（EPP）和动作电位（AP）；B. 不施加刺激时自发出现的微终板电位（MEPP）；C. 低 Ca^{2+} 溶液中自发 MEPP 幅度 - 频数（发生次数）直方图，图中显示单个 MEPP 的幅度平均为 0.4 mV。

（二）骨骼肌的兴奋 - 收缩耦联

横纹肌细胞的显著特征是细胞内含有大量的肌原纤维和高度发达的肌管系统。肌原纤维由粗、细肌丝有规则地交错平行排列形成，并使其在显微镜下呈现明暗交替的横纹（图 7-2-3）。肌管系统由横管和纵管这两种膜性管道组成。横管又称 T 管（T tubule），与肌原纤维走行方向垂直，由横纹肌细胞膜内陷并向深部延伸而成。纵管也称 L 管（L tubule）、肌质网，与肌原纤维走行方向平行，其中在肌原纤维周围包绕、交织成网的称为纵行肌质网（longitudinal SR，LSR），其膜上有钙泵，可逆浓度梯度将胞质中 Ca^{2+} 转运至肌质网内；SR 与 T 管膜或肌膜（见于心肌）相接触的末端膨大或呈扁平状，称为连接肌质网（junctional SR，JSR）或终池。JSR 内的 Ca^{2+} 浓度约比胞质中高近万倍。JSR 膜中嵌有钙释放通道（calcium release channel）也叫雷诺丁受体（ryanodine receptor，RYR），其分布与 T 管膜或肌膜上的 L 型钙通道（L-type calcium channel）相对应。骨骼肌中 T 管与其两侧的终池形成三联管（triad）结构；而心肌 T 管与单侧的终池相接触形成二联管（diad）结构，它们都是兴奋 - 收缩耦联的重要场所。

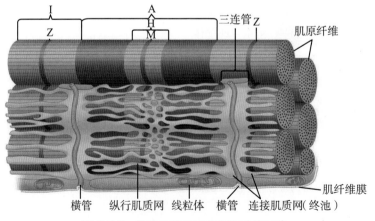

图 7-2-3　骨骼肌的肌原纤维和肌管系统

A：暗带；H：暗带中的 H 带；I：明带；M：M 线；Z：Z 线

在光镜下观察到，横纹肌收缩时肌肉是缩短的，但暗带宽度不变，只有明带和H带相应变窄，表明横纹肌的收缩并非由构成肌原纤维的粗肌丝或细肌丝缩短所致。横纹肌的收缩机制常用肌丝滑行理论（myofilament sliding theory）解释，即肌肉的缩短和伸长由粗、细肌丝在肌节内相互滑行所致，粗肌丝和细肌丝本身长度均不发生变化。

肌丝滑行的过程和肌肉的收缩则通过横桥周期（cross-bridge cycling）来实现。横桥周期指肌球蛋白的横桥与肌动蛋白相结合、扭动、复位的过程（图7-2-4）：①在舒张状态下，横桥ATP酶分解与其相结合的ATP，释放的能量使上次摆动过的横桥复位，横桥此时与ADP和磷酸相结合，处于高势能、高亲和力的状态。②胞质中浓度升高的Ca^{2+}与肌钙蛋白C（TnC）结合，肌钙蛋白构象发生变化，原肌球蛋白移位暴露肌动蛋白上横桥结合位点，从而触发横桥与肌动蛋白结合。③横桥构象发生改变，其头部向桥臂方向扭动45°，在"棘齿作用"（ratchet action）下拖拽细肌丝向M线方向移动，横桥储备的势能转化为克服负荷的张力，肌节长度因此缩短，此时与横桥结合的ADP和无机磷酸被解离。④横桥再次与ATP结合导致其与肌动蛋白亲和力降低而相互分离，重复进行上述过程。一个横桥周期持续的时间为20～200毫秒，其中横桥与肌动蛋白保持结合的时间约占一半。如果胞质中Ca^{2+}浓度降低，横桥周期则停止。

横桥周期的实质是通过肌动蛋白和肌球蛋白的相互作用，将分解ATP所获得的化学能转化为机械能的过程。如果肌肉收缩时保持长度不变，由于横桥头部和杆部连接处的桥臂具有弹性，横桥扭动时桥臂被拉伸，因其弹性回缩产生张力但是肌丝不发生滑行；如果产生的张力大于阻力从而发生肌丝滑行，则表现为肌肉缩短。肌肉收缩时所产生的张力取决于每一瞬间与肌动蛋白相结合的横桥数目，而肌肉缩短的速度则由横桥周期的长短所决定。

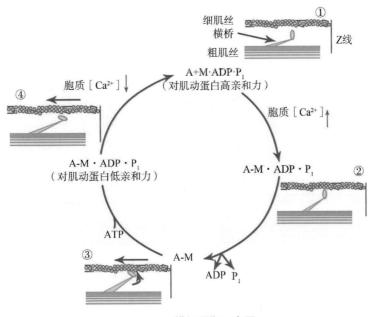

图7-2-4　横桥周期示意图

A：肌动蛋白；M：肌球蛋白；A-M：肌动蛋白与肌球蛋白结合物；①～④的过程详见正文

将横纹肌产生动作电位的电兴奋过程与肌丝滑行的机械收缩结合起来的中介机

制，称为兴奋 - 收缩耦联（excitation-contraction coupling）。Ca^{2+} 是关键的耦联因子，兴奋－收缩耦联发生于骨骼肌的三联管或心肌的二联管内。

1. 横纹肌细胞的电兴奋过程

骨骼肌细胞的动作电位在约 –90 mV 的静息电位基础上产生，其电位变化与神经纤维动作电位相似，也呈尖峰样，但持续时间（2 ~ 4 毫秒）稍长，其形成机制亦与神经纤维的动作电位相同。心肌细胞的动作电位依细胞类型不同而异，其特征详见第四章。

2. 兴奋 - 收缩耦联的基本步骤

由于骨骼肌纤维很大，如果动作电位只能沿着它的表面扩散，那么几乎不能引起电流在肌纤维深处流动，因此最大限度的肌肉收缩需要电流深入其内部并达到肌原纤维周围。动作电位传递的深入是通过 T 管实现的，T 管动作电位使钙离子释放到肌原纤维附近，进而产生骨骼肌收缩，如图 7-2-5 所示。由肌膜上的动作电位引发的骨骼肌收缩，具体包括以下基本步骤。① T 管膜的动作电位传导：肌膜上的动作电位沿 T 管膜传至肌细胞内部，并激活 T 管膜和肌膜中的 L 型钙通道。② JSR 内 Ca^{2+} 的释放：肌膜的除极，使 JSR 内的 Ca^{2+} 顺浓度梯度释放到胞质中，胞质中 Ca^{2+} 浓度由静息时的 0.1 μmol/L 迅速升高百倍以上。JSR 中 Ca^{2+} 的释放在骨骼肌可通过构象变化触发释放（图 7-2-6A），在心肌则通过钙诱发钙释放（calcium-induced calcium release，CICR）机制（图 7-2-6B）。③ Ca^{2+} 触发肌丝滑行：胞质中 Ca^{2+} 浓度的升高促使 Ca^{2+} 与 TnC 结合而触发肌肉收缩。④ JSR 回收 Ca^{2+}：在骨骼肌，胞质内增加的 Ca^{2+} 几乎全部经 LSR 膜中激活的钙泵而被回收到 SR 中，而心肌胞质内增加的 Ca^{2+} 大部分经 LSR 膜中的钙泵活动被回收入 SR 中，尚有 10% ~ 20% 的 Ca^{2+} 则由肌膜中的 Na^+-Ca^{2+} 交换体和钙泵排至胞外。胞质中 Ca^{2+} 浓度的降低则导致肌肉舒张，可见肌肉舒张的过程同样消耗能量。

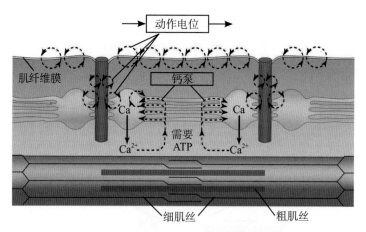

图 7-2-5　骨骼肌兴奋 - 收缩耦联机制

动作电位导致肌质网释放钙离子；钙泵将钙离子重回收入肌质网中

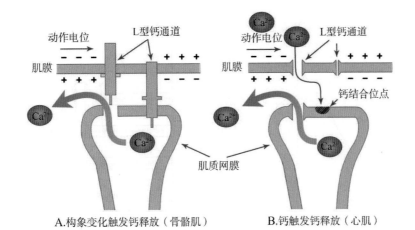

图 7-2-6　横纹肌肌质网中 Ca^{2+} 释放机制

A. 构象变化触发钙释放机制示意图，肌膜除极引起 L 型钙通道电压敏感肽段位移，形成"拔塞"样作用的构象改变，使肌质网膜中钙释放通道打开，Ca^{2+} 释放到胞质中；B. 钙触发钙释放机制示意图，肌膜的除极激活了 L 型钙通道使少量 Ca^{2+} 内流，进入胞质中的 Ca^{2+} 结合于肌质网膜中的钙结合位点，引起钙释放通道开放，胞质中 Ca^{2+} 浓度迅速升高。

三、影响收缩效能的因素

肌肉收缩效能（performance of contraction）是指肌肉收缩时所产生张力大小、缩短程度，以及产生张力或缩短的速度。根据肌肉收缩的外在表现，可将其分为等长收缩（isometric contraction）和等张收缩（isotonic contraction）两种形式，等长收缩时肌肉长度保持不变但伴随张力增加；等张收缩时肌肉张力不变但肌肉长度变短。

常见的收缩形式是先等长收缩增加张力，然后当张力足以克服阻力时，等张收缩发生而肌肉缩短。影响横纹肌收缩效能的因素有负荷、肌肉收缩能力及收缩的总和等。

1. **前负荷（preload）**　是指肌肉在收缩前所承受的负荷。因为前负荷是牵拉肌肉的力量，前负荷越大肌肉就被拉得越长，因此前负荷决定了肌肉在收缩前的长度，即初长度（initial length），此时肌肉因受到牵拉而弹性回位的张力属于被动张力。通常前负荷与初长度视为同义，在肌肉收缩实验中常用初长度代表前负荷。例如，在等长收缩实验中，可测定不同初长度条件下肌肉主动收缩产生的张力（即主动张力），对应作图即可得到长度 - 张力关系曲线（length-tension relationship curve）（图 7-2-7A）。由图可知，在一定范围内肌肉收缩张力（即主动张力）随初长度的增加而增大，但超过一定范围则使肌肉收缩张力下降，说明肌肉收缩存在一个最适初长度（optimal initial length），即产生最大收缩张力时对应的初长度。肌肉初长度对收缩张力的影响与肌节长度有关，如图 7-2-7B 所示，与最适初长度相对应的肌节长度为 2.0 ~ 2.2 μm，因为此时不仅全部横桥都能发挥作用，而且肌丝间的相互关系也最适合于横桥的活动，所以能产生最大的收缩张力。在整体情况下，肌肉一般都处于最适初长度状态，以便于产生最大收缩力。

Note

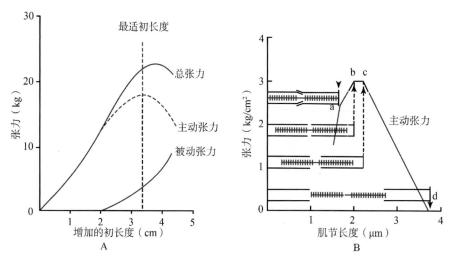

图 7-2-7　肌肉等长收缩时的长度 - 张力关系

　　A.肌肉的长度 - 张力关系曲线，主动张力＝总张力 - 被动张力；B.肌节的长度 - 张力关系示意图，a、b、c、d 分别代表图中所示肌节在不同初长度下的张力数值

　　2. 后负荷（afterload）　指肌肉在收缩后所承受的负荷。由于肌肉在等张收缩时产生的收缩张力与后负荷大小相等，方向相反，所以可用后负荷的数值代表收缩张力的大小。通过测定在不同后负荷（张力）下肌肉缩短的速度，作图即可得到张力 - 速度关系曲线（force-velocity relationship curve）（图 7-2-8A），表明后负荷增大时肌肉收缩张力和速度呈反变关系，这是因为后负荷影响了横桥周期（图 7-2-8B）。理论上后负荷为零时肌肉缩短速度最大，称为最大缩短速度（V_{max}），表现为等张收缩；随着后负荷增大，表现为先等长收缩后等张收缩；当后负荷增加到使肌肉不能缩短时，肌肉产生的张力达到最大值，称为最大收缩张力（P_0），于是表现为等长收缩。

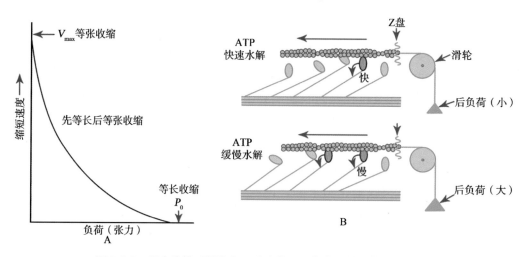

图 7-2-8　肌肉收缩时的张力 - 速度关系及负荷对横桥周期的影响

　　A.张力 - 速度关系曲线；B.负荷对横桥周期的影响：黑色的横桥代表与肌动蛋白结合后产生并承受张力的横桥，当后负荷较小时（上图所示），横桥摆动并与肌动蛋白较快解离（肌肉缩短速度快），所以每瞬间处于张力状态的（黑色的）横桥数目较少（产生张力亦较小）；而当后负荷较大时（下图所示），横桥头部摆动速度减慢，横桥周期延长，因此每瞬间有较多数量的横桥处于产生和维持张力的状态（收缩张力增加）

Note

3. **肌肉收缩能力**（contractility）　是指与前负荷和后负荷无关，却仍然能够影响肌肉收缩效能的属于肌肉内在特征的因素。上述前负荷和后负荷对收缩效能的影响，都是在一定肌肉收缩能力（内在因素）的前提下，所施加外在因素的作用。当肌肉收缩能力改变时，前负荷和后负荷的影响会随之将发生改变，例如肌肉收缩能力提高可导致长度 – 张力关系曲线上移、张力 – 速度关系曲线右上移。而肌肉收缩能力包含多方面与肌肉收缩相关的内在因素（即肌肉的内在结构和功能特性），如兴奋 – 收缩耦联过程中胞质中 Ca^{2+} 浓度的变化、肌丝滑行中横桥 ATP 酶的活性、肌细胞能量代谢水平、各种功能蛋白及其亚型的表达水平以及肌原纤维是否肥大等。更重要的是，机体的神经和体液调节、某些致病因素和治疗药物也可通过影响肌肉的内在特性，调节其收缩能力，并且这在心肌要比骨骼肌具有更为重要的意义。

4. **收缩的总和**（summation）　是指肌细胞收缩的叠加特性，骨骼肌主要通过该方式快速调节其收缩效能，其中空间总和形式被称作多纤维总和，时间总和形式被称作频率总和。然而心脏的收缩为全或无方式，所以不会发生心肌收缩的总和。另外，因为骨骼肌是随意肌，其收缩总和的实质是中枢神经系统调节其收缩效能的形式。

多纤维总和（multiple fiber summation）本指多根肌纤维同步收缩产生的叠加效应。但在整体情况下，骨骼肌都以一个运动神经元及其轴突分支所支配的所有肌纤维所构成的运动单位（motor unit）为一个单元进行收缩，其叠加效应通常是参与同步收缩的运动单位数目的增加，所以又被称为多运动单位总和。显然运动单位有大小之分，且差别很大。运动单位的总和是依照一定的规律进行的，即当收缩逐渐增强时，先增加小的再增加大的运动单位收缩；而当舒张时，先最大的最后最小的运动单位停止收缩，因此这种调节收缩强度的方式被称为大小原则（size principle）。这种方式不但能够有效地实现收缩强度的调控，而且有利于精细活动的调节，体现了调节方式的灵活性。

频率总和（frequency summation）是指增加骨骼肌收缩频率而产生的叠加效应，这是运动神经元通过改变冲动发放频率调节骨骼肌收缩形式和效能的一种方式。当动作电位频率很低时，每次动作电位之后出现一次完整的收缩和舒张的过程，这种收缩形式被称作单收缩（twitch）。由于引发收缩的动作电位持续时间远短于肌肉收缩所需时间，所以当动作电位频率增加到一定程度后，后一次动作电位所触发的收缩就可叠加于前一次收缩，从而产生收缩的总和。如果后一次收缩叠加在前一次收缩过程的收缩期，所产生的收缩总和则称为完全强直收缩（complete tetanus）；如果后一次收缩叠加在前一次收缩过程的舒张期，所产生的收缩总和称为不完全强直收缩（incomplete tetanus）（图 7-2-9A）。在等长收缩条件下，完全强直收缩所产生的张力可达单收缩的 3 ~ 4 倍。这是由于肌细胞动作电位的高频发放能使胞质中 Ca^{2+} 浓度持续升高，不仅可保证收缩蛋白的充分活化进而产生最大张力，而且能有效克服肌肉组织的弹性缓冲，因而表现出稳定的最大收缩张力（图 7-2-9B）。在整体生理情况下，骨骼肌的收缩几乎都以完全强直收缩的形式进行，以利于机体完成各种躯体运动和对外界物体做功。即便在静息状态下，运动神经也经常发放低频冲动，使骨骼肌持续性地微弱地进行强直收缩，这种收缩即为肌紧张。

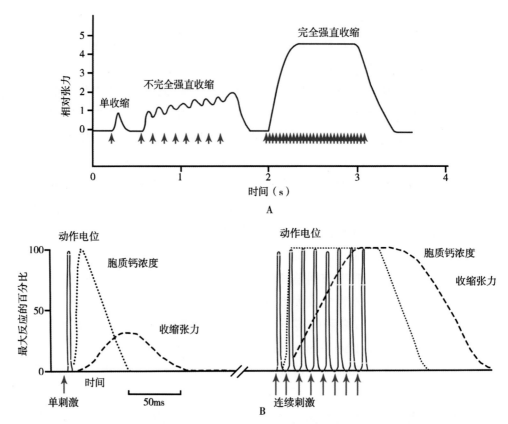

图 7-2-9　刺激频率对骨骼肌收缩形式（A）和胞质钙浓度（B）的影响示意图

（崔　爽）

第三节　脊神经临床联系

一、周围神经损伤的分类和基本治疗原则

周围神经损伤可造成感觉、运动功能障碍，若不及时进行正确有效的治疗，愈后效果极差，可导致终身残疾。

按周围神经损伤后其病理改变程度分类，采用较多的有两种方法：

1. Seddon（1943）分类法

（1）神经震荡：受伤轻微，如轻度牵拉、短时间压迫、邻近震荡的波及等引起的损伤。神经可发生肿胀，但无明显的组织结构改变，不会发生变性。表现为暂时失去传导功能，常以运动麻痹为主，感觉功能仅部分丧失，数日内常可完全恢复。

（2）轴索中断：受伤较重，多为钝性损伤。可因牵拉、骨折、药物刺激、长时间压迫、寒冷或缺血等引起。神经轴索中断或严重破坏，损伤的远侧段可发生Wallerian变性。但其周围的支持结构，尤其是内膜管仍保持完整，因此近端再生轴索能够沿原来的远侧端长到终末器官，日后可自然恢复。

（3）神经断裂：受伤严重，神经束甚至整个神经干完全离断，多见于开放性损伤、暴力牵拉、神经缺血、化学性破坏等。神经损伤后远段发生 Wallerian 变性，必须将两神经断端对合，方能使再生轴索顺利长入远侧段，恢复终末器官的功能。

2. Sunderland（1951）**五度分类法**

Ⅰ度：仅神经传导功能丧失，神经轴索仍保持完整或有部分脱髓鞘改变。

Ⅱ度：神经轴索中断，损伤的远端发生 Wallerian 变性。但神经内膜管仍完整，从近端长出的再生轴索可沿原来的神经通道长到终末器官，神经功能恢复比较完全。

Ⅲ度：神经束内神经纤维中断，但束膜仍保持连续性。一般出血不多，瘢痕形成较少。损伤远端的神经纤维发生 Wallerian 变性。从近端长出的再生轴索可沿束膜长到远侧端，找寻退变后的 Schwann 细胞带，长入其中并到达终末器官，功能恢复较好。

Ⅳ度：部分神经束中，神经外膜仍完整，外膜内出血口形成小血肿，日后可形成束间瘢痕。中断的远端神经纤维发生 Wallerian 变性，从近端长出的轴索因束间瘢痕阻挡无法长入远端 Schwann 细胞带，难以恢复其功能。只有未损伤的神经束可以恢复部分功能。

Ⅴ度：神经完全离断，断端出血、水肿，日后形成瘢痕。神经远侧发生 Wallerian 变性，从近端长出的轴索难以穿过断端间的瘢痕，神经功能无法恢复。

治疗原则：尽可能早期恢复神经的连续性。

（1）闭合性损伤：大部分神经为钝挫伤、牵拉伤，多为神经传导功能障碍和神经轴索断裂，一般能自行恢复。因此，应观察 3 个月，期间可进行必要的药物和物理治疗，采用 Tinel 征和肌电图检查评估。若神经功能无恢复，或部分神经功能恢复后停留在一定水平不再有进展，则应手术探查。

（2）开放性损伤：可根据损伤的性质、程度和污染情况决定手术时机。包括一期修复，即伤后 6～8 小时内即行手术，适宜污染轻的切割伤，并且具备技术和设备条件；延期修复，伤后 2～4 周，适宜未行一期修复神经，且伤口无感染者；二期修复为伤后 2～4 个月，适宜于伤口曾感染或火器伤、高速震荡伤，其损伤的程度和范围不易确定。

此外，对辗压伤和撕脱伤所致的神经缺损，断端不整齐，不能缝合且难以估计损伤范围，在初次手术时，应将神经断端与周围组织固定，以防回缩，利于二期修复。

二、桡神经损伤

患者男，35 岁。因"上臂刀伤后 4 小时"入院。体格检查：左前臂后外侧有 1 个 5 cm 创口，边缘整齐，左手手指呈屈曲，不能外展及伸直。左前臂略肿胀垂腕畸形，左手拇指外展及背伸障碍，左手指伸直受限，左手感觉迟钝。肌电图示重度桡神经损伤，部分正中神经损伤改变。诊断：1. 左臂桡神经损伤并正中神经损伤；2. 上肢开放性损伤。

由于桡神经在上臂很贴近肱骨，在前臂靠近桡骨，因此，肱骨中段或髁上骨折、桡骨小头脱位及骨折、孟氏骨折等可分别牵拉或压迫桡神经主干或分支而造成其损伤；上肢外展过久、头长时间枕在上臂、腋臂角处石膏支架及腋杖放置不当以及酒后长时间侧卧（周末综合征）均可造成桡神经主干损伤；医源性损伤常发生于行肱骨钢板内固定术或钢板取出术时（主干）以及行桡骨小头切除术时（深支）。

临床表现如下。①桡神经深支在前臂上 1/3 部损伤：表现为拇指掌指和指间关节、其他四指的掌指关节，不能主动伸直，拇指桡侧外展有障碍。②桡神经在肱骨中下段损伤：表现为垂腕、肱桡肌瘫痪和手背桡侧感觉障碍。③桡神经在肱骨桡神经沟以上损伤：表现为因肱三头肌麻痹而导致伸肘障碍，上臂和前臂出现部分感觉障碍。

治疗：肱骨骨折所致桡神经损伤多为挤压、挫伤，应首先复位骨折、固定，观察 2 ~ 3个月。若肱桡肌功能恢复，则可继续观察，否则应手术探查。晚期功能不恢复者，可行肌腱移位重建伸腕、伸拇、伸指功能，效果良好。

三、尺神经损伤

患者女，29 岁。因"上臂外伤后 6 小时"入院。体格检查：右手腕屈曲可，腕背伸、拇指屈曲受限，其余四指近端指间关节活动受限，远端指间关节屈曲受限，肩关节活动受限。右手尺侧感觉评定患者感觉减退明显。肌电图示尺神经损伤。诊断：①右臂尺神经损伤。②上肢开放性损伤。

临床表现：肘关节脱位或肱骨内上髁骨折时可能导致尺神经损伤，前臂肌肉缺血性挛缩时也可伴有尺神经损伤。在感觉方面表现为手掌尺侧、小指全部和环指尺侧半感觉消失。在运动方面由于指屈肌和指伸肌失去手内肌的对抗作用，因此表现为爪状畸形。

治疗：尺神经修复的效果较差，高位损伤疗效更差。原因是尺神经支配的肌肉大部分为细小的手内肌，易萎缩变性，不易恢复功能。非手术治疗的方法，包括康复训练、中医中药治疗及给予神经营养药物等保守治疗。手术治疗适应证包括各种原因引起的尺神经断裂、部分损伤或尺神经炎。功能重建方法有四种：①小指固有伸肌腱移位术。②利用移植腱的腱固定术。③掌指关节掌侧关节囊成形术。④指浅屈肌腱移位术。

四、腓总神经损伤

患者男，25 岁。因"骑自行车时摔倒后 3 小时"入院。体格检查：左髋部肿胀，皮下瘀血，左髋关节活动受限。左足不能背屈，左足背侧痛温觉障碍，左踝关节背屈肌力 0 级。X 线片示左股骨粗隆间骨折。诊断：1. 左股骨粗隆间骨折；2. 左侧腓总神经损伤。

腓骨头、颈部骨折易引起腓总神经损伤，致使小腿前外侧伸肌麻痹，表现为踝背伸、外翻功能障碍，呈足内翻下垂畸形。伸踇、伸趾功能丧失，小腿前外侧和足背前、内侧感觉障碍。由于腓总神经含较多运动纤维，故修复效果多较满意。对晚期腓总神经损伤，则行功能重建术，通常将胫后肌腱通过皮下隧道，经钢丝抽出法固定于足背的外侧楔状骨以恢复踝关节背屈功能。

五、肘管综合征

患者女，49 岁。因"左环、小指麻木伴活动不灵活 1 年"入院。体格检查：左肩外展、外旋、屈肘、握指肌力正常，小鱼际肌、第一背侧骨间肌 2° 萎缩，尺神经支配区感觉明显减退，前臂内侧感觉良好，肘部尺神经 Tinel 征阳性，放射至环指小指。肌电图示尺神经靶肌肉失神经改变伴有肘部尺神经潜伏期延长。诊断：左侧肘管综合征。

肘管综合征（cubital tunnel syndrome）是指尺神经在肘部通过尺神经沟处受到腱膜、异常的肌肉或骨性改变的压迫而产生的综合征。生理情况下，肘管的大小随着关节的屈伸而不同：屈肘时，由于鹰嘴和内上髁的距离变宽，肘管后内侧的筋膜组织被拉紧，同时外侧的尺肱韧带向内侧凸出，肘管容积变小，此时尺神经易受压迫。临床上表现为尺侧一个半手指的掌、背侧麻木，甚至出现由尺神经支配的手内在肌无力、瘫痪和肌肉萎缩。

诊断：通过病史、体格检查、X线检查、肌电图检查可判断。

治疗：手术探查尺神经，如术中发现该段尺神经较硬或有狭窄，应行神经外膜或束间松解并将尺神经移出尺神经沟，置于肘内前方。术后感觉恢复较快，但已萎缩的手内在肌肉较难恢复到正常体积。

六、腕管综合征

患者女，58岁。因"左手麻木2个月"入院。体格检查：左上肢无畸形，肩、肘、腕关节活动正常，左手掌部及拇指、食指、中指、无名指桡侧麻木，感觉差，握力可，血运良好，余肢体查体未见明显异常。肌电图示左手正中神经腕部受损，神经传导减慢。诊断：左侧腕管综合征。

腕管综合征（carpal tunnel syndrome）是正中神经在腕管内受压而表现出的一组症状和体征，是周围神经卡压综合征中最常见的一种。

临床表现：中年女性多见，如为男性病人，则常有职业病史。本病的双侧发病率可达30%以上，其中绝经期女性占双侧发病者的90%。病人首先感到桡侧三个手指指端麻木或疼痛，持物无力，以中指为甚（图7-3-1）。夜间或清晨症状最重，适当抖动手腕症状可以减轻。有时疼痛可牵涉前臂，但感觉异常仅出现在腕下正中神经支配区。病人拇、示、中指有感觉过敏或迟钝。鱼际肌萎缩，拇指对掌无力。腕部正中神经Tinel征阳性。屈腕试验（Phalen征）阳性率70%左右。鱼际肌肌电图检查及腕－指的正中神经传导速度测定可显示神经损害征。

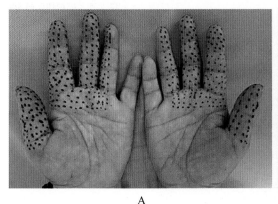 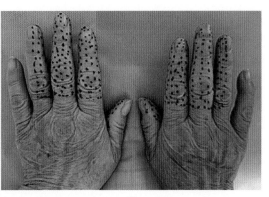

A　　　　　　　　　　　　　B

图 7-3-1　腕管综合征（A、B）

A. 掌侧感觉异常区域；B. 背侧感觉异常区域

诊断：通过病史、体格检查、肌电图检查可判断。

治疗：早期腕关节中位制动，辅以药物或物理治疗。腕管内注射醋酸泼尼松龙可收到较好的效果，禁用于肿瘤和化脓性炎症者。对腕管内腱鞘囊肿、病程长的慢性滑膜炎、良性肿瘤及异位的肌腹应手术切除。由于腕管壁增厚、腕管狭窄者可行腕横韧带切开减压术。手术中若发现正中神经已变硬或局限性膨大时，应作神经外膜切开，神经束间瘢痕切除神经松解术。

（徐广琪　李志宇　王本亮）

第八章　神经系统对躯体运动的调节

　　生命在于运动。运动对于人类健康至关重要。人类能完成各种运动，都需要神经系统对肢体和躯干各肌群进行精密的调控来实现。如果调控异常，相应的运动障碍就会出现。

第一节　运动调节的基本机制

一、脊髓前角运动神经元与运动单位

　　1.**脊髓运动神经元**　脊髓灰质前角中存在支配骨骼肌运动的 α、γ 和 β 三类运动神经元。α 运动神经元接受来自躯干、四肢皮肤、肌肉和关节感受器的外周信息传入，同时又接受来自脑干到大脑皮质各级高位运动中枢的下传信息，最终发出一定形式和频率的冲动到达所支配的骨骼肌的梭外肌纤维，因此，α 运动神经元是躯体运动反射

的最后公路。会聚到 α 运动神经元的各种运动信息经整合后，具有引发随意运动、调节姿势和协调不同肌群活动等方面的作用，使躯体运动能够精确而平稳地进行。

γ 运动神经元的胞体较 α 运动神经元小，散在分布于 α 运动神经元之间。γ 运动神经元只接受来自大脑皮质和脑干等高位中枢的下行调控。它发出的纤维支配骨骼肌的梭内肌纤维。γ 运动神经元的兴奋性较 α 运动神经元高，常以较高频率持续放电，其作用是调节肌梭对牵拉刺激的敏感性。β 运动神经元发出的纤维支配梭内肌和梭外肌纤维，但其功能目前尚不十分清楚。

2. **运动单位**　由一个 α 运动神经元及其所支配的全部肌纤维所组成的功能单位称为运动单位（图 8-1-1）。运动单位的大小有很大差别。这些差别取决于 α 运动神经元轴突末梢分支的多少。如一个支配三角肌的运动神经元，可支配多达 2 000 根肌纤维，而一个支配眼外肌的运动神经元，仅支配 6～12 根肌纤维。当前者兴奋时，可使许多肌纤维同时发生收缩，从而产生很大的肌张力；后者兴奋时，有利于肌肉的精巧运动。由于不同运动单位的肌纤维会交叉分布，所以，即使只有少数运动神经元兴奋，肌肉收缩所产生的张力也是均匀的。

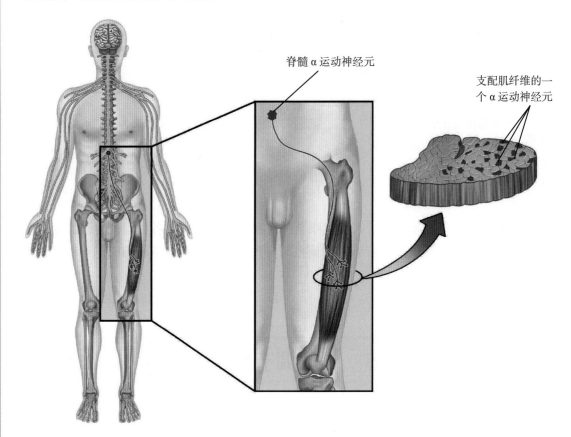

脊髓 α 运动神经元

支配肌纤维的一个 α 运动神经元

图 8-1-1　运动单位

二、牵张反射的类型和机制

牵张反射是指有完整神经支配的骨骼肌在受外力牵拉伸张时发生收缩的反射。

1. **牵张反射的感受器**　牵张反射的感受器是肌梭（muscle spindle）（图 8-1-2）。

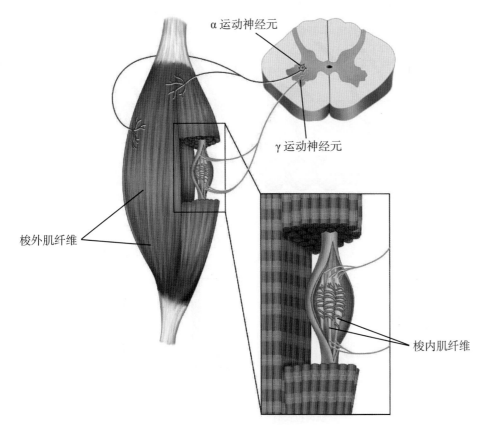

图 8-1-2 肌梭结构

肌梭位于一般肌纤维之间，呈梭状，长 4 ~ 10 mm，其外层是一结缔组织囊，囊内含有 6 ~ 12 根肌纤维，称为梭内肌纤维（intrafusal fiber）。囊外肌纤维称为梭外肌纤维（extrafusal fiber）。肌梭与梭外肌纤维平行排列，两者呈并联关系。因此，当肌纤维受到牵拉刺激时，肌梭也能感受到牵拉刺激或肌肉长度的变化。梭内肌纤维由位于两端的收缩成分和位于中间的感受装置（非收缩成分）所构成，两者呈串联关系。梭内肌纤维分为核袋纤维（nuclear bag fiber）和核链纤维（nuclear chain fiber）两类（图 8-1-3A）。核袋纤维的细胞核多集中在中央部，而核链纤维的细胞核则较分散。肌梭的传入神经纤维有Ⅰa 和Ⅱ类纤维。Ⅰa 类纤维的末梢呈螺旋形缠绕于核袋纤维和核链纤维的感受装置部位；Ⅱ类纤维的末梢呈花枝状，分布于核链纤维的感受装置部位。Ⅰa 类纤维终止于 α 运动神经元（图 8-1-4）。γ 运动神经元有两种传出纤维支配梭内肌纤维的收缩成分：一种是具有板状末梢的 γ 动态传出纤维，支配核袋纤维；另一种为具有蔓状末梢的 γ 静态传出纤维，支配核链纤维（图 8-1-3A）。

　　肌梭能产生动态和静态两种形式的反应。当梭内肌被牵拉时，核袋纤维和核链纤维上的Ⅰa 类传入纤维末梢都受到刺激而兴奋，表现出不同的反应形式。核袋纤维上的Ⅰa 类传入纤维末梢的神经反应表现为动态反应（dynamic response），即在肌肉长度不断增加的过程中，表现为放电频率也显著增加，而当肌肉维持在被拉长的新长度不变时，放电频率也维持在一定水平不变，此时放电频率虽比受牵拉刺激前有所增加，但不如在长度增加时显著。核链纤维上的Ⅰa 类传入纤维末梢的神经反应则表现为静态反应（static response），即其放电频率在受牵拉刺激后增加，而在肌肉长度被拉长

Note

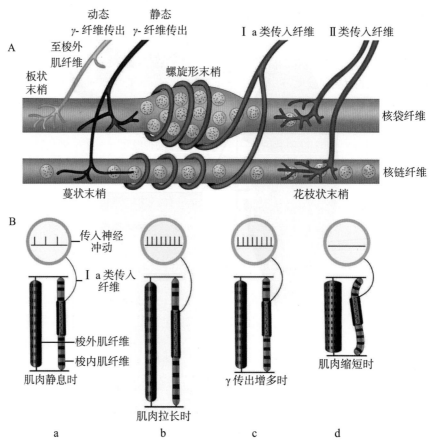

图 8-1-3　肌梭的主要组成及在不同长度状态下传入神经纤维放电改变示意图

A.肌梭的主要组成；B.肌梭在不同长度状态下传入神经放电的改变：a.静息时，肌梭长度和Ⅰa类传入纤维放电处于一定水平；b.当肌肉受牵拉而伸长时，Ⅰa类传入纤维放电频率增加；c.肌梭长度不变而γ传出增多时，Ⅰa类传入纤维放电频率增加；d.当梭外肌收缩而肌梭松弛时，Ⅰa类传入纤维放电频率减少或消失

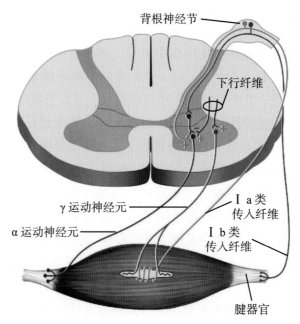

图 8-1-4　外周感觉传入纤维核和支配骨骼肌的运动神经元

并维持在被拉长的新长度不变时，其放电频率无显著差异。产生动态和静态两种不同形式反应的机制尚不十分清楚，可能与核袋纤维和核链纤维的机械特性不同和它们的传入纤维末梢的功能特性不同有关。肌梭的这两种反应形式都具有重要意义，在调节肌肉长度的反馈环路中，由于传导延搁而引起的震荡可因迅速而显著的位相反应（核袋纤维）而得到衰减，使肌肉运动趋于平稳。当γ动态传出纤维兴奋核袋纤维时，动态反应显著增强，而静态反应几乎未受影响。相反，当γ静态传出纤维兴奋核链纤维时，静态反应显著增强，而动态反应几乎未受影响。

当肌肉受外力牵拉而使肌梭感受装置被拉长时，螺旋形末梢发生变形而引起Ⅰa类纤维传入冲动增加，肌梭的传入冲动增加可引起支配同一肌肉的α运动神经元兴奋，使梭外肌收缩，从而形成一次牵张反射。与肌肉受牵拉伸长的情况相反，当α运动神经元兴奋，使梭外肌纤维缩短时，由于肌梭与梭外肌纤维呈并联关系，因而肌梭也缩短，肌梭感受装置所受到的牵拉刺激减少，Ⅰa类传入纤维放电减少或消失（图8-1-3B）。可见，肌梭是一种长度感受器，是中枢神经系统了解肢体或体段相关位置的结构。当γ传出纤维受刺激，使肌梭两端的收缩成分收缩时，其收缩强度虽不足以引起整块肌肉缩短，但可牵拉肌梭感受装置，引起Ⅰa类传入纤维放电增加。在整体情况下，即使肌肉不活动，α运动神经元无放电时，有些γ运动神经元仍持续放电。α和γ运动神经元往往在高位中枢的控制下同时被激活，这种现象称为"α-γ"共同激活，这样，即使在梭外肌收缩期间，由于γ运动神经元的活动引起梭内肌收缩，仍可使肌梭的传入冲动维持在一定水平，防止了当梭外肌收缩时肌梭因受牵拉刺激减少而停止放电。所以，γ神经元的作用是调节肌梭对牵拉刺激的敏感性。肌梭的Ⅰa类和Ⅱ类纤维的传入冲动进入脊髓后，除产生牵张反射外，还通过侧支和中间神经元接替上传到小脑和大脑皮质感觉区。核链纤维上Ⅱ类纤维的功能可能与本体感觉的传入有关。

2. **牵张反射的类型**　牵张反射包括腱反射和肌紧张两种类型。

（1）腱反射：腱反射（tendon reflex）是指快速牵拉肌腱时发生的牵张反射，如叩击股四头肌肌腱引起股四头肌收缩的膝反射、叩击跟腱引起小腿腓肠肌收缩的跟腱反射等。腱反射的效应器主要是收缩较快的快肌纤维，产生几乎是一次同步性收缩而表现出明显的动作。完成一次腱反射的时间很短。据测算，兴奋通过中枢的传播时间仅约0.7毫秒，只够一次突触传递所需的时间。可见，腱反射是单突触反射。

（2）肌紧张：肌紧张（muscle tonus）是指缓慢持续牵拉肌腱时发生的牵张反射，表现为受牵拉的肌肉处于持续、轻度的收缩状态，但不表现为明显的动作。例如，人在直立体位时，支持体重的关节由于重力影响而趋向于弯曲，从而使伸肌的肌梭受到持续的牵拉，引起被牵拉的肌肉收缩，使背部的骶棘肌、颈部以及下肢的伸肌群肌紧张加强，以对抗关节的屈曲，保持抬头、挺胸、伸腰、直腿的直立姿势。因此，肌紧张是维持身体姿势最基本的反射活动，也是随意运动的基础。肌紧张的效应器主要是收缩较慢的慢肌纤维。肌紧张常表现为同一肌肉的不同运动单位交替进行收缩，故能持久进行而不易疲劳。肌紧张中枢的突触接替不止一个，所以是一种多突触反射。

伸肌和屈肌均可发生牵张反射。因为伸肌是人类的抗重力肌，所以人类的牵张反射主要发生在伸肌。临床上常通过检查腱反射和肌紧张（肌张力）来了解神经系统的功能状态。反射弧损害或中断会造成腱反射和肌紧张减弱或消失；因为牵张反射受高位中枢的调控，所以腱反射和肌紧张亢进则提示高位中枢有病变。

3. **腱器官及反牵张反射**　如前述，肌梭是一种感受肌肉长度的感受器，其传入冲动对同一肌肉的 α 运动神经元起兴奋作用。除肌梭外，骨骼肌中还有一种能感受肌肉张力的感受器，称为腱器官（tendon organ）。它分布于肌腱胶原纤维之间，与梭外肌纤维呈串联关系，传入神经为 Ib 类纤维，Ib 类传入纤维进入脊髓后与脊髓的抑制性中间神经元形成突触联系，进而对支配同一肌肉的 α 运动神经元起抑制作用（图8-1-4）。当肌肉受外力牵拉而被拉长时，首先兴奋肌梭感受器引发牵张反射，使被牵拉的肌肉收缩以对抗牵拉。当牵拉力量加大时，腱器官可因受牵拉张力的增加而兴奋，其反射效应是抑制牵张反射。这种由腱器官兴奋引起的牵张反射抑制，称为反牵张反射（inverse stretch reflex）。反牵张反射可防止牵张反射过强而拉伤肌肉，因此具有保护意义。

三、随意运动的产生与协调

在大脑皮质控制下，为达到某一目的而有意识进行的运动就是随意运动。随意运动的轨迹、方向、时程和速度都可随意改变和选择。一些复杂的随意运动需经学习并反复练习，不断完善后才能熟练掌握，如弹吉他和拉小提琴等。

普遍认为，随意运动的策划起自皮质联络区，并且信息需要在大脑皮质与皮质下的两个重要运动脑区（基底神经节和大脑小脑）之间不断进行交流，然后策划好的运动指令被传送到皮质运动区，即中央前回和运动前区，并由此发出运动指令，再经运动传出通路到达脊髓和脑干运动神经元，最终到达它们所支配的骨骼肌而产生运动。在此过程中，运动调控中枢各级水平都需要不断接受感觉信息的传入，用以调整运动中枢的活动。在运动发起前，运动调控中枢在策划运动以及在一些精巧动作学习过程中编制程序时都需要感觉信息，基底神经节和大脑小脑在此过程中发挥重要作用；在运动过程中中枢又需要根据感觉反馈信息及时纠正运动的偏差，使执行中的运动不偏离预定的轨迹。脊髓小脑利用它与脊髓和脑干以及与大脑皮质之间的纤维联系，将来自肌肉、关节等处的感觉信息与皮质运动区发出的运动指令反复进行比较，找出之间的差异，以修正皮质运动区的活动；在脊髓和脑干，感觉信息可引起反射，调整运动前和运动中的身体姿势，以配合运动的发起和执行（图8-1-5）。另外，神经系统对躯体运动的调控还包含对姿势的调节，因为正常的运动需要有姿势作为基础。

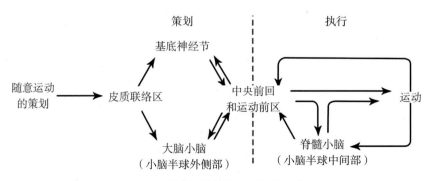

图 8-1-5　随意运动的产生和调控示意图

第二节　脊髓对躯体运动的调节作用

一、脊休克及其机制

脊髓是许多躯体运动反射的初级中枢，其反射活动受高位中枢的调控。为了研究脊髓本身的功能，同时又要保持动物的呼吸功能，常在第 5 颈髓水平以下切断脊髓，这种脊髓与高位中枢离断的动物称为脊髓动物，简称脊动物。动物的脊髓与高位中枢离断后，暂时丧失了反射活动能力而进入无反应状态，这种现象称为脊髓休克（spinal shock），简称脊休克。脊休克的产生与恢复，说明脊髓具有完成某些简单反射的能力，但这些反射平时受高位中枢的控制而不易表现出来。脊休克恢复后，通常是伸肌反射减弱而屈肌反射增强，说明高位中枢平时具有易化伸肌反射和抑制屈肌反射的作用。

二、脊髓对姿势反射的调节

姿势（posture）是指身体各部分之间以及身体与空间的相对位置。中枢神经系统通过反射改变骨骼肌的肌紧张或产生相应的动作，以保持或改变身体的姿势避免发生倾倒，称为姿势反射（postural reflex）。如人站立时，对姿势的正确调控能对抗地球重力场的引力，将身体重心保持在两足支撑面范围内而不至于倾斜；运动时，通过姿势反射能对抗由于运动引起的不平衡以防跌倒。对侧伸肌反射、牵张反射（前已述及）和节间反射是可在脊髓水平完成的姿势反射。

1. **屈肌反射与对侧伸肌反射**　当脊动物一侧肢体的皮肤受到伤害性刺激时，可反射性引起受刺激侧肢体关节的屈肌收缩而伸肌舒张，使肢体屈曲，这一反射称为屈肌反射（flexor reflex）。屈肌反射具有躲避伤害的保护意义，但不属于姿势反射。在此反射中，肢体屈曲程度与刺激强度有关。若较弱的刺激作用于足底时，只引起踝关节屈曲，随着刺激强度的增强，膝关节和髋关节也可发生屈曲。如果刺激强度进一步加大，除引起同侧肢体屈曲外，还可引起对侧肢体的伸展，称为对侧伸肌反射。对侧伸肌反射是一种姿势反射，在保持身体平衡中具有重要意义。

2. **节间反射**　脊动物在反射恢复的后期可出现较复杂的节间反射。由于脊髓相邻节段的神经元之间存在突触联系，故在与高位中枢失去联系后，脊髓依靠上下节段的协同活动也能完成一定的反射活动，这种反射称为节间反射（intersegmental reflex）。搔扒反射（scratching reflex）就是节间反射的一种表现。搔扒反射通常由皮肤瘙痒或其他刺激引起，如蚤在动物腰背部皮肤爬行，可引起动物后爪的搔痒的动作。

第三节 脑干对肌紧张与姿势的调节

一、脑干网状结构易化区和抑制区的分布、作用和特点

电刺激脑干网状结构的不同区域时，可观察到网状结构中存在抑制或加强肌紧张和肌运动的区域，分别称为抑制区（inhibitory area）和易化区（facilitatory area）。抑制区较小，位于延髓网状结构的腹内侧部分；易化区较大，分布于脑干中央区域，包括延髓网状结构的背外侧部分、脑桥的被盖、中脑的中央灰质及被盖，也包括脑干以外的下丘脑和丘脑中线核群等部位（图8-3-1）。与抑制区相比，易化区的活动较强，在肌紧张的平衡调节中略占优势。脑干以外的其他结构中也存在调节肌紧张的区域或核团，如刺激大脑皮质运动区、纹状体、小脑前叶蚓部等部位，可引起肌紧张降低；而刺激前庭核、小脑前叶两侧部和后叶中间部等部位，可使肌紧张增强。这些区域或核团与脑干网状结构抑制区和易化区具有结构和功能上的联系，它们对肌紧张的调节可通过影响脑干网状结构抑制区和易化区活动来完成。

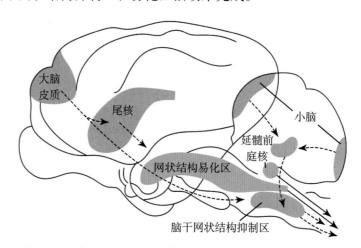

图 8-3-1　猫脑内与肌紧张调节有关的脑区及其下行路径示意图

图中粉色区域为抑制区，蓝色区域为易化区。图中虚线箭头表示下行抑制作用路径，实线箭头表示下行易化作用路径

二、脑干对肌紧张的调节

1.去大脑僵直　去大脑僵直现象可以显示易化区和抑制区对肌紧张的影响。英国神经生理学家、诺贝尔奖得主Sherrington于1898年首先描述和研究了去大脑僵直现象。

1）去大脑僵直现象：在麻醉动物，于中脑上、下丘之间切断脑干，肌紧张出现明显亢进，表现为四肢伸直，坚硬如柱，头尾昂起，脊柱挺硬，呈角弓反张状态，这一现象称为去大脑僵直（decerebrate rigidity）（图8-3-2）。

Note

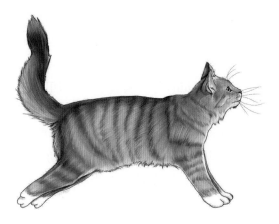

图 8-3-2　猫去大脑僵直示意图

2）去大脑僵直的发生机制：去大脑僵直是伸肌紧张增强的表现。局部肌内注射麻醉剂或切断相应的脊髓后根以消除肌梭的传入冲动，伸肌紧张性增强的现象便消失，说明去大脑僵直是在脊髓牵张反射的基础上发展起来的，是一种过强的牵张反射。去大脑僵直的发生是由于在中脑水平切断脑干后，中断了大脑皮质、纹状体等部位与脑干网状结构之间的功能联系，造成抑制区和易化区之间的活动失衡，使抑制区的活动减弱，易化区的活动明显占优势的结果。

人类在某些疾病中也出现类似去大脑僵直现象，例如，蝶鞍上囊肿引起皮质与皮质下结构失去联系时，可出现明显的下肢伸肌僵直及上肢的半屈状态，称为去皮质僵直（decorticate rigidity）。因为人的正常体位是直立的，所以上肢的半屈状态也是伸肌紧张增强的表现。人类在中脑疾患时，可出现去大脑僵直现象，表现为头后仰，上下肢均僵硬伸直，上臂内旋，手指屈曲（图 8-3-3）。患者出现去大脑僵直，往往提示病变已严重侵犯脑干，是预后不良的信号。

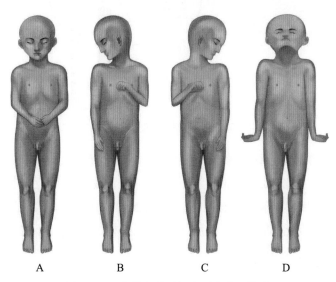

图 8-3-3　人类去皮质僵直及去大脑僵直

A、B、C：为去皮质僵直；A：仰卧，头部姿势正常时，上肢半屈；B 和 C：转动头部时的上肢姿势；D：为去大脑僵直，上下肢均僵直

3）去大脑僵直的类型：从去大脑僵直产生的机制包括γ僵直和α僵直两种类型。

（1）γ僵直：高位中枢的下行作用首先提高脊髓γ运动神经元的活动，使肌梭的敏感性提高，肌梭传入冲动增多，转而使α运动神经元兴奋，导致肌紧张增强而出现僵直，这种僵直称为γ僵直（γ-rigidity）。实验证明，切断猫中脑上、下丘处造成去大脑僵直后，若切断动物腰骶部后根，消除肌梭传入冲动对中枢的作用后，可使后肢僵直消失，说明经典的去大脑僵直属于γ僵直。γ僵直主要通过网状脊髓束而实现，因为当刺激完整动物的网状结构易化区时，肌梭传入冲动增加，由于肌梭传入冲动的增加可反映梭内肌纤维的收缩加强，因此认为，当易化区活动增强时，下行冲动首先改变γ运动神经元的活动（图8-3-4）。

（2）α僵直：高位中枢的下行作用也可直接或通过脊髓中间神经元间接使α运动神经元活动增强，引起肌紧张增强而出现僵直，这种僵直称为α僵直（α-rigidity）。在上述发生γ僵直的动物，切断后根，消除相应节段僵直的基础上，若进一步切除小脑前叶蚓部，可使僵直再次出现，这种僵直就属于α僵直。因为此时后根已切断，γ僵直已不可能发生。若进一步切断第8对脑神经，以消除从内耳半规管和前庭传到前庭核的冲动，则上述α僵直消失，可见α僵直主要是通过前庭脊髓束实现的（图8-3-4）。

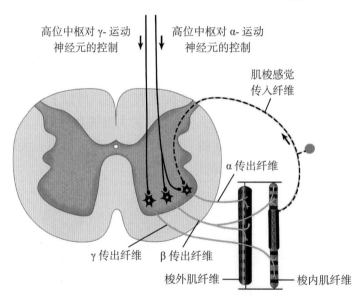

图 8-3-4　高位中枢对骨骼肌运动控制的模式图

2. 脑干对姿势的调控　脑干参与的姿势反射有翻正反射、状态反射等。

头部在空间的位置改变或头部与躯干的相对位置改变，可反射性引起躯体肌肉发生紧张性改变，这种反射称为状态反射（attitudinal reflex）。状态反射是在低位脑干整合下完成的，而在完整动物因低位脑干受高位中枢的控制，不易表现出来，所以只有在去掉大脑的动物才明显可见。

正常动物可保持站立姿势，若将动物推倒或将其四足朝天，从空中抛下，动物能迅速翻正过来，这种反射称为翻正反射（righting reflex）。

第四节　基底神经节对躯体运动的调节

一、基底神经节的结构

基底神经节（basal ganglia）是大脑皮质下的一组神经核团，包括尾状核（caudate nucleus）、壳核（putamen）和苍白球（globus pallidum）。尾状核和壳核发生上较新，称为新纹状体；苍白球由内侧部和外侧部组成，在发生上较古老，称为旧纹状体。由于丘脑底核（subthalamic nucleus）和中脑黑质（substantia nigra）在功能上与基底神经节密切相关，因而也被纳入基底神经节的范畴。在人和哺乳动物，基底神经节是皮质下与皮质构成神经回路的重要脑区之一，参与躯体运动的策划和运动程序的编制。基底神经节的功能异常，将引起躯体运动障碍性疾病。

（一）基底神经节的纤维联系

1.**基底神经节与大脑皮质之间的神经回路**　基底神经节的新纹状体接受来自大脑皮质广泛区域的兴奋性纤维投射，而其传出纤维从苍白球内侧部发出，经丘脑前腹核和外侧腹核接替后回到大脑皮质的运动前区和前额叶。在此神经回路中，从新纹状体到苍白球内侧部的投射有两条通路，即直接通路（direct pathway）和间接通路（indirect pathway）。前者是指新纹状体直接向苍白球内侧部的投射路径；后者则为新纹状体先后经过苍白球外侧部和丘脑底核中继后间接到达苍白球内侧部的投射路径（图8-4-1）。

大脑皮质对新纹状体的作用是兴奋性的，释放的递质是谷氨酸（glutamate，Glu）；而从新纹状体到苍白球内侧部以及从苍白球内侧部再到丘脑前腹核和外侧腹核的纤维投射都是抑制性的，递质均为γ-氨基丁酸（γ-aminobutyric acid，GABA）。因此，当大脑皮质发放的神经冲动激活新纹状体-苍白球内侧部的直接通路时，苍白球内侧部的活动被抑制，使后者对丘脑前腹核和外侧腹核的抑制性作用减弱，丘脑的活动增加，这种现象称为去抑制（disinhibition）。丘脑–皮质的投射系统是兴奋性的，因此，直接通路的活动最终能易化大脑皮质发动运动。在新纹状体-苍白球外侧部-丘脑底核的通路中同样存在去抑制现象，而由丘脑底核到达苍白球内侧部的投射纤维则是兴奋性的，递质为谷氨酸。因此，当间接通路兴奋时，苍白球外侧部的活动被抑制，使之对丘脑底核的抑制作用减弱，加强苍白球内侧部对丘脑-皮质投射系统的抑制，从而对大脑皮质发动运动产生抑制作用。正常情况下，两条通路相互拮抗，但通常以直接通路的活动为主，并保持平衡状态。一旦这两条通路中的某一环节或某种神经递质异常，这种平衡将被打破，从而引起相应的运动障碍。

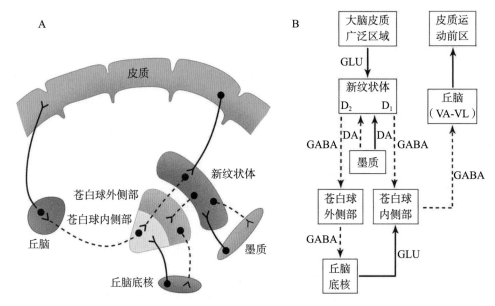

图 8-4-1　基底神经节与大脑皮质之间神经回路的模式图

A. 基底神经节与大脑皮质的神经回路；B. 直接通路和间接通路 DA：多巴胺；GABA：γ- 氨基丁酸；GLU：谷氨酸；实线投射和箭头：兴奋性作用；虚线投射和箭头：抑制性作用；图中未显示新纹状体内以 γ-氨基丁酸和乙酰胆碱为递质的中间神经元及其突触联系

二、基底神经节的功能

基底神经节可能参与运动的程序编制和策划，将一个抽象的策划转换为一个随意运动，也参与肌紧张的调节以及本体感受传入冲动信息的处理过程。此外，基底神经节还与自主神经的调节、感觉传入、心理行为和学习记忆等功能活动有关。

基底神经节病变可产生两类运动障碍性疾病，一类是肌紧张不全而运动过多，如亨廷顿病（Huntington disease），也称舞蹈病（chorea）（图 8-4-2）。另一类是肌紧张过强而运动过少，如帕金森病（Parkinson's disease）（图 8-4-3）。

三、黑质 - 纹状体投射系统

新纹状体内细胞密集，主要有中间神经元和投射神经元两类细胞。中型多棘神经元（medium spiny neuron，MSN）属于投射神经元，是新纹状体内主要的信息整合神经元，释放的递质主要是 GABA。中型多棘神经元除接受大脑皮质发出的谷氨酸能纤维投射外，还接受来自中脑黑质致密部的多巴胺能纤维投射，构成黑质 - 纹状体投射系统；此外，也接受新纹状体内 GABA 能和胆碱能抑制性中间神经元的纤维投射。中型多棘神经元有两种类型，它们的细胞膜中分别有多巴胺 D_1 和 D_2 受体，其纤维分别投射到苍白球内侧部和苍白球外侧部，从而分别影响新纹状体 - 苍白球内侧部之间的直接通路和间接通路。黑质 - 纹状体多巴胺能纤维末梢释放的多巴胺通过激活 D_1 受体，可增强直接通路的活动，而通过激活 D_2 受体则抑制其传出神经元的活动，从而抑制间接通路的作用。尽管两种不同受体介导的突触传递效应不同，但他们最终对大脑皮质产生的效应却是相同的，即都能使丘脑皮质投射系统活动加强，从而异化大脑皮质的活动，有利于运动的产生。

四、亨廷顿病和帕金森病

基底神经节病变可产生两类运动障碍性疾病，一类是肌紧张不全而运动过多，如亨廷顿病。另一类是肌紧张过强而运动过少，如帕金森病。

（一）亨廷顿病

亨廷顿病（图 8-4-2）也称舞蹈病或亨廷顿舞蹈症（Huntington's chorea），是一种以神经变性为病理改变的常染色体显性遗传性疾病。该病于 1872 年由美国医生 George Huntington 首先报道而被命名。该病多发生于中年人，偶见于儿童和青少年，男女均可患病。发病隐匿，呈缓慢进行性加重。新纹状体发生病变是其病因。新纹状体内 GABA 能中间神经元变性或遗传性缺损，使新纹状体对苍白球外侧部的抑制作用减弱，进而加强对丘脑底核活动的抑制，引起间接通路活动减弱而直接通路活动相对增强，对大脑皮层发动运动产生易化作用，从而出现运动过多的症状。亨廷顿病主要表现为舞蹈样不自主动作、精神障碍和进行性痴呆，称为"三联征"。这种不自主运动在情绪激动时加重，安静时减轻，清醒时出现，睡眠时消失。中年期发病者主要以舞蹈样动作为主，逐渐出现痴呆和精神障碍；儿童和青少年期发病者多以肌张力障碍为主，常伴癫痫和共济失调。进行性发展的运动障碍表现为四肢、面、躯干的突然、快速的跳动或抽动，这些运动预先不知道，无法控制，也可以表现为不能控制的缓慢运动。在疾病后期患者因全身不自主运动而不能站立和行走，晚期可出现四肢不能活动的木僵状态。认知障碍开始表现为日常生活和工作中的记忆和计算能力下降，患者记住新信息仅有轻度损害，但回忆有显著缺陷。在病的中期和晚期，患者不能完成回忆不常用词的命名测试。随病情发展，注意力和判断力进行性受损。情感障碍是最多见的精神症状，包括焦虑、紧张、兴奋易怒、或淡漠、或不整洁以及兴趣减退，且多出现在运动障碍发生之前。

目前尚无阻止或延迟亨廷顿病发展的方法。临床上主要采用对症治疗，目的是控制或改善舞蹈样动作、精神障碍等病症，给予利血平耗竭多巴胺可缓解其症状。

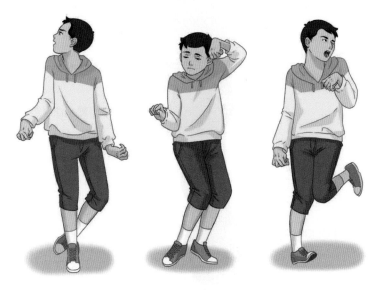

图 8-4-2 亨廷顿病常见症状示意图

（二）帕金森病

帕金森病（图 8-4-3）又称震颤麻痹（paralysis agitans），是一种影响患者活动能力的中枢神经系统慢性疾病。1817 年，英国医生 James Parkinson 首先描述了该病的症状，因此被命名。该病主要表现为面部表情呆板，全身肌张性增高，肌肉强直，动作缓慢，动作启动困难，随意运动减少，并常伴有静止性震颤（static tremor）。静止性震颤即患者的手或臂不受控制地发抖，在休息时出现或情绪紧张时加重。四肢僵硬或是肌肉挛缩。动作迟缓，表现为上下床，站立或坐下等常规动作难以完成。走路时无法迈开脚步，而以小碎步前进。有时候会有"冻僵"，即行动无法自主的感觉。眨眼、脸部表情变化、走路时双臂摇摆。平衡感差，易跌倒。帕金森病的病因是由黑质多巴胺能神经元变性所致。由于多巴胺可通过其 D_1 受体增强直接通路的活动，亦可通过 D_2 受体抑制间接通路的活动，所以该递质系统受损时，可引起直接通路活动减弱而间接通路活动增强，使皮层对运动的发动受到抑制，从而出现动作缓慢和运动减少的症状。黑质 - 纹状体多巴胺递质系统的作用在于抑制纹状体内乙酰胆碱递质的作用。当黑质多巴胺神经元受损后，对纹状体内胆碱能神经元的抑制作用减弱，导致乙酰胆碱递质系统功能亢进，进而影响新纹状体传出神经元的活动而引起一系列症状，因此，黑质多巴胺系统与纹状体乙酰胆碱系统之间的功能失衡可能是帕金森病发病的原因之一。在帕金森病患者丘脑外侧腹核记录神经元放电，可观察到某些神经元放电的周期性节律与患者震颤肢体的节律同步。如果破坏丘脑外侧腹核，则静止性震颤消失。因此，静止性震颤可能与丘脑外侧腹核等结构的功能异常有关。

经典的抗帕金森病药物包括拟多巴胺药和抗胆碱药两类。两类药物治疗作用的基础在于恢复 DA 能和 ACh 能神经系统功能的平衡状态。

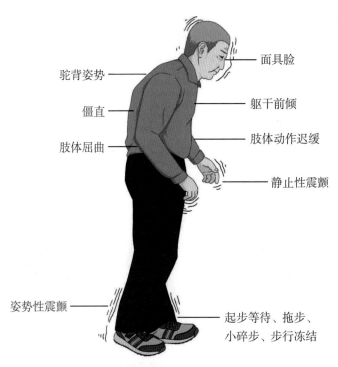

驼背姿势　——　面具脸

僵直　——　躯干前倾

肢体屈曲　——　肢体动作迟缓

静止性震颤

姿势性震颤　——　起步等待、拖步、小碎步、步行冻结

图 8-4-3　帕金森病常见症状示意图

五、抗帕金森病药

（一）拟多巴胺药

1. 左旋多巴

左旋多巴（levodopa，L-dopa）是多巴胺的前体物质。多巴胺不能透过血脑屏障，外周给药对帕金森病无效。左旋多巴口服后可迅速吸收，由于95%以上的左旋多巴在外周被氨基酸脱羧酶脱羧，再加之首过消除，仅有1%～3%的原形药物到达脑循环。当与外周多巴脱羧酶抑制剂合用时，左旋多巴在外周的代谢减少，血浆左旋多巴的水平提高，血浆 $t_{1/2}$ 延长，更多的有效成分进入脑内。同时给予外周多巴脱羧酶抑制剂可将左旋多巴的用量减少75%。

左旋多巴通过血脑屏障后代谢为多巴胺，补充了纹状体中多巴胺的不足，发挥治疗作用。左旋多巴对大多数 PD 患者具有显著疗效，但对吩噻嗪类抗精神病药引起的锥体外系症状无效，因吩噻嗪类药物阻断中枢多巴胺受体，使多巴胺无法发挥作用。用药早期，左旋多巴可使80%的 PD 患者症状明显改善，其中20%的患者可恢复到正常运动状态；长期服药效果有较大的个体差异。随着用药时间的延长，该药的疗效逐渐下降，连续用药3～5年后疗效已不显著。其原因可能与病程的进展、受体下调及其他代偿机制有关。目前临床上多使用复方制剂（左旋多巴和外周脱羧酶抑制剂）。

该药应用早期可引起胃肠道及心血管方面的不良反应，其原因可能为左旋多巴在外周脱羧生成多巴胺有关。长期应用可出现运动过多症（hyperkinesia）、症状波动及精神症状等不良反应。运动过多症是由于服用大量左旋多巴后，多巴胺受体过度兴奋，出现手足、躯体和舌的不自主运动；服用3～5年后，40%～80%的患者出现症状快速波动，重则出现"开-关现象"，"开"时活动正常或几近正常，"关"时突然出现严重的 PD 症状，症状波动的发生与 PD 的发展导致多巴胺储存能力下降有关；约有10%～15%的患者长期服用左旋多巴后出现精神症状。

2. 左旋多巴增效药

该类药物包括外周氨基酸脱羧酶（aromatic L-amino acid decarboxylase，AADC）抑制剂，单胺氧化酶 B（MAO-B）抑制剂及儿茶酚氧位甲基转移酶（catechol-O-methyl-transferase，COMT）抑制剂。

AADC 抑制剂包括卡比多巴（carbidopa）及苄丝肼（benserazide）。卡比多巴不能通过血脑屏障，与左旋多巴合用时，仅能抑制外周 AADC，使进入中枢的左旋多巴增加，不良反应明显减少。该药与左旋多巴组成的复方制剂称为心宁美（sinemet）。苄丝肼与左旋多巴的复方制剂称为美多巴（medopar）。

司来吉兰（selegiline）低剂量可选择性抑制中枢神经系统 MAO-B，降低脑内多巴胺的代谢降解，使多巴胺浓度增加，有效时间延长。该药与左旋多巴合用后能增加疗效，降低左旋多巴用量，减少外周副作用，并能消除长期单独使用左旋多巴出现的"开-关现象"。近年来发现司来吉兰作为神经保护剂能优先抑制黑质-纹状体的超氧阴离子和羟自由基形成，可延缓 PD 的进展。

Note

COMT 抑制剂包括硝替卡朋（nitecapone）、托卡朋（tolcapone）和恩他卡朋（entacarpone）。硝替卡朋不易通过血脑屏障，只抑制外周 COMT，与左旋多巴合用时可增加纹状体中左旋多巴的生物利用度；托卡朋可同时抑制外周和中枢的 COMT。两者均可明显改善病情稳定的 PD 患者日常生活能力和运动功能，尤适用于伴有症状波动的患者。

3. 多巴胺受体激动剂

该类药物包括麦角类多巴胺受体激动剂如溴隐亭（bromocriptine）及非麦角类多巴胺受体激动剂如普拉克索（pramipexole）、罗匹尼罗（ropinirole）等。溴隐亭为多巴胺 D_2 类受体激动剂，小剂量首先激动结节 - 漏斗通路 D_2 受体，抑制催乳素和生长激素的分泌，大剂量可激动黑质 - 纹状体通路的 D_2 类受体，与左旋多巴合用能减少症状波动，取得较好疗效。由于可能引起瓣膜病变等严重不良反应，临床已不主张使用麦角类，而主要采用非麦角类作为早发型 PD 患者病程初期的首选药物。

普拉克索和罗匹尼罗均为非麦角类新型多巴胺 D_2 类受体激动剂，对 D_1 类受体几乎没有作用，不良反应较溴隐亭小，患者耐受性好，临床上越来越多地将本类药物作为 PD 的早期治疗药物，而不是仅仅作为左旋多巴的辅助药物。其主要原因为：①由于其作用时间相对较长，较左旋多巴更不易引起"开 - 关现象"和运动障碍；②作为早期治疗用药较左旋多巴更少引起症状波动。

4. 促 DA 释放药

金刚烷胺（amantadine）可促进黑质 - 纹状体多巴胺能神经末梢释放多巴胺以及减少神经元的再摄取，但确切机制尚不清楚。与左旋多巴合用有协同作用。

（二）中枢抗胆碱药

在左旋多巴问世前的一个多世纪，抗胆碱药一直是治疗 PD 最有效的药物。目前抗胆碱药仅用于轻症或由于副作用、禁忌证不能耐受左旋多巴以及左旋多巴治疗无效的患者。代表药物为苯海索（benzhexol，安坦，artane）。

苯海索口服易吸收，通过拮抗胆碱受体而减弱黑质 - 纹状体通路中乙酰胆碱的作用，抗震颤效果好，也能改善运动障碍和肌肉强直。副作用与阿托品相似但较轻，禁用于青光眼和前列腺肥大患者。此外，本类药物可能加重 PD 患者伴有的痴呆症状。

第五节　小脑对运动的调节

一、小脑的形态和功能分区

小脑是大脑皮质下与皮质构成回路的又一重要脑区，它不仅与大脑皮质形成神经回路，还与脑干及脊髓有大量的纤维联系，在维持身体平衡、调节肌紧张、协调随意

Note

运动中起重要作用。根据小脑的传入传出纤维联系，可将小脑分为前庭小脑、脊髓小脑和大脑小脑三个功能部分（图 8-5-1）。

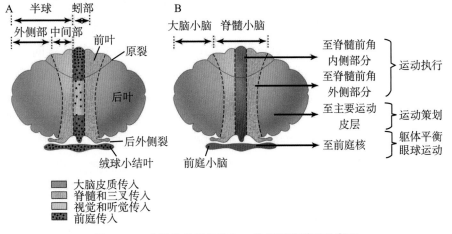

图 8-5-1　小脑的分区与传入、传出纤维联系示意图

A. 小脑的分区和传入纤维联系：以原裂和后外侧裂可将小脑横向分为前叶、后叶和绒球小结叶三部分，也可纵向分为蚓部、半球的中间和外侧部三部分，小脑各种不同的传入纤维联系用不同的图例表示；B. 小脑功能分区（前庭小脑、脊髓小脑和大脑小脑）及其不同的传出投射，脊髓前角内侧部的运动神经元控制躯干和四肢近端的肌肉运动，与姿势的维持和粗大的运动有关，而脊髓前角外侧部的运动神经元控制四肢近远端的肌肉运动，与精细的、技巧性的运动有关

二、小脑对运动的调节

（一）前庭小脑

前庭小脑（vestibulocerebellum）主要由绒球小结叶构成，与之邻近的小部分蚓垂也可归入此区，是小脑中最原始的部分。前庭小脑与前庭核之间有双向纤维联系，它可直接或间接通过前庭核接受前庭器官的感觉传入，其传出纤维又经前庭核换元，再通过前庭脊髓束抵达脊髓前角内侧部分的运动神经元，控制躯干和四肢近端肌肉的活动。因此，前庭小脑参与身体姿势平衡功能的调节。此外，前庭小脑可通过脑桥核接受外侧膝状体、上丘和视皮质等处的视觉传入信息，调节眼外肌的活动，从而协调头部运动时眼的凝视运动。

（二）脊髓小脑

脊髓小脑（spinocerebellum）由小脑前叶和后叶的中间带区（包括蚓部和半球中间部）组成。脊髓小脑主要接受脊髓（主要是来自躯干和四肢皮肤、肌肉和关节的感觉）和三叉神经（头面部躯体感觉）的传入信息，也接受视觉和听觉的传入信息。蚓部发出的传出纤维经顶核投射到达大脑皮质和脑干，再经皮质脊髓束、网状脊髓束和前庭脊髓束下行至脊髓前角内侧部分的神经元，控制躯干和四肢近端的肌肉运动。小脑半球中间部的传出纤维向间位核投射，再经皮质脊髓束下行至脊髓前角外侧部分的神经元，控制四肢远端肌肉的运动。可见，脊髓小脑与脊髓和脑干有大量的纤维联系，其主要功能是调节进行过程中的运动，协助大脑皮质对随意运动进行适时的控制。当运动皮质向脊髓发出运动指令时，通过皮质脊髓束的侧支向脊髓小脑传递有关运动指令的"副本"；另外，运动过程中来自肌肉与关节等处的本体感觉信息传入以及视、听觉信息传入等也到达脊髓小脑。脊髓小脑通过比较来自大脑皮质的运动指令和外周的反馈信息，察觉运动指令和运动执行情况之间的偏差，并通过上行纤维向大脑皮质发出矫正信号，修正运动皮质的活动，使之符合当时运动的实际情况；同时又通过脑干-脊髓下行通路调节肌肉的活动，纠正运动的偏差，使运动能按预定的目标和轨道准确进行。脊髓小脑受损后，由于不能有效利用来自大脑皮质和外周感觉的反馈信息来协调运动，因而运动变得笨拙而不准确，表现为随意运动的力量、方向及限度发生紊乱。例如，患者不能完成精巧动作，肌肉在动作进行过程中抖动而把握不住方向，尤其在精细动作的终末出现震颤，称为意向性震颤（intention tremor）；行走时跨步过大而躯干落后，以致容易倾倒，或走路摇晃呈酩酊蹒跚状，沿直线行走则更不平稳；不能进行拮抗肌轮替快复动作（如上臂不断交替进行内旋与外旋），且动作越迅速则协调障碍越明显，但在静止时则无肌肉运动异常的表现。以上这些动作协调障碍统称为小脑性共济失调（cerebellar ataxia）。

此外，脊髓小脑还具有调节肌紧张的功能。小脑对肌紧张的调节既有抑制作用，也有易化作用。抑制肌紧张的区域是小脑前叶蚓部，其空间分布是倒置的，即其前端与下肢肌紧张的抑制功能有关，后端及单小叶部位与上肢及头面部肌紧张的抑制功能有关。易化肌紧张的区域是小脑前叶两侧部和后叶中间部，前叶两侧部的空间安排也是倒置的。小脑对肌紧张调节的双重作用可分别通过脑干网状结构抑制区和易化区来实现。在进化过程中，小脑抑制肌紧张作用逐渐减退，而易化作用逐渐增强。所以，脊髓小脑受损后常有肌张力减退和四肢乏力的表现。

（三）大脑小脑

大脑小脑（cerebrocerebellum）是指半球外侧部，它不接受外周感觉的传入，而主要经脑桥核接受大脑皮质广大区域（感觉区、运动区、联络区）的投射，其传出纤维先后经齿状核、红核小细胞部、丘脑外侧腹核换元后，再回到大脑皮质运动区；还有一类纤维投射到红核小细胞部，经换元后发出纤维投射到下橄榄核主核和脑干网状结构。投射到下橄榄核主核的纤维，换元后经橄榄小脑束返回大脑小脑，形成小脑皮层的自身回路；而投射到脑干网状结构的纤维，换元后经网状脊髓束下达脊髓（图8-5-2）。

大脑小脑与大脑皮质运动区、感觉区、联络区之间的联合活动与运动的策划和运动程序的编制有关。如前所述，一个随意运动的产生包括运动的策划和执行两个不同阶段，并需要脑在策划和执行之间进行反复的比较来协调动作。例如，在学习某种精巧运动（如舞蹈、杂技或乐器演奏）的初始阶段，动作往往不甚协调。在学习过程中，大脑皮质与小脑之间不断进行联合活动，同时脊髓小脑不断接受感觉传入信息，逐步纠正运动过程中发生的偏差，使运动逐步协调起来。在这个过程中，大脑小脑参与运动的策划和运动程序的编制。当精巧动作逐渐熟练完善后，大脑小脑内就储存起一整套程序。当大脑皮质发动精巧运动时，先通过大脑-小脑回路从皮层小脑提取程序，

Note

并将它回输到运动皮质，再通过皮质脊髓束发动运动。这样，运动就变得非常协调、精巧和快速。

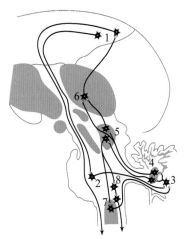

图 8-5-2　大脑小脑 - 大脑皮质纤维联系示意图

1. 大脑皮质运动区；2. 脑桥核；3. 大脑小脑；4. 小脑齿状核；5. 红核；6. 丘脑外侧腹核；7. 下橄榄核主核；8. 脑干网状结构

第六节　大脑皮质对躯体运动的调节

一、大脑皮质的运动区

1. **主要运动区**　大脑皮质运动区包括初级运动皮质（primary motor cortex）和运动前区（premotor area），是控制躯体运动最重要的区域。它们接受本体感觉冲动，感受躯体的姿势和躯体各部分在空间的位置及运动状态，并根据机体的需要和意愿调整和控制全身的运动。初级运动皮质位于中央前回（Brodmarm 分区的 4 区），对运动的调控表现有特有的功能。

运动前区（Brodmann 分区的 6 区）包括运动前区皮质（premotor cortex）和运动辅助区（supplementary motor area）。前者位于 6 区的外侧部，后者位于 6 区的内侧部。电刺激运动前区所引起的运动比较复杂，一般是引起双侧性的运动反应，因此运动前区与运动的双侧协调有关。破坏该区可使双手协调性动作难以完成，复杂动作变得笨拙。此外，在记录猴子运动前区神经元放电活动的实验中观察到，在随意运动开始前，运动前区神经元放电频率增加。此实验提示运动前区更重要的作用是参与随意运动的策划和编程。

2. **其他运动区**　第一感觉区以及后顶叶皮质也与运动有关。

在大脑皮质运动区可见到类似感觉区的纵向柱状排列，其组成运动皮质的基本功能单位，即运动柱（motor column）。一个运动柱可控制同一关节几块肌肉的活动，而一块肌肉可接受几个运动柱的控制。

二、大脑皮质运动传导通路的调节作用

1.**皮质脊髓束和皮质脑干束**　由皮质发出，经内囊、脑干下行，到达脊髓前角运动神经元的传导束，称为皮质脊髓束（corticospinal tract）；由皮质发出，经内囊到达脑干内各脑神经运动神经元的传导束，称为皮质脑干束（corticobulbar tract）。两者在调节躯干、四肢和头面部运动中发挥重要作用。

2.**运动传导通路损伤时的表现**　在灵长类动物实验中观察到，横切其延髓锥体，高度选择性地破坏皮质脊髓侧束，动物立即出现并持久地丧失用两手指夹起细小物品的能力，但仍保留腕以上部位的运动能力，动物仍能大体上应用其手，并能站立和行走。这与失去神经系统对四肢远端肌肉精细的、技巧性的运动控制有关。另外，损伤皮质脊髓前束后，由于近端肌肉失去神经控制，躯体平衡的维持、行走和攀登均发生困难。这种因单纯的运动传出通路损伤而引起的运动能力减弱，常伴有肌张力下降，但没有腱反射和肌紧张亢进的表现，故将这种运动障碍称为不全麻痹（paresis）。

运动传导通路损伤后，临床上常出现柔软性麻痹（flaccid paralysis，简称"软瘫"）和痉挛性麻痹（spastic paralysis，简称"硬瘫"）两种表现。两者虽然都有随意运动的丧失，但软瘫表现为牵张反射（包括腱反射和肌紧张）减弱或消失，肌肉松弛，并逐渐出现肌肉萎缩，巴宾斯基征阴性，见于脊髓运动神经元损伤，如脊髓灰质炎；而硬瘫则表现为牵张反射亢进，肌肉萎缩不明显，巴宾斯基征阳性，常见于中枢性损伤，如内囊出血引起的卒中。临床上常将运动控制系统分为下、上运动神经元。上运动神经元是指皮质和脑干中支配下运动神经元的神经元，尤其是指皮质脊髓束神经元，而下运动神经元是指脊髓运动神经元。

巴宾斯基征（Babinski sign）是临床神经科常用的检查方法之一，因最早由法国神经学家巴宾斯基发现而得名。用一钝物划足跖外侧，出现拇指背屈和其他四趾外展呈扇形散开的体征称为巴宾斯基征阳性（图 8-6-1A），是一种异常的跖伸肌反射，常提示皮质脊髓束受损。成年人的正常表现是所有足趾均发生跖屈，称为巴宾斯基征阴性（图 8-6-1B）。正常人的巴宾斯基征（即阴性）是一种屈肌反射，由于脊髓平时受高位中枢的控制，这一原始反射被抑制而不表现出来。

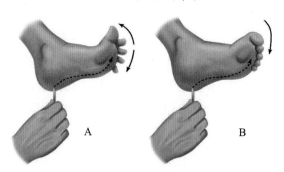

图 8-6-1　巴宾斯基征阳性和阴性体征示意图

A.阳性体征；B.阴性体征

第七节　运动传导通路

运动传导通路是指从大脑皮质至躯体运动效应器的神经联系，由上运动神经元和下运动神经元两级神经元组成。上运动神经元（upper motor neurons）为位于大脑皮质的投射至脑神经一般躯体和特殊内脏运动核及脊髓前角运动神经元的传出神经元。下运动神经元（lower motor neurons）为脑神经一般躯体和特殊内脏运动核和脊髓前角的运动神经细胞，它们的胞体和轴突构成传导运动冲动的最后公路（final common pathway）。躯体运动传导通路主要为锥体系和锥体外系。

一、锥体系

锥体系（pyramidal system）的上运动神经元由位于中央前回和中央旁小叶前部的巨型锥体细胞（Betz 细胞）和其他类型的锥体细胞以及位于额、顶叶部分区域的锥体细胞组成。上述神经元的轴突共同组成锥体束（pyramidal tract），其中下行至脊髓的纤维束称皮质脊髓束（图 8-7-1），止于脑干内一般躯体和特殊内脏运动核的纤维束称皮质核束（图 8-7-2）。

（一）皮质脊髓束

皮质脊髓束由中央前回上、中部和中央旁小叶前半部等处皮质的锥体细胞轴突集中而成，下行经内囊后肢的前部、大脑脚底中 3/5 的外侧部和脑桥基底部至延髓锥体。在锥体下端，75%～90% 的纤维交叉至对侧，形成锥体交叉。交叉后的纤维继续于对侧脊髓侧索内下行，称皮质脊髓侧束，此束沿途发出侧支，逐节终止于前角运动细胞（可达骶节），主要支配上、下肢肌。在延髓锥体交叉，皮质脊髓束中小部分未交叉的纤维在同侧脊髓前索内下行，称皮质脊髓前束，该束仅达上胸节，并经白质前连合逐节交叉至对侧，终止于前角运动神经元，支配躯干和四肢骨骼肌的运动。皮质脊髓前束中有一部分纤维始终不交叉而止于同侧脊髓前角运动神经元（图 8-7-1），主要支配躯干肌。所以，躯干肌是受两侧大脑皮质支配，而上、下肢肌只受对侧大脑皮质支配，故一侧皮质脊髓束在锥体交叉之上受损，主要引起对侧肢体瘫痪，躯干肌运动不受明显影响；在锥体交叉之下受损，主要引起同侧肢体瘫痪。

实际上，皮质脊髓束只有 10%～20% 的纤维直接终止于前角运动神经元，大部分纤维须经中间神经元与前角运动细胞联系。

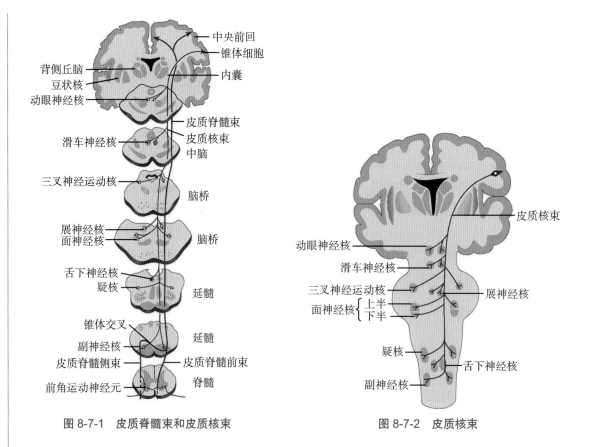

图 8-7-1 皮质脊髓束和皮质核束

图 8-7-2 皮质核束

（二）皮质核束

皮质核束（corticonuclear tract）主要由中央前回下部的锥体细胞的轴突集合而成，下行经内囊膝至大脑脚底中 3/5 的内侧部，由此向下陆续分出纤维，大部分终止于双侧一般躯体运动核（动眼神经核、滑车神经核、展神经核）和特殊内脏运动核（三叉神经运动核、面神经核支配面上部肌的细胞群、疑核和副神经脊髓核），这些核发出的纤维依次支配眼球外肌、咀嚼肌、眼裂以上面部表情肌、咽喉肌、胸锁乳突肌和斜方肌。小部分纤维完全交叉到对侧，终止于面神经核支配面下部肌的神经元细胞群和舌下神经核（图 8-7-2），二者发出的纤维分别支配对侧眼裂以下面部的表情肌和舌肌。因此，除支配面下部肌的面神经核和舌下神经核只接受单侧（对侧）皮质核束支配外，其他一般躯体运动核和特殊内脏运动核均接受双侧皮质核束的纤维。一侧上运动神经元受损，可产生对侧眼裂以下的面肌和对侧舌肌瘫痪，表现为病灶对侧鼻唇沟消失，口角低垂并向病灶侧偏斜，流涎，不能做鼓腮、露齿等动作，伸舌时舌尖偏向病灶对侧，为核上瘫（supranuclear paralysis）（图 8-7-3、图 8-7-4）。一侧面神经核的神经元受损，可致病灶侧所有的面肌瘫痪，表现为额横纹消失，眼不能闭，口角下垂，鼻唇沟消失等；一侧舌下神经核的神经元受损，可致病灶侧全部舌肌瘫痪，表现为伸舌时舌尖偏向病灶侧，两者均为下运动神经元损伤，故统称为核下瘫（infranuclear paralysis）（图 8-7-3、图 8-7-4）。

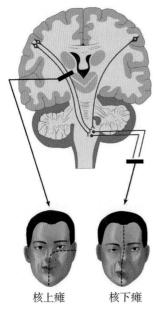

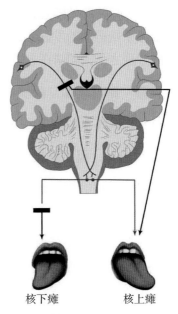

核上瘫　核下瘫　　　　核下瘫　核上瘫

图 8-7-3　面肌瘫痪　　　　　图 8-7-4　舌肌瘫痪

锥体系的任何部位损伤都可引起其支配区的随意运动障碍（瘫痪），可分为两类。

1. **上运动神经元损伤**　系指锥体细胞或其轴突组成的锥体束的损伤。表现：①随意运动障碍。②肌张力增高，故称痉挛性瘫痪（硬瘫），这是由于上运动神经元对下运动神经元的抑制作用丧失的缘故（脑神经核上瘫时肌张力增高不明显），但早期肌萎缩不明显（因未失去其直接神经支配）。③深反射亢进（因失去高级控制），浅反射（如腹壁反射、提睾反射等）减弱或消失（因锥体束的完整性被破坏）。④出现病理反射（如 Babinski 征，为锥体束损伤确凿症状之一）等，因锥体束的功能受到破坏所致。

2. **下运动神经元损伤**　系指脑神经一般躯体和特殊内脏经运动核以及脊髓前角运动细胞及其轴突（脑神经和脊神经）的损伤。表现为因失去神经直接支配所致的随意运动障碍，肌张力降低，故又称弛缓性瘫痪。由于神经营养障碍，还导致肌萎缩。因所有反射弧均中断，故浅反射和深反射都消失，也不出现病理反射。

二、锥体外系

锥体外系（extrapyramidal system）是指锥体系以外的影响和控制躯体运动的所有传导路径，其结构十分复杂，包括大脑皮质（主要是躯体运动区和躯体感觉区）、纹状体、背侧丘脑、底丘脑、中脑顶盖、红核、黑质、脑桥核、前庭核、小脑和脑干网状结构等以及它们的纤维联系。锥体外系的纤维最后经红核脊髓束、网状脊髓束等中继，下行终止于脑神经运动核和脊髓前角细胞。在种系发生上，锥体外系是较古老的结构，从鱼类开始出现，在鸟类成为控制全身运动的主要系统。但到了哺乳类，尤其是人类，由于大脑皮质和锥体系的高度发达，锥体外系主要是协调锥体系的活动，二者协同完成运动功能。人类锥体外系的主要功能是调节肌张力、协调肌肉活动、维持体态姿势和习惯性动作（例如走路时双臂自然协调地摆动）等。锥体系和锥体外系在运动功能上是互相依赖不可分割的一个整体，只有在锥体外系保持肌张力稳定协调的前提下，

Note

锥体系才能完成一切精确的随意运动，如写字、刺绣等；而锥体外系对锥体系也有一定的依赖性，锥体系是运动的发起者，有些习惯性动作开始是由锥体系发起的，然后才处于锥体外系的管理之下，如骑车、游泳等。下面简单介绍主要的锥体外系通路。

（一）皮质 - 新纹状体 - 背侧丘脑 - 皮质环路

该环路对发出锥体束的皮质运动区的活动有重要的反馈调节作用。

（二）新纹状体 - 黑质回路

自尾状核和壳发出纤维，止于黑质，再由黑质发出纤维返回尾状核和壳。黑质神经细胞能产生和释放多巴胺，黑质变性后，则纹状体内的多巴胺含量亦降低，与帕金森病的发生有关。

（三）苍白球 - 底丘脑环路

苍白球发出纤维止于底丘脑核，后者发出纤维经同一途径返回苍白球，对苍白球发挥抑制性反馈影响。一侧底丘脑核受损，丧失对同侧苍白球的抑制，对侧肢体出现大幅度颤搐。

（四）皮质 - 脑桥 - 小脑 - 皮质环路

此环路是锥体外系中又一重要的反馈环路，人类最为发达。由于小脑还接受来自脊髓的本体感觉纤维，因而能更好地协调和共济肌肉运动。上述环路的任何部位损伤，都会导致共济失调，如行走蹒跚和醉汉步态等（图 8-7-5）。

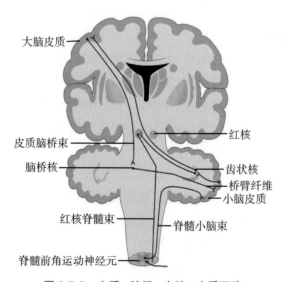

图 8-7-5 皮质 - 脑桥 - 小脑 - 皮质环路

（刘　真）

第八节　临床联系

一、脑损伤

患者男，36 岁。因"车祸致头部外伤后 3 小时"入院。体格检查：患者意识清楚，自主体位。巩膜无黄染，双侧瞳孔等大等圆，直径约 3 mm，对光反应灵敏。颈软，无抵抗，四肢肌力肌张力正常，四肢活动不受限。腹壁反射正常存在。双侧肱二头肌反射、肱三头肌反射、桡骨膜反射减退，双侧膝腱反射、跟腱反射减退。双侧病理征未引出。头颅 CT 示右侧颞叶见团片状高密度灶，边界欠清，周围见片状略低密度灶（图 8-8-1）。右侧额颞部颅骨内板下见弧形高密度灶，邻近脑沟变浅，右侧额顶部部分脑沟内、大脑镰及小脑幕旁见条状高密度灶。脑室形态未见明显异常，中线结构未见明显移位。诊断：右侧颞叶脑挫裂伤；右侧额颞部硬膜下血肿，蛛网膜下腔出血。

按伤后脑组织是否与外界相通，可分为开放性和闭合性。开放性脑损伤是指外力作用下导致头皮、颅骨、硬脑膜和脑组织直接或间接与外界相通的创伤。闭合性脑损伤是由于接触性或惯性力在脑组织内产生的各种应力所形成的损伤，该类损伤可分为弥漫性或局灶性。脑震荡与弥漫性轴索损伤属弥漫性脑损伤，脑挫伤则属于局灶性脑损伤。

脑震荡是指头部遭受外力打击后，即刻发生短暂的脑功能障碍。临床较为常见，且损伤程度较轻的脑损伤类型。表现为短暂性神志不清或昏迷，可持续数秒至数十分钟，一般不超过半小时，近事遗忘，生理反射迟钝或消失，此后可有头痛、恶心和呕吐等症状，神经系统检查无阳性体征发现。脑脊液检查可见乙酰胆碱含量增高，症状好转也相应降低。

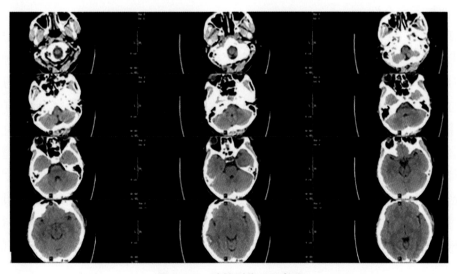

图 8-8-1　脑挫裂伤 CT 表现

弥漫性轴索损伤（diffuse axonal injury，DAI）：指头部受到外伤作用后发生的、主要弥漫分布于脑白质、以轴索损伤为主要改变的一种原发性脑实质的损伤，多数表现为伤后迁延性昏迷，无占位性病变表现，早期还可出现去脑强直和各种形式的脑干症状。

脑挫裂伤是指暴力作用于头部，造成脑组织的器质性损伤。可发生于受暴力直接作用的相应部位或附近，产生冲击伤，但是通常发生严重和常见的是脑挫裂伤出现在远离打击点的部位，暴力作用点的对应点，产生严重的对冲伤。临床表现为意识障碍较重，持续时间久，常大于半小时，甚至伤后持续昏迷；意识恢复后多有头痛、脑激惹及功能障碍；自主神经紊乱症状明显，持续时间较长，主要有呼吸、脉搏、血压和体温波动，重者可因呼吸循环衰竭及高热致死；伤及部位及损伤程度不同，临床表现不一。

X线检查可了解有无颅骨骨折或骨缝分离，根据骨折的部位、类型及轻重可了解脑损伤的部位和程度。对脑震荡CT扫描多无阳性发现，脑挫裂伤CT表现不规则的片状低密度水肿区内见斑点状高密度出血灶，弥漫性轴索损伤CT表现为大脑半球实质内、胼胝体、脑干及小脑等处有多发性小出血灶或伴有脑组织弥漫性肿胀，脑室受压缩小、环池消失，但中线无明显移位。MRI在诊断脑挫裂伤及弥漫性轴索损伤敏感度明显优于CT，但显示急性出血方面则较之差。

事故发生现场或急诊时，需针对最紧急的情况进行就地急救。重者取头高15°～30°卧位，保持呼吸道畅通，必要时气管切开。维持水电解质平衡、营养支持，密切监测颅内压和脑水肿，及时对症处理，防止并发症。出现下列情形：意识障碍进行性加重甚至出现脑疝者；CT检查发现中线结构移位＞1 cm，脑室受压者；降颅内压治疗过程中病情恶化者。此时，考虑大骨瓣开颅术，及时清创止血。

二、脊髓损伤

脊髓损伤按照蛛网膜下腔与外界是否相通分为开放性与闭合性；按损伤的程度分为完全性与不完全性。

病理改变：①脊髓震荡，类似脑震荡，受伤后出现短暂、可逆性的传导及反射功能抑制，无组织形态学上的病理改变，症状在数分钟至数小时内完全恢复。②脊髓挫裂伤与出血，轻者有挫伤改变，但软膜保存完好；重者软膜和脊髓均有不同程度的破裂、出血及坏死。③脊髓断裂，脊髓的连续性中断，可为完全性或不完全性。④脊髓受压，骨折移位、碎骨片、破碎的椎间盘、受损的韧带和血肿等压迫脊髓，若时间过久，致使其发生软化、萎缩等改变。⑤脊髓中央灰质出血性坏死，是一种特殊而严重的继发性脊髓损伤，可在伤后即刻发生，继而发展为脊髓自体溶解过程。早期表现为受力点附近脊髓中央管周围和前角区域出现散在点状出血，后逐渐向上下节段及断面周围扩展，重者可累及整个脊髓，但脊髓表面的白质区较少出现。脊髓水肿坏死，神经组织成分被破坏。病变过程在2～3天达到高峰，2周后逐渐出现神经组织损伤的修复征象。

早期治疗重视现场急救，稳定并维持基本生命体征；手术治疗目的是使开放性损伤变为闭合性，整复骨折脱位，解除脊髓压迫，恢复和维持脊柱的生理弧度和稳定性；积极对症处理，做好并发症防治；恢复期加强神经功能康复，减少或避免褥疮的发生。

三、脑干损伤

脑干损伤是一种严重的，甚至是致命的损伤，10% ~ 20% 的重型颅脑损伤伴有脑干损伤。脑干包括中脑、脑桥和延髓，位于脑的中轴底部，背侧与大、小脑相连，腹侧为骨性颅底。根据受伤机制不同，脑干损伤分为两种：原发性脑干损伤是指外界暴力直接作用下所致，其发生率占颅脑损伤的 2% ~ 7%；继发性脑干损伤是指继发于其他严重的脑损伤之后，因脑疝或脑水肿而引起脑干损伤。重症脑干损伤疗效甚差，其死亡率几乎占颅脑损伤死亡率的 1/3，若延髓平面受创，则救治希望甚微。

临床表现主要包括以下几个方面。

1. **意识障碍**　原发性脑干损伤的患者，伤后常即刻出现昏迷，轻者对痛刺激可有反应，重者昏迷程度深，一切反射消失。

2. **瞳孔和眼运动**　中脑、脑桥损害导致瞳孔变化不定，可时大时小，可双瞳孔散大，光反射消失，亦可双瞳孔不等大，也可出现针尖样瞳孔。中脑损伤会出现眼球分离，脑桥损伤时出现两侧眼球内斜、同向偏斜或两侧眼球分离等征象。

3. **去大脑强直**　是中脑损伤的典型表现，因为中脑前庭核水平存在促进伸肌收缩的中枢，而中脑红核及其周围网状结构是抑制伸肌收缩的中枢所在。两者之间切断时伸肌收缩中枢失去了控制，临床上表现为四肢过度伸直，颈后仰呈角弓反张状，可出现自发或刺激后强直性抽搐发作。

4. **锥体束征**　包括肢体瘫痪、肌张力增高、腱反射亢进和病理反射出现等。如脑干一侧性损伤则表现为交叉性瘫痪，如中脑一侧损害时出现同侧动眼神经麻痹和对侧上下肢体瘫痪，脑桥一侧损伤时出现同侧眼外展和面神经麻痹，对侧上下肢瘫痪。

5. **生命体征变化**

（1）呼吸功能紊乱：当中脑下端和脑桥上端的呼吸调节中枢受损时，出现呼吸节律的紊乱；当脑桥中下部的长吸中枢受损时，可出现抽泣样呼吸；当延髓的吸气和呼气中枢受损时，则发生呼吸停止。

（2）心血管功能紊乱：较高位的脑干损伤时出现的循环紊乱常先兴奋，表现为脉搏缓慢有力，血压升高，呼吸深快或呈喘息样呼吸，以后转入衰竭，脉搏频速，血压下降，呼吸呈潮式，最终心跳呼吸停止；当延髓损伤严重时表现为心跳迅速停止，患者死亡。

（3）体温变化：脑干损伤后有时可出现高热，多由于交感神经功能受损，出汗功能障碍，影响散热所致。当脑干功能衰竭时可出现体温不升。

6. **内脏症状**

（1）上消化道出血：为脑干损伤应激引起的急性胃黏膜病变所致。

（2）顽固性呃逆。

（3）神经源性肺水肿：是由于交感神经兴奋，引起体循环及肺循环阻力增加所致。

治疗原则：原发性脑干损伤通常行非手术治疗，但合并其他部位脑损伤或颅内血肿引起颅内高压者,需手术治疗,去除引起颅内高压的原因,防止脑干损伤进一步加重。继发性脑干损伤多需行手术治疗,解除脑干的压迫。

四、脑膜瘤

脑膜瘤(meningioma)占颅内原发肿瘤的 14.4% ~ 19.0%,男女发病比例为 1:1.8,平均高发年龄 45 岁,儿童少见,60% ~ 70% 位于矢状窦旁、大脑凸面、蝶骨和鞍结节。肿瘤边界清,生长缓慢,良性脑外肿瘤。多发脑膜瘤占 8%,常见神经纤维瘤病人。恶性脑膜瘤较少见,呈浸润性生长,与脑组织界限不清,脑水肿严重,可转移至肺。

临床表现:症状为肿瘤周边脑组织受压引起。大脑半球凸面脑膜瘤常以抽搐和进行性偏瘫为首要表现。颅底脑膜瘤典型表现为脑神经功能障碍,各部位脑膜瘤都可引起头痛。CT 显示肿瘤密度均匀一致,可伴有钙化,有或无脑水肿,基底较宽,常附着在硬脑膜,增强扫描后肿瘤明显强化。MRI T2 加权像可显示肿瘤和硬脑膜窦通畅情况,增强后可见"硬脑膜尾征"。脑血管造影可了解肿瘤供血,术前栓塞供血血管减少术中切除肿瘤时出血。

治疗:偶然发现无症状小脑膜瘤,尤其是高龄病人可定期 MRI 随访,不急于手术;有症状脑膜瘤者应手术切除,预后良好,彻底切除应包括受侵犯的硬脑膜及与之相邻的颅骨,否则容易复发;恶性脑膜瘤和颅底脑膜瘤手术效果差,易复发。肿瘤复发后可行二次手术切除,手术后行外放射治疗,以减缓肿瘤生长速度。如果手术后有局部肿瘤残留,放射治疗可能有效。多发性复发脑膜瘤可行多次开颅手术。化疗对脑膜瘤无效。

五、星形细胞瘤

患者男,43 岁。因"无诱因头晕 3 个月"入院。头部 MRI 检查示颅内占位性病变(图 8-8-2)。诊断:右额叶胶质细胞瘤。病理:可见少部分肿瘤组织,呈星形细胞瘤(WHO Ⅱ级)形态。

星形细胞瘤(astrocytoma)占神经上皮性肿瘤的 21.2% ~ 51.6%,颅内肿瘤的 13% ~ 26%。男、女发病比例约为 3:2,好发于年轻的成年人,发病高峰为 31 ~ 40 岁。成年人多位于大脑半球,以额叶、颞叶多见,顶叶次之,枕叶少见。儿童多发生于小脑半球。星形细胞瘤分为 4 级,其中Ⅰ、Ⅱ级组织学分化较好,Ⅲ、Ⅳ级分化不良,恶性程度较高。典型的首发症状为抽搐,可以合并其他神经系统症状。星形细胞瘤 MRI 特征为 T1 像低信号,无强化的弥散病变、T2 像或 Flair 像显示较明显,表现为较脑组织明亮的高信号。肿瘤有占位征象和皮质受侵犯现象,异常信号可达脑表面。病灶边界明确,周边水肿不明显,年轻病人的病变常累及岛叶。该病治疗以手术切除肿瘤为主,结合放疗、化疗等综合治疗方法。治疗过程中需要特别关注的事项:最大范围的安全切除是决定患者预后的主要因素之一。

Note

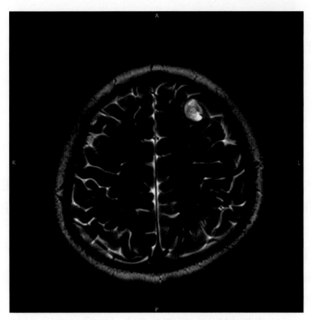

图 8-8-2 头部 MRI 横断面图像

（杨世锋 范海涛 宗 维）

参考文献

［1］柏树令，应大君.《系统解剖学》［M］.9 版.北京：人民卫生出版社，2018.

［2］柏树令.《中华医学百科全书·人体解剖学》［M］.北京：中国协和医科大学出版社，2015.

［3］张朝佑.《人体解剖学》［M］.3 版.北京：人民卫生出版社，2009.

［4］Susan Standring.《格氏解剖学》［M］.38 版.杨琳，高英茂主译.沈阳：辽宁教育出版社，1999.

［5］韩卉，牛朝诗.《临床解剖学·头颈部分册》［M］.2 版.北京：人民卫生出版社，2014.

［6］刘执玉.《系统解剖学》［M］.3 版.北京：科学出版社，2016.

［7］Keith L. Moore, Arthur F. Dalley.Clinically oriented Anatomy［M］.Hagerstown: Lippincott Williams & Wilkins，1999.

［8］贺西京，裴福兴，田伟.运动系统损伤与疾病［M］.北京：人民卫生出版社，2015.

［9］刘勇，谭德炎.运动系统［M］.北京：人民卫生出版社，2015.

［10］S.Terry Canale, JamesH.Beaty.坎贝尔骨科手术——运动医学分册［M］.天津：天津科技翻译出版公司，2013.

［11］吴孟超，吴在德.黄家驷外科学［M］.8 版.北京：人民卫生出版社，2020.

［12］陈孝平，汪建平，赵继宗.外科学［M］.9 版.北京：人民卫生出版社，2018.

［13］曹永平.北京大学第一医院骨科病例精解［M］.北京：科学技术文献出版社，2021.

［14］刘运生.神经外科学住院医师手册［M］.北京：科学技术文献出版社，2009.

［15］郝跃峰.骨科住院医师规范化培训实用手册［M］.北京：科学出版社，2019.

［16］黄久佐，花苏榕.北京协和医院外科住院医师手册［M］.2 版.北京：人民卫生出版社，2021.

［17］Frank H. Netter, Netter's Atlas of Human Anatomy［M］. 7th Edition, Elsevier Health Sciences Company, 2017.

［18］人体解剖与组织胚胎学名词审定委员会.人体解剖学名词［M］.2 版，北京：科学出版社，2014.

［19］Susan Standring. Gray's Anatomy［M］. 40th Edition. London: Churchill livingstone Elsevier, 2008.

中英文索引

C

D

E

F

Note

G

Note

H

Note

Note

J

Note

K

Note

L

Note

R

S

T

W

Note

Note

Y

Z

Note

Note

Note